· Selected Works of Galen ·

盖伦是顶尖的医生、独一无二的哲学家。

——罗马皇帝 奥勒留

（Marcus Aurelius，121—180）

希波克拉底播下了医学的种子，盖伦收获了医学的果实。

——希腊医生、作家 帕拉迪乌斯

（Palladius，生活于公元6世纪左右）

盖伦对西方医学的影响几乎贯穿了整个西方医学史。

——英国学术院院士、伦敦大学学院医学史中心教授 纳顿

（Vivian Nutton，1943—   ）

本书列入"十四五"国家重点图书出版规划

科学元典丛书

The Series of the Great Classics in Science

主　　编　　任定成

执行主编　　周雁翎

策　　划　　周雁翎

丛书主持　　陈　静

　　科学元典是科学史和人类文明史上划时代的丰碑，是人类文化的优秀遗产，是历经时间考验的不朽之作。它们不仅是伟大的科学创造的结晶，而且是科学精神、科学思想和科学方法的载体，具有永恒的意义和价值。

科学元典丛书

盖伦经典著作选

Selected Works of Galen

[古罗马] 盖伦 著 甄橙 程之范 译

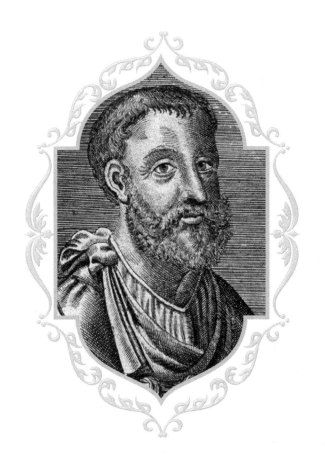

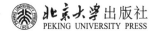

北京大学出版社
PEKING UNIVERSITY PRESS

图书在版编目（CIP）数据

盖伦经典著作选 / （古罗马）盖伦著；甄橙，程之范译. —北京：北京大学
出版社，2023.1
（科学元典丛书）
ISBN 978-7-301-33514-7

Ⅰ.①盖… Ⅱ.①盖…②甄…③程… Ⅲ.①医学－文集 Ⅳ.①R-53

中国版本图书馆 CIP 数据核字（2022）第 194485 号

书　　　名	盖伦经典著作选
	GAILUN JINGDIAN ZHUZUO XUAN
著作责任者	［古罗马］盖伦 著　甄橙　程之范 译
丛书策划	周雁翎
丛书主持	陈　静
责任编辑	郭　莉
标准书号	ISBN 978-7-301-33514-7
出版发行	北京大学出版社
地　　　址	北京市海淀区成府路 205 号　100871
网　　　址	http：//www.pup.cn　　新浪微博：@北京大学出版社
微信公众号	科学元典（微信号：kexueyuandian）
电子信箱	zyl@pup.pku.edu.cn
电　　　话	邮购部 010-62752015　发行部 010-62750672　编辑部 010-62707542
印刷者	北京中科印刷有限公司
经销者	新华书店
	787 毫米×1092 毫米　16 开本　15.25 印张　8 插页　220 千字
	2023 年 1 月第 1 版　2023 年 1 月第 1 次印刷
定　　　价	68.00 元

弁　言

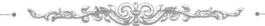

这套丛书中收入的著作，是自古希腊以来，主要是自文艺复兴时期现代科学诞生以来，经过足够长的历史检验的科学经典。为了区别于时下被广泛使用的"经典"一词，我们称之为"科学元典"。

我们这里所说的"经典"，不同于歌迷们所说的"经典"，也不同于表演艺术家们朗诵的"科学经典名篇"。受歌迷欢迎的流行歌曲属于"当代经典"，实际上是时尚的东西，其含义与我们所说的代表传统的经典恰恰相反。表演艺术家们朗诵的"科学经典名篇"多是表现科学家们的情感和生活态度的散文，甚至反映科学家生活的话剧台词，它们可能脍炙人口，是否属于人文领域里的经典姑且不论，但基本上没有科学内容。并非著名科学大师的一切言论或者是广为流传的作品都是科学经典。

这里所谓的科学元典，是指科学经典中最基本、最重要的著作，是在人类智识史和人类文明史上划时代的丰碑，是理性精神的载体，具有永恒的价值。

一

科学元典或者是一场深刻的科学革命的丰碑，或者是一个严密的科学体系的构架，或者是一个生机勃勃的科学领域的基石，或者是一座传播科学文明的灯塔。它们既是昔日科学成就的创造性总结，又是未来科学探索的理性依托。

哥白尼的《天体运行论》是人类历史上最具革命性的震撼心灵的著作，它向统治西方思想千余年的地心说发出了挑战，动摇了"正统宗教"学说的天文学基础。伽利略《关于托勒密和哥白尼两大世界体系的对话》以确凿的证据进一步论证了哥白尼学说，更直接地动摇了教会所庇护的托勒密学说。哈维的《心血运动论》以对人类躯体和心灵的双重关怀，满怀真挚的宗教情感，阐述了血液循环理论，推翻了同样统治西方思想千余年、被"正统宗教"所庇护的盖伦学说。笛卡儿的《几何》不仅创立了为后来诞生的微积分提供了工具的解析几何，而且折射出影响万世的思想方法论。牛顿的《自然哲学之数学原理》标志着17世纪科学革命的顶点，为后来的工业革命奠定了科学基础。分别以惠更斯的《光论》与牛顿的《光学》为代表的波动说与微粒说之间展开了长达200余年的论战。拉瓦锡在《化学基础论》中详尽论述了氧化理论，推翻了统治化学百余年之久的燃素理论，这一智识壮举被公认为历史上最自觉的科学革命。道尔顿的《化学哲学新体系》奠定了物质结构理论的基础，开创了科学中的新时代，使19世纪的化学家们有计划地向未知领域前进。傅立叶的《热的解析理论》以其对热传导问题的精湛处理，突破了牛顿的《自然哲学之数学原理》所规定的理论力学范围，开创了数学物理学的崭新领域。达尔文《物种起源》中的进化论思想不仅在生物学发展到分子水平的今天仍然是科学家们阐释的对象，而且100多年来几乎在科学、社会和人文的所有领域都在施展它有形和无形的影响。《基因论》揭示了孟德尔式遗传性状传递机理的物质基础，把生命科学推进到基因水平。爱因斯坦的《狭义与广义相对论浅说》和薛定谔的《关于波动力学的四次演讲》分别阐述了物质世界在高速和微观领域的运动规律，完全改变了自牛顿以来的世界观。魏格纳的《海陆的起源》提出了大陆漂移的猜想，为当代地球科学提供了新的发展基点。维纳的《控制论》揭示了控制系统的反馈过程，普里戈金的《从存在到演化》发现了系统可能从原来无序向新的有序态转化的机制，二者的思想在今天的影响已经远远超越了自然科学领域，影响到经济学、社会学、政治学等领域。

科学元典的永恒魅力令后人特别是后来的思想家为之倾倒。欧几里得的《几何原本》以手抄本形式流传了1800余年，又以印刷本用各种文字出了1000版以上。阿基米德写了大量的科学著作，达·芬奇把他当作偶像崇拜，热切搜求他的手稿。伽利略以他的继承人自居。莱布尼兹则说，了解他的人对后代杰出人物的成就就不会那么赞赏了。为捍卫《天体运行论》中的学说，布鲁诺被教会处以火刑。伽利略因为其《关于托勒密和哥白尼两大世界体系的对话》一书，遭教会的终身监禁，备受折磨。伽利略说吉尔伯特的《论磁》一书伟大得令人嫉妒。拉普拉斯说，牛顿的《自然哲学之数学原理》揭示了宇宙的最伟大定律，它将永远成为深邃智慧的纪念碑。拉瓦锡在他的《化学基础论》出版后5年被法国革命法庭处死，传说拉格朗日悲愤地说，砍掉这颗头颅只要一瞬间，再长出这样的头颅 100 年也不够。《化学哲学新体系》的作者道尔顿应邀访法，当他走进法国科学院会议厅时，院长和全体院士起立致敬，得到拿破仑未曾享有的殊荣。傅立叶在《热的解析理论》中阐述的强有力的数学工具深深影响了整个现代物理学，推动数学分析的发展达一个多世纪，麦克斯韦称赞该书是"一首美妙的诗"。当人们咒骂《物种起源》是"魔鬼的经典""禽兽的哲学"的时候，赫胥黎甘做"达尔文的斗犬"，挺身捍卫进化论，撰写了《进化论与伦理学》和《人类在自然界的位置》，阐发达尔文的学说。经过严复的译述，赫胥黎的著作成为维新领袖、辛亥精英、"五四"斗士改造中国的思想武器。爱因斯坦说法拉第在《电学实验研究》中论证的磁场和电场的思想是自牛顿以来物理学基础所经历的最深刻变化。

在科学元典里，有讲述不完的传奇故事，有颠覆思想的心智波涛，有激动人心的理性思考，有万世不竭的精神甘泉。

二

按照科学计量学先驱普赖斯等人的研究，现代科学文献在多数时间里呈指数增长趋势。现代科学界，相当多的科学文献发表之后，并没有任何人引用。就是一时被引用过的科学文献，很多没过多久就被新的文献所淹没了。科学注重的是创造出新的实在知识。从这个意义上说，科学是向前看的。但是，我们也可以看到，这么多文献被淹没，也表明划时代的科学文献数量是很少的。大多数科学元典不被现代科学文献所引用，那是因为其中的知识早已成为科学中无须证明的常识了。即使这样，科学经典也会因为其中思想的恒久意义，而像人文领域里的经典一样，具有永恒的阅读价值。于是，科学经典就被一编再编、一印再印。

早期诺贝尔奖得主奥斯特瓦尔德编的物理学和化学经典丛书"精密自然科学经典"从 1889 年开始出版，后来以"奥斯特瓦尔德经典著作"为名一直在编辑出版，有资料说目前已经出版了 250 余卷。祖德霍夫编辑的"医学经典"丛书从 1910 年就开始陆续出版了。也是这一年，蒸馏器俱乐部编辑出版了 20 卷"蒸馏器俱乐部再版本"丛书，丛书中全是化学经典，这个版本甚至被化学家在 20 世纪的科学刊物上发表的论文所引用。一般把 1789 年拉瓦锡的化学革命当作现代化学诞生的标志，把 1914 年爆发的第一次世界大战称为化学家之战。奈特把反映这个时期化学的重大进展的文章编成一卷，把这个时期的其他 9 部总结性化学著作各编为一卷，辑为 10 卷"1789—1914 年的化学发展"丛书，于 1998 年出版。像这样的某一科学领域的经典丛书还有很多很多。

科学领域里的经典，与人文领域里的经典一样，是经得起反复咀嚼的。两个领域里的经典一起，就可以勾勒出人类智识的发展轨迹。正因为如此，在发达国家出版的很多经典丛书中，就包含了这两个领域的重要著作。1924 年起，沃尔科特开始主编一套包括人文与科学两个领域的原始文献丛书。这个计划先后得到了美国哲学协会、美国科学促进会、科学史学会、美国人类学协会、美国数学协会、美国数学学会以及美国天文学学会的支持。1925 年，这套丛书中的《天文学原始文献》和《数学原始文献》出版，这两本书出版后的 25 年内市场情况一直很好。1950 年，沃尔科特把这套丛书中的科学经典部分发展成为"科学史原始文献"丛书出版。其中有《希腊科学原始文献》《中世纪科学原始文献》和《20 世纪（1900—1950 年）科学原始文献》，文艺复兴至 19 世纪则按科学学科（天文学、数学、物理学、地质学、动物生物学以及化学诸卷）编辑出版。约翰逊、米利肯和威瑟斯庞三人主编的"大师杰作丛书"中，包括了小尼德勒编的 3 卷"科学大师杰作"，后者于 1947 年初版，后来多次重印。

在综合性的经典丛书中，影响最为广泛的当推哈钦斯和艾德勒 1943 年开始主持编译的"西方世界伟大著作丛书"。这套书耗资 200 万美元，于 1952 年完成。丛书根据独创性、文献价值、历史地位和现存意义等标准，选择出 74 位西方历史文化巨人的 443 部作品，加上丛书导言和综合索引，辑为 54 卷，篇幅 2 500 万单词，共 32 000 页。丛书中收入不少科学著作。购买丛书的不仅有"大款"和学者，而且还有屠夫、面包师和烛台匠。迄 1965 年，丛书已重印 30 次左右，此后还多次重印，任何国家稍微像样的大学图书馆都将其列入必藏图书之列。这套丛书是 20 世纪上半叶在美国大学兴起而后扩展到全社会的经典著作研读运动的产物。这个时期，美国一些大学的寓所、校园和酒吧里都能听到学生讨论古典佳作的声音。有的大学要求学生必须深研 100 多部名著，甚至在教学中不得使用最新的实验设备，而是借助历史上的科学大师所使用的方法和仪器复制品去再现划时代的著名实验。至 20 世纪 40 年代末，美国举办古典名著学习班的城市达 300 个，学员 50 000 余众。

相比之下，国人眼中的经典，往往多指人文而少有科学。一部公元前 300 年左右古希腊人写就的《几何原本》，从 1592 年到 1605 年的 13 年间先后 3 次汉译而未果，经 17 世纪初和 19 世纪 50 年代的两次努力才分别译刊出全书来。近几百年来移译的西学典籍中，成系统者甚多，但皆系人文领域。汉译科学著作，多为应景之需，所见典籍寥若晨星。借 20 世纪 70 年代末举国欢庆"科学春天"到来之良机，有好尚者发出组译出版"自然科学世界名著丛书"的呼声，但最终结果却是好尚者抱憾而终。20 世纪 90 年代初出版的"科学名著文库"，虽使科学元典的汉译初见系统，但以 10 卷之小的容量投放于偌大的中国读书界，与具有悠久文化传统的泱泱大国实不相称。

我们不得不问：一个民族只重视人文经典而忽视科学经典，何以自立于当代世界民族之林呢？

三

科学元典是科学进一步发展的灯塔和坐标。它们标识的重大突破，往往导致的是常规科学的快速发展。在常规科学时期，人们发现的多数现象和提出的多数理论，都要用科学元典中的思想来解释。而在常规科学中发现的旧范型中看似不能得到解释的现象，其重要性往往也要通过与科学元典中的思想的比较显示出来。

在常规科学时期，不仅有专注于狭窄领域常规研究的科学家，也有一些从事着常规研究但又关注着科学基础、科学思想以及科学划时代变化的科学家。随着科学发展中发现的新现象，这些科学家的头脑里自然而然地就会浮现历史上相应的划时代成就。他们会对科学元典中的相应思想，重新加以诠释，以期从中得出对新现象的说明，并有可能产生新的理念。百余年来，达尔文在《物种起源》中提出的思想，被不同的人解读出不同的信息。古脊椎动物学、古人类学、进化生物学、遗传学、动物行为学、社会生物学等领域的几乎所有重大发现，都要拿出来与《物种起源》中的思想进行比较和说明。玻尔在揭示氢光谱的结构时，提出的原子结构就类似于哥白尼等人的太阳系模型。现代量子力学揭示的微观物质的波粒二象性，就是对光的波粒二象性的拓展，而爱因斯坦揭示的光的波粒二象性就是在光的波动说和粒子说的基础上，针对光电效应，提出的全新理论。而正是与光的波动说和粒子说二者的困难的比较，我们才可以看出光的波粒二象性说的意义。可以说，科学元典是时读时新的。

除了具体的科学思想之外，科学元典还以其方法学上的创造性而彪炳史册。这些方法学思想，永远值得后人学习和研究。当代诸多研究人的创造性的前沿领域，如认知心理学、科学哲学、人工智能、认知科学等，都涉及对科学大师的研究方法的研究。一些科学史学家以科学元典为基点，把触角延伸到科学家的信件、实验室记录、所属机构的档案等原始材料中去，揭示出许多新的历史现象。近二十多年兴起的机器发现，首先就是对科学史学家提供的材料，编制程序，在机器中重新做出历史上的伟大发现。借助于人工智能手段，人们已经在机器上重新发现了波义耳定律、开普勒行星运动第三定律，提出了燃素理论。萨伽德甚至用机器研究科学理论的竞争与接受，系统研究了拉瓦锡氧化理论、达尔文进化学说、魏格纳大陆漂移说、哥白尼日心说、牛顿力学、爱因斯坦相对论、量子论以及心理学中的行为主义和认知主义形成的革命过程和接受过程。

除了这些对于科学元典标识的重大科学成就中的创造力的研究之外，人们还曾经大规模地把这些成就的创造过程运用于基础教育之中。美国几十年前兴起的发现法教学，就是在这方面的尝试。近二十多年来，兴起了基础教育改革的全球浪潮，其目标就是提高学生的科学素养，改变片面灌输科学知识的状况。其中的一个重要举措，就是在教学中加强科学探究过程的理解和训练。因为，单就科学本身而言，它不仅外化为工艺、流程、技术及其产物等器物形态，直接表现为概念、定律和理论等知识形态，更深蕴于其特有的思想、观念和方法等精神形态之中。没有人怀疑，我们通过阅读今天的教科书就可以方便地学到科学元典著作中的科学知识，而且由于科学的进步，我们从现代教科书上所学的知识甚至比经典著作中的更完善。但是，教科书所提供的只是结晶状态的凝固知识，而科学本是历史的、创造的、流动的，在这历史、创造和流动过程之中，一些东西蒸发了，另一些东西积淀了，只有科学思想、科学观念和科学方法保持着永恒的活力。

然而，遗憾的是，我们的基础教育课本和不少科普读物中讲的许多科学史故事都是误讹相传的东西。比如，把血液循环的发现归于哈维，指责道尔顿提出二元化合物的元素原子数最简比是当时的错误，讲伽利略在比萨斜塔上做过落体实验，宣称牛顿提出了牛顿定律的诸数学表达式，等等。好像科学史就像网络上传播的八卦那样简单和耸人听闻。为避免这样的误讹，我们不妨读一读科学元典，看看历史上的伟人当时到底是如何思考的。

现在，我们的大学正处在席卷全球的通识教育浪潮之中。就我的理解，通识教育固然要对理工农医专业的学生开设一些人文社会科学的导论性课程，要对人文社会科学专业的学生开设一些理工农医的导论性课程，但是，我们也可以考虑适当跳出专与博、文与理的关系的思考路数，对所有专业的学生开设一些真正通而识之的综合性课程，或者倡导这样的阅读活动、讨论活动、交流活动甚至跨学科的研究活动，发掘文化遗产、分享古典智慧、继承高雅传统，把经典与前沿、传统与现代、创造与继承、现实与永恒等事关全民素质、民族命运和世界使命的问题联合起来进行思索。

我们面对不朽的理性群碑，也就是面对永恒的科学灵魂。在这些灵魂面前，我们不是要顶礼膜拜，而是要认真研习解读，读出历史的价值，读出时代的精神，把握科学的灵魂。我们要不断吸取深蕴其中的科学精神、科学思想和科学方法，并使之成为推动我们前进的伟大精神力量。

任定成

2005 年 8 月 6 日

北京大学承泽园迪吉轩

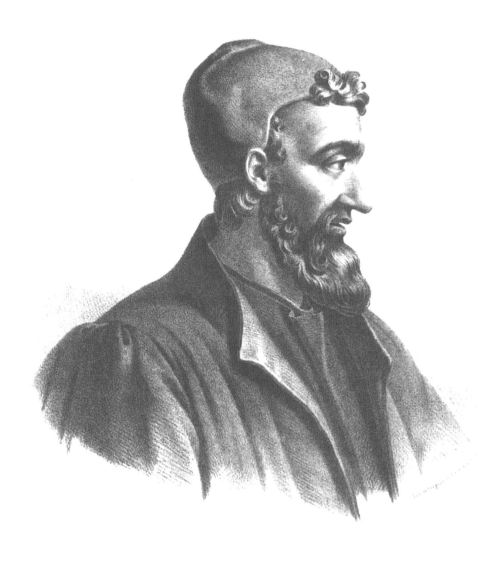

　　盖伦（Galen，129—约216），古罗马医生，也是继希波克拉底之后西方最
伟大的古代医学家，他的学说在长达千年的时间里都被奉为经典和信条。

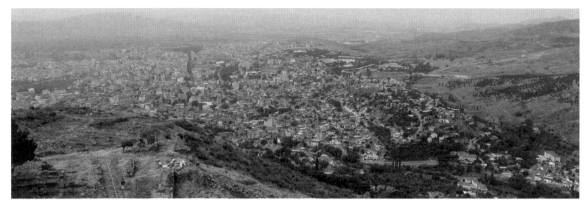

⬆ 今日贝尔加马，近处是佩加蒙遗址，远处是现代城市。

公元 129 年，盖伦出生于古城佩加蒙（Pergamon），即今日的土耳其城市贝尔加马（Bergama）。当时的佩加蒙属于罗马帝国，是一个富庶繁荣的东方大都市，人口众多，文化发达，有许多宏伟的建筑，也是远近闻名的学术中心。

◀ **佩加蒙剧院遗址**。建于公元前 3 世纪的佩加蒙剧院是世界上最陡峭的剧院之一，可容纳 10000 人。

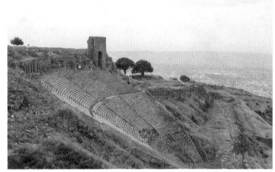

◣ **佩加蒙卫城遗迹**。"佩加蒙及多层次景观"入选联合国教科文组织世界文化遗产。

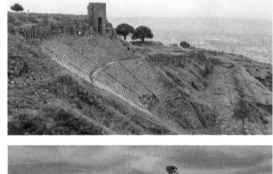

◢ **雅典娜大理石雕像**。完成于公元前 200 年至公元前 150 年，是古希腊雕塑家菲迪亚斯在公元前 5 世纪用黄金和象牙所制成的雅典娜雕像的仿制品。发掘于佩加蒙图书馆遗址，目前陈列在柏林的佩加蒙博物馆。

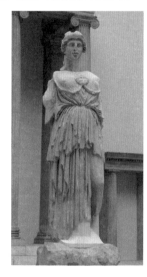

◣ **佩加蒙祭坛**。这座用于祭祀宙斯和雅典娜的祭坛兴建于公元前 180 年到公元前 165 年，是佩加蒙最重要的文物之一。19 世纪末由德国人考古发掘和整体搬迁至柏林并修复，目前陈列于柏林的佩加蒙博物馆。

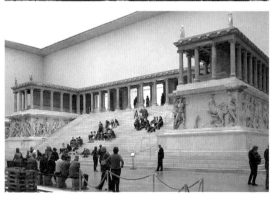

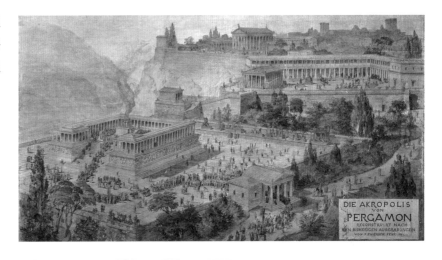

▣ 德国建筑家弗里德里希·蒂尔施在 1882 年根据考古发现重构的佩加蒙卫城景观。

　　盖伦的父亲尼康是一名富有的建筑师，在他的安排下，盖伦从小在哲学、数学和修辞学领域接受了良好的教育。据传，在盖伦 16 岁左右，医神阿斯克勒庇俄斯突然出现在尼康的梦中，尼康遵从神谕，让盖伦走上学医的道路。

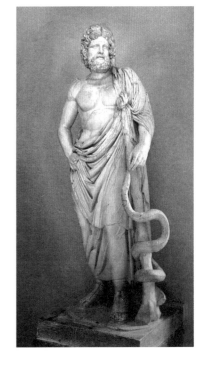

▣ **阿斯克勒庇俄斯雕像**。阿斯克勒庇俄斯是希腊神话中的医神，蛇及权杖是阿斯克勒庇俄斯形象的一部分。有一种解释是，权杖象征着人的脊椎，蛇则因周期性的蜕皮象征着疗愈与康复。后来，蛇盘绕的权杖在国际上成为医学及医学界的标志，世界卫生组织的标识中就有蛇盘绕的权杖形象。

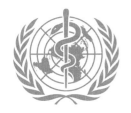

◁ 世界卫生组织标识。

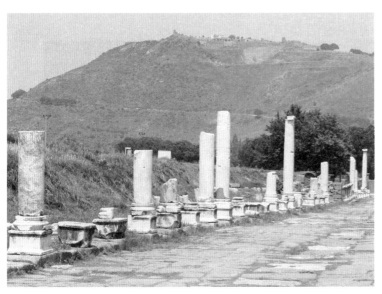

◁ **佩加蒙的阿斯克勒庇俄斯神庙遗址**。盖伦当年就是在这座神庙开始了医学知识与技能的学习。这里是当时知名的的医治中心和疗养圣地。

盖伦19岁左右，父亲尼康过世。盖伦在继承了一大笔遗产后，离开佩加蒙，四处周游，学习医术。他到过士麦那（今伊兹密尔）、科林斯、克里特岛、奇里乞亚（今楚库罗瓦）等地，接触了众多的医学派别。最后来到亚历山大城，在那里学习和生活了五年左右。

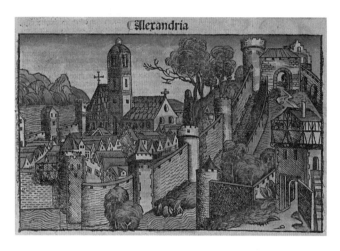

◀ 出版于15世纪的《纽伦堡编年史》中描绘的亚历山大城。亚历山大城曾是希腊文明的中心，是古地中海地区的知识和文化中心。

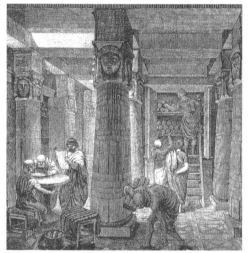

▶ **亚历山大图书馆**。亚历山大图书馆是举世闻名的古代文化中心，建于埃及托勒密王朝时期，后来毁于战火。

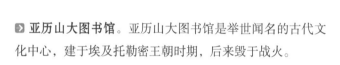

▽ **希罗菲卢斯**（约前335—约前280）（右）在教授解剖。希罗菲卢斯是亚历山大学派的著名医生。他是第一个区分大脑和小脑的人，常被视为"解剖学之父"。该画像绘于1906年左右，出自葡萄牙画家维罗索·萨尔加多之手。

▽ **埃拉西斯特拉图斯**（约前304—约前250）。埃拉西斯特拉图斯也是亚历山大学派的著名医生，他被称为"生理学之父"，并和希罗菲卢斯一道被视为神经科学的潜在创始人。该画像绘于1860年左右。

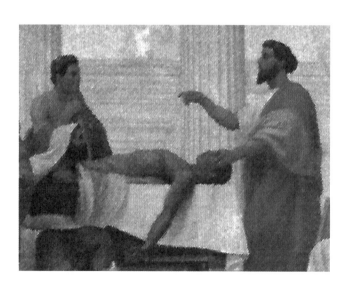

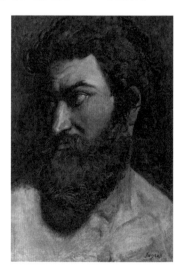

公元157年，28岁的盖伦回到佩加蒙，成为专门医治角斗士的外科医生。据说他曾切除一只猿的内脏，并向其他医生发出修复创伤的挑战。其他医生退缩后，盖伦完成了这台外科手术，由此获得了这个职位。

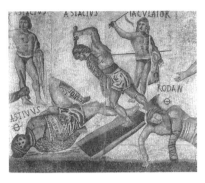

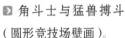
◀ 角斗士博斗场景（公元4世纪的马赛克壁画）。

▶ 角斗士与猛兽搏斗（圆形竞技场壁画）。

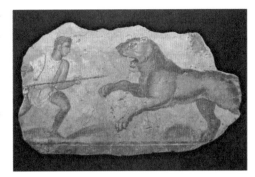

担任角斗士医生的五年中，盖伦在骨折和严重创伤的治疗上有了更多的心得。在他任职期间只有五名角斗士死亡，而他的前任任职期间有60名角斗士死亡。

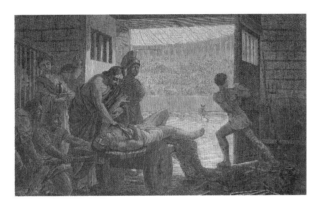

▶ 盖伦在察看和救治受伤的角斗士（1866年出版的画作）。

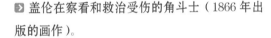

33岁这一年，盖伦来到罗马城，从事医生工作。在这里的几年中，他因为出色的医术及动物解剖和生理学实验而声名大噪，但也因为傲慢的态度、犀利的言辞，得罪了其他知名医生，这种公开的矛盾甚至威胁到他的人身安全。大约是出于这个原因，他于公元166年离开罗马城，回到佩加蒙。公元168年，罗马皇帝马可·奥勒留将盖伦召至征讨日耳曼人的军队中治疗瘟疫，第二年又带着盖伦回到罗马城。此后，盖伦一直担任奥勒留及后来的两位罗马皇帝康茂德和塞维鲁的私人医生。

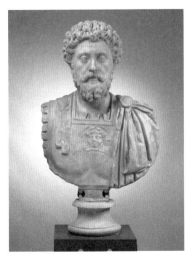

◀ 马可·奥勒留。奥勒留于公元161—180年在位。这位"帝王哲学家"写作的《沉思录》在西方哲学史上影响深远，他被英国哲学家罗素称为"一个悲怆的人"。奥勒留在位期间，罗马帝国发生过一次大的瘟疫。人们根据盖伦著作中的记录推测，这场瘟疫应该是天花。

▶ 康茂德。康茂德于公元176—192年在位，其中176—180年期间是与其父奥勒留共同执政。

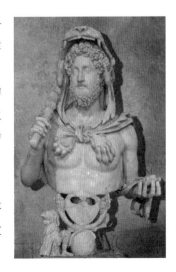

在罗马城担任医生期间，盖伦笔耕不辍，写下了大量医学著作，并多次进行公开演讲和解剖实验的展示。

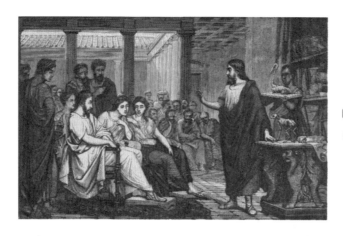

◧ 盖伦在和平殿讲授解剖学（1866 年出版的画作）。

在他的时代，盖伦拥有着传奇的声誉，罗马皇帝奥勒留称他是"顶尖的医生、独一无二的哲学家"。

◧◩ 不同时期表现盖伦治疗病患、示范解剖猿猴的画作。

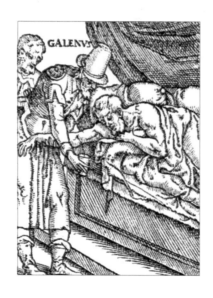

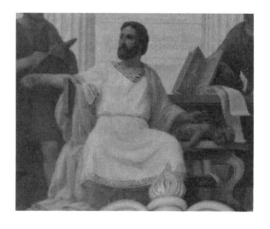

◪ 盖伦长眠于意大利西西里岛的巴勒莫市。从一些文献推测，直到 10 世纪左右他的墓还保存完好。

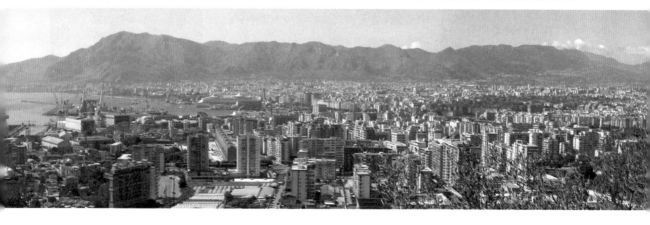

流传下来的盖伦医学著作不到他实际作品的三分之一，但仍卷帙浩繁，有约 300 万字。由于西罗马帝国的崩溃，盖伦用希腊文写成的著作在古代并没有译为拉丁文，而是由拜占庭学者大量抄录下来，后来又翻译为阿拉伯文等文字，指导了大批医生的实践。直到 11 世纪，盖伦的一些著作才陆续从阿拉伯文译为拉丁文，从此成为欧洲大陆的医学教科书，其统治地位一直维持到 17 世纪。盖伦的研究奠定了西方古典医学的基础以及其后文艺复兴时期医学的基础。可以说直到 19 世纪早期，西方医学才最终摆脱盖伦的影响。

➡ **和平殿复原图**。罗马和平殿建于公元 72 年。公元 192 年前后，和平殿发生火灾，当时盖伦的大量著述正存放于和平殿内，因此付之一炬。

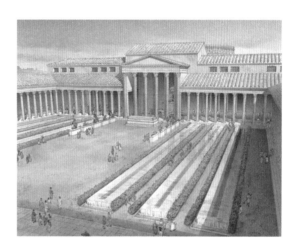

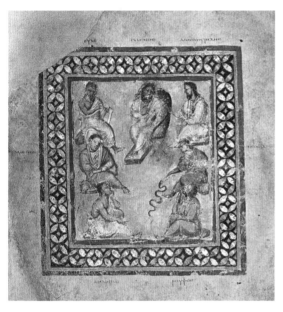

◀ 公元 6 世纪早期一部拜占庭医书中的插图。上方正中央的人物被标注为盖伦。其余六人也是历史上知名的医生。

⬋ **盖伦著作的阿拉伯文译本页面**。其中的插图表现的是草药师（左）在制作蛇毒的解毒剂。

⬋ **盖伦著作的希腊文手抄本**。页面上有拉丁文翻译的笔迹。

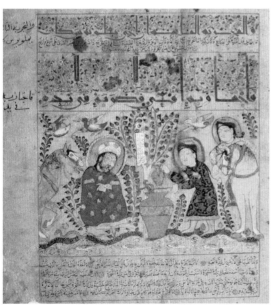

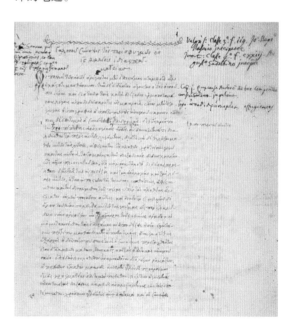

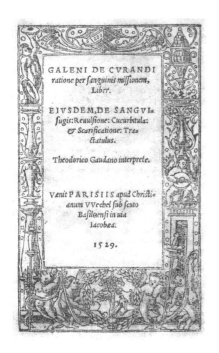

◀ 出版于 1529 年的盖伦著作拉丁文译本。

▶ 德国医生、医学史学家卡尔·库恩（1754—1840）。他翻译和编辑的盖伦著作拉丁文译本是最完整的，多达 22 卷，集中了盖伦的 122 部作品。

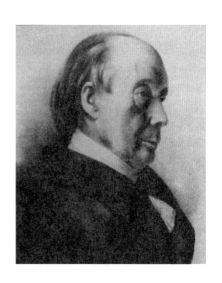

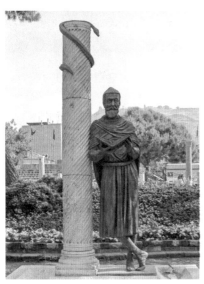

◀ 盖伦雕像。位于盖伦的故乡佩加蒙（贝尔加马）。盖伦倚靠的柱子上盘绕着蛇的形象。

▶ 印有盖伦名字和头像的匈牙利邮票。

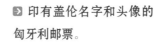

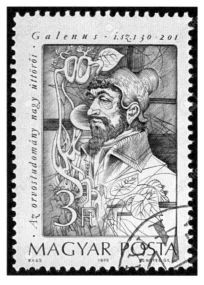

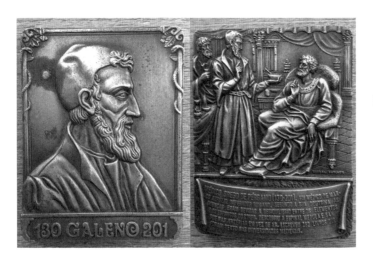

◀ 纪念盖伦的葡萄牙铜质勋章。上面关于盖伦的生卒年份，用了不同的说法。一般认为盖伦生于公元 129 年，卒于约 216 年。

目　录

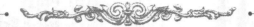

导　读

王　台

（青海大学医学院教授、医学翻译家）

甄　橙

（北京大学医学部教授）

Introduction to Chinese Version

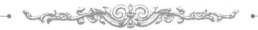

　　盖伦以终身不懈的努力，开启了古代西方医学发展的全新时代。盖伦以后的医学，长期续写盖伦的智慧。盖伦的医学权威深刻主宰了中世纪、文艺复兴直至19世纪早期的欧洲正统医学，盖伦的医学思想构成了古代西方世界的主流医学传统。

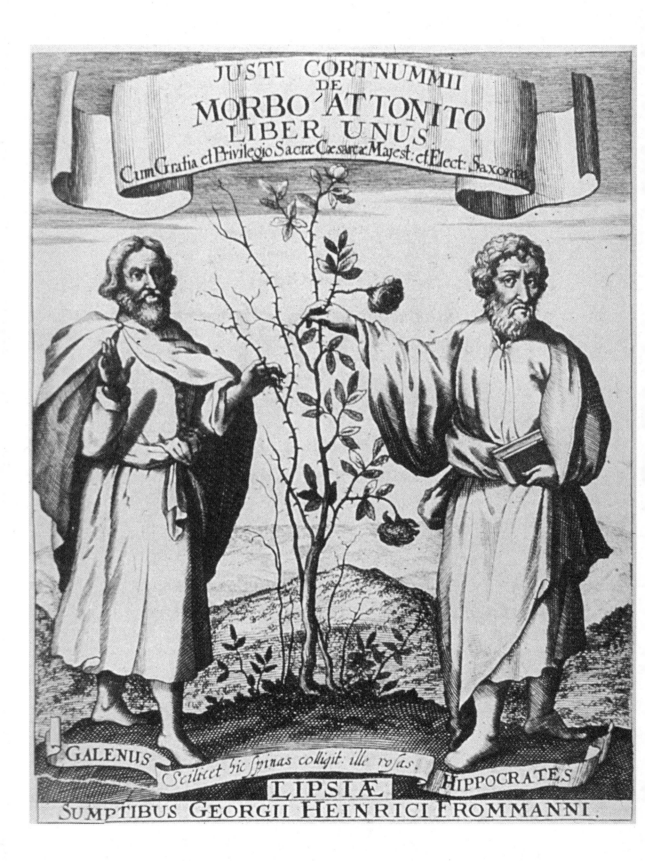

JUSTI CORTNUMMII
DE
MORBO ATTONITO
LIBER UNUS
Cum Gratia et Privilegio Sacræ Cæsareæ Majest: et Elect: Saxoniæ

GALENUS *Scilicet hic spinas colligit. ille rosas.* HIPPOCRATES

LIPSIÆ
SUMPTIBUS GEORGII HEINRICI FROMMANNI.

一、盖伦的生平

盖伦（Galen，129—约 216）出生于罗马帝国鼎盛时期的安东尼王朝，王朝的疆土覆盖着欧、亚、非三大洲的广大地区。他的出生地为小亚细亚的海岸城市佩加蒙（Pergamon），当时是罗马帝国统治下的一个文化中心。他的父亲尼康（Nikon）是一名受过良好教育的建筑师，拥有很多财富和土地。出身优渥的盖伦，自少年时代起就在父亲的安排下学习了哲学（尤其是逻辑学）、数学（尤其是几何学）和修辞学，这些都是当时上流社会子弟们的必修课。由此积累下的学识，成为他日后在医学方面取得重大成就的基础。

据传在公元 145 年左右，盖伦的父亲于梦中接受了医神阿斯克勒庇俄斯（Asclepius）的"指示"，从而决定让自己的儿子学习医学。此后，盖伦在家乡和附近的城市如士麦那（今伊兹密尔）、科林斯等地，以及亚历山大城（当时的医学中心）学习解剖学和医药学，同时开始了医学著作的写作。他的第一本著作是《论医学经验》（*On Medical Experiences*）。

经过多年学习，盖伦于公元 157 年回到故乡佩加蒙，成为专门医治角斗士的外科医生。在罗马帝国时期，角斗士是奴隶的一种悲惨职业。在罗马城的角斗场上，角斗士们必须拼个你死我活才能罢休。在佩加蒙，开设有专门训练角斗士的学校。学校在训练角斗士们的同时，也要设法尽量保全他们的性命，因此，要由外科医生对受伤的角斗士进行抢救、医治，帮助他们免于一死，并尽快恢复健康，以便重新参加角斗。在担任角斗士医生期间，盖伦的解剖学知识派上了用场，他在创伤外科治疗的多个方面都积累了丰富的经验。在此期间，

◀ 希波克拉底（右）和盖伦（左）

他发现了胸部肌肉和横膈膜与呼吸运动的关系，以及喉返神经与发声的关系，并且用猪做实验，证实了自己的发现。盖伦对自己这五年间的工作颇为满意。多年后，当谈起这段临床工作经历时，他仍自豪地说，这是"既没有被我的老师们应用，也未曾在他们的著作中谈过的医疗技艺"。

公元162年，盖伦首次来到帝国的首都罗马城，原来只是出于游历和学习的目的，结果却停留了四年多，并且在文化界和医学界获得了很高的荣誉。他的病人包括马可·奥勒留（Marcus Aurelius，121—180）和康茂德（Commodus，161—192）两位皇帝，以及许多达官贵人和社会名流。

其实，当时在罗马城，医生并不属于上流社会的成员，只被视为工匠，至于拥有哲学家头衔的医生则另当别论。人们对于双手沾有脓血的外科医生更加歧视，认为只是理发匠和奴隶从事的工作。所以，盖伦来到罗马城后，改而从事内科医生的工作。他在治疗病人时，除去使用自己制备的草药制剂（在英语中，天然成分的药物制剂称为galenicals，这个词即来自盖伦的名字）外，也经常应用食疗、沐浴、疗养和护理等方法，有时也采用静脉放血疗法。

然而，使他一鸣惊人而出人头地的，却是那些当众展示的动物解剖和生理学实验，以及他根据临床经验，针对病人病情所作出的准确的预后判断，加上在大庭广众面前运用修辞学技巧所展开的逻辑性很强、言辞犀利的辩论。他所做的关于呼吸、发声、脊髓神经和泌尿等功能的动物解剖实验可以说是震惊四座。然而，他在演讲和辩论中所表现的傲慢态度和使用的犀利言辞，深深地激怒和伤害了许多同行，这大概是他在公元166年匆忙地秘密离开罗马城、返回家乡佩加蒙的重要原因。

公元168年，奥勒留皇帝率军讨伐入侵北部边境的日耳曼人时，军中突发瘟疫，奥勒留便将盖伦召至军中，疗治瘟疫。第二年盖伦跟随奥勒留回到罗马城，任皇室的私人医生。由于以往的教训，盖伦一改锋芒毕露的作风，保持着低调的生活方式，在医疗工作之余，专心致志地从事著书立说的工作。盖伦是一位极其高产的作家，虽然"和平殿"的大火烧毁了他的一部分著作，但至今仍有150多部著作流传下来。

奥勒留之子康茂德皇帝于公元192年被暗杀，安东尼王朝结束，罗马进入了战乱频发、民不聊生的"三世纪危机"时期。此时，盖伦仍然住在罗马城，后来才回到故乡佩加蒙，继续从事写作。

盖伦的生平活动、行踪、工作和写作等经历，都有翔实的时间和地点的记载，主要出处是他的大量著作，因为他的著作大多属于半自传性质，对于自己的活动有细致的记载和叙述。然而，他的死亡时间却无从查对，无法证实，一种说法是210年，更常见的一种说法是216年，享年80多岁。

二、盖伦的医学传承

在希腊医学中，希波克拉底（Hippocrates，约前460—约前370）被尊为"医学之父"。流传下来的《希波克拉底全集》是出自不同时代的不同学派成员之手的综合作品。脍炙人口的《希波克拉底誓言》为他的学生们制订了职业道德规范，并为后世的医生们所尊崇。

盖伦自命为希波克拉底的捍卫者和诠释者，不仅在自己的许多著作中引证他的主张和言论，也将其用作与对手们进行辩论的理论依据，还在晚年写了许多对于希波克拉底著作的评注。盖伦一再称赞希波克拉底是"神圣的"，反复说"他是提出'大自然不做徒劳无功的事情'的目的论的第一人"，也是用"四特质"（four special qualities，热、冷、干、湿）解释生命现象和提出"四体液"（four humors，黏液、血液、黄胆汁、黑胆汁）的第一人。

在临床工作中，盖伦遵循希波克拉底的自然疗法，相信病人自身的抗病能力。希波克拉底说"只要给'大自然'一次机会，大多数疾病都能自愈"，医生的职责只是协助他们进行抗病斗争。希波克拉底逝世后，他的追随者们仅仅致力于解释和评注他的学说，从而形成了"教条主义学派"（Dogmatic school），对细枝末节的理论问题进行钻牛角尖式研究，从而走向衰落。

公元前 3 世纪，在埃及托勒密王朝国王的支持下，亚历山大城的解剖学者们能够进行尸体解剖，并可公开演示，甚至进行过死囚犯的活体解剖，从而形成了以解剖学研究为特点的"亚历山大学派"。其代表人物为希罗菲卢斯（Herophilus，约前 335—约前 280）和埃拉西斯特拉图斯（Erasistratus，约前 304—约前 250）。前者常被视为"解剖学之父"，他能够区分大脑和小脑，以及神经、血管和淋巴管，指明了运动和感觉来自神经的功能。后者是他的助手，被称为"生理学之父"，他发现了心脏的二尖瓣，主张血液从静脉到动脉的循环，提出了空气被吸入肺，进入心脏而形成"灵气"（pneuma），再分布到全身的"灵气学说"。他们还制作了完整的人体骨骼标本，进行人体解剖教学。可惜的是，人体解剖在这短短的数十年间昙花一现。在古希腊和罗马帝国统治的年代里，人体解剖被严格禁止。

四百多年后，慕名而来、期望学习解剖学的盖伦，只能跟随他们的继承人学习保留下来的人体骨骼标本，并进行动物解剖。盖伦也继承了他们的"灵气学说"，却在他的许多著作中一再批判埃拉西斯特拉图斯的一些主张。

在盖伦以前，医学领域早已经出现了与教条主义学派相对立的"经验主义学派"。经验主义学派认为，医学实践只是建立在经验基础上的一种技术，并不是一门科学。在临床实践中，他们完全依赖个人的观察和经验、前人流传下来的经验以及类似的信息和资料。他们反对教条主义学派的"特质"和"体液"学说及"类比推理法"。这个学派的代表人物是赫拉克雷德斯（Heracleides，公元前 2 世纪），他是最早使用鸦片以及在外科和妇科上使用绷带的人，他能够进行关节脱臼的复位、白内障摘除和膀胱结石的截石术。

在这两个学派之间，盖伦是一位折衷主义者，主张"最好的学派应该把教条主义学派的精确推理和经验主义学派的实践经验结合起来"。

古希腊的另外一个医学派别"方法论学派"，一般认为是由塞米森（Themisen）正式创立的。在医疗实践方面，这个学派也采取折衷路线。然而，他们对疾病的诊断和治疗过于简单化和标签化，把一切疾病分为两类：或是由于人体的小孔过度扩张引起的"体液流失型"疾病，或是由于小孔过度闭合引起的"便秘淤滞型"疾病。治疗疾病的方法也很简单，也只有两种，采用关闭小孔的方法治疗"流失型"疾病，而使用扩张小孔的方法治疗"淤滞型"疾病。

这个学派的基本理论是古希腊著名哲学家德谟克利特（Democritus，约前 460—约前 370）和伊壁鸠鲁（Epicurus，前 341—前 270）所创立的"原子论"，这个理论被称为现代原子学说的"先驱"。这个学派的一位重要成员是阿斯克勒皮亚德（Asclepiades，约前 129—前 40），他是第一个把希腊医学带到罗马的人，甚至被称为"医生之王"。他主要采用食疗、按摩和水疗等自然疗法治疗病人，较少使用药物，更不采用当时广泛应用的泻药。传说他是第一个使用气管切开方法治疗白喉的人。

所以，盖伦的医学传承主要来自希波克拉底的理论、解剖学派的解剖和生理知识，以及经验主义学派的临床实践经验。他对于方法论学派提出了许多尖锐的批评。

三、盖伦的重要著作

盖伦是一位多产的作家，相传他一生共写了 300 多部（或 500 多部）著作，不幸，一部分著作毁于"和平殿"大火，只有 150 多部流传下来。1821—1833 年，德国医生、医学史学家卡尔·库恩（Karl Kühn）翻译并编辑出版了22卷本的拉丁文版盖伦作品集，共包含盖伦的122部著作，总页数达2万页左右，其中最长的一部著作有1200多页。据医学史学家们的分析，盖伦在人生的后半段完全集中精力写作的40年间，平均每天至少写了3页以上书稿，这足以说明他是何等勤奋的一位作家。

盖伦又是一位多面手作家，他的著作不仅涉及医药学的理论和临床实践的诸多方面，还包括相当数量的哲学、逻辑学和修辞学的著作，可惜大多已经失传。

盖伦从青年时代开始就养成了写作的习惯。公元150年，在士麦那跟随教条主义学派的佩洛普斯（Pelops）学习期间，刚20岁出头的盖伦就写下了他的第一部著作《论医学经验》。[①] 在士麦那期间，盖伦还曾为助产妇写了一部《论子宫的解剖学》。另一部同一时期写作的《解剖学概要》已经失传。此外他还写了《论胸和肺的运动》共三卷。在亚历山大城学习时，他一共写了四部著作，包括五卷本的《论验证》，可惜都已经失传。

第一次在罗马城停留的四年多时间内，他已经完成或开始写作的14部著作都保留了下来，其中有他的哲学著作《论希波克拉底和柏拉图的学说》（*On the Doctrine of Hippocrates and Plato*）的第一部分，书中包括罗马文化界在"和平殿"进行哲学问题辩论的资料。他把这部书送给了罗马执政官包埃苏斯（Flavius Boëthus）。另外一部是重要的解剖生理学著作《论身体各部分的用途》（*On the Usefulness of the Parts of the Body*），这是包埃苏斯等政要和文化精英们观看了盖伦对动物所作的解剖演示后，要求他写作的。他也把这部书的前三卷送给了包埃苏

---

① 《论医学经验》的希腊文版本已经失传，1931年，里特（H.Ritter）医生在伊斯坦布尔发现了一部出版于9世纪的阿拉伯文版《论医学经验》，从书中可知，该书由阿拉伯著名学者、翻译家侯奈因（Hunayn ibn Ishaq）从希腊文译为古叙利亚文，再由侯奈因的侄子及学生胡巴斯（Hubaish ibn al-Hasan al-A'sam）从古叙利亚文翻译为阿拉伯文。1944年，牛津大学教授沃尔兹（R.Walzer）将该阿拉伯文版的《论医学经验》翻译为英文出版。本书正文第三部分的《论医学经验》即由该英文版翻译而来。——编辑注

斯。他写的另外一部著作《论发声和呼吸》则已经失传。

　　第二次回到罗马城后，由于与王子康茂德一同住在远离市区的王宫里，在医疗工作之余，盖伦专心致志地从事写作。从公元 169 年到 176 年的七年时间里，他一共写了四十多部著作。除去完成前述两部重要著作外，盖伦还根据自己的解剖学讲稿，写成了《论解剖操作》（*On Anatomical Procedures*）的前五卷，这是一部详尽的解剖操作指南，与《论身体各部分的用途》一道，构成了西方古代解剖学和生理学著作的巅峰。他还写了《论单味药的性质和功能》（*On the Temperament and Faculties of Medicinal Simples*）的前八卷、《卫生学或保健》（*Hygiene or Preservation of Health*）的前三卷，以及重要的治疗学著作《论治疗方法》（*On the Therapeutic Methods*）的前六卷。

　　此后，盖伦写作的另外一部重要著作就是《论大自然的才能》（*On the Natural Faculties*）。这部著作是作为多面手的盖伦对于自己的哲学观念、医学理论、解剖学和生理学等各个方面的学说的综合论述，代表他的综合学术成就。此外，他还写了《论气质》（*On Temperaments*）、《论消耗病》（*On Marasmus*）、《论异常的体液不调》（*On Irregular Dyskrasia*）和《论食物的性质》（*On the Properties of Foods*）等。

　　在晚年，他还写了一套专门讨论临床实践的文集：第一部分包括四篇关于脉搏的论文；第二部分大多涉及病因学和临床症状学，包括《论疾病的分类》（*On the Differences of Illnesses*）、《论症状的分类》（*On the Differences of Symptoms*）、《论热病的分类》（*On the Differences of Fevers*）和《论疾病的原因》（*On the Causes of Illnesses*）等。他的重要的病理学著作《论受损伤的部分》（*On the Affected Parts*）也是在这个时期完成的。此外，他还为希波克拉底的著作写了许多评注，为自己的著作编了目录。

　　盖伦的大量著作还有另外一项历史功绩，就是记载和保存了许多未被文字记录下来的古代学术成就。在他的著作中，不仅介绍了他所尊敬和崇拜的哲学家和医生们的许多重要学说，而且出于批判的目的也记录下了对立面的大量言论，从而使这些宝贵的学术资料得以保存下来，否则这些资料就会淹没无存了。古希腊的斯多葛（Stoic）学派在公元 3 世纪时就消失了，而在盖伦的著作中还存留着他们的一些逻辑学理论和原则。

人们常常感到惊奇，盖伦能够毕其一生精力，孜孜不倦地不停写作，公开出版或赠送友人，而古代其他一些杰出的学者们，如希罗菲卢斯等，却没有著作流传下来。有人即使有所著述，也要保密，不肯示人。亚历山大城的著名解剖学家努米西亚努斯（Numisianus）深受盖伦崇拜，他也写过许多解剖学著作，却不愿出版，也不愿让外人阅读，一心留给自己的儿子。然而，其儿子竟在自己死前，把父亲的遗作全部焚毁。盖伦则与他们完全不同，不仅热衷于在听众面前发表演讲，进行动物解剖和生理学实验，介绍自己的知识，展示自己的技术，而且勤奋地著书立说，把自己的知识和经验保留下来。盖伦以诲人不倦为乐趣，这就是他日以继夜不停写作的动力。

四、盖伦的哲学思想

人类最初的医学是"经验医学"。随着医疗经验的大量积累，势必要求对于丰富的经验进行总结和分析，找出规律，有所取舍，加以提高。怎样进行这项工作呢？根据什么原则、采取什么方法进行这项工作呢？从人类文明发展的规律来看，只能依靠哲学来完成这项任务，别无选择。

哲学是研究自然界、社会和人类思维及其发展的最一般规律的学问，被称为"科学的科学"，在进行各门科学研究时，它是普遍遵循和使用的原则和方法。

哲学一词源于古希腊，英文的 philosophy 是拉丁文的 philo 和 sophia 二词合成的。Philo 为"爱"，而 sophia 为"智慧"，所以，哲学是"爱智慧"的学问。清末黄遵宪（1848—1905）把西方的这门学问引入中国，译为"哲学"，意指讲求"哲理"的学问。

在古希腊和罗马时代，哲学家大多从事自然科学的研究，亚里士多德分别对于逻辑学、伦理学、政治学、天文学、心理学、物理学、生物学等学科进行过研究，他是逻辑学和生物学的最早创立者。有些哲学家自称为"博物学家"，甚至悬壶济世，从事治病救人的医疗工作。可见在当时，在各个学科中，哲学已经得到相当广泛的具体运用。

当时，哲学是上流社会青年学子们的必修课程之一。盖伦从 14 岁开始学习哲学，尤其是逻辑学，他的父亲请来各个学派的教师，向他教授哲学。所以，在哲学方面，盖伦被视为折衷主义者。然而，盖伦却自命为亚里士多德的忠实信徒。在盖伦的著作中，被引用和称赞得最多的古人，除去希波克拉底以外，就是亚里士多德。盖伦自觉地运用亚里士多德的各种哲学原理和逻辑学方法指导自己的医学研究和临床实践，还因此写了一篇短文《好医生必须是一位哲学家》，专门讨论哲学和逻辑学对于医生的训练来说应有的地位。盖伦指出，一位好医生应该符合下列条件：他应该知道并掌握用来了解各种疾病的差别和相似之处并对它们采取治疗所需要的逻辑步骤（logic procedures）。换句话说，应该掌握并在尽可能大的范围内实践知识的三个组成部分：逻辑学、自然哲学和伦理学。

逻辑学是属于广义哲学范畴的一门学问，也是一种哲学工具，是以命题为依据，从前提出发，采用推理形式对于对象进行研究，以便得出该命题的结论。亚里士多德在《工具论》一书中，把古希腊逻辑学发展到高峰，奠定了形式逻辑学发展的传统方向。经后世的不断完善，形成了形式多样的现代逻辑学。亚里士多德创立了人们耳熟能详的"三段论法则"。

古希腊和罗马上流社会的青年人，大多把逻辑学和修辞学列为必修课程，主要用于社会生活中广泛开展的辩论活动。盖伦从少年时代就开始学习这两门功课，这为他后来的伶牙俐齿、巧言善辩，打下了坚实的基础。他在进行辩论时，非常善于使用各种逻辑技巧，故而言辞犀利，既博得了大量掌声，又引起了同行的嫉妒和仇恨。显然，他能够把逻辑手段广泛用于解剖学和生理学的研究以及临床实践中，由此取得许多成绩。

"方法论"是广义哲学的重要组成部分，是关于认识世界和改造世界的方法的理论，分为"哲学方法论""一般方法论"和具体的"科学方法论"，其中哲学方法论是最一般的方法论，具有指导后二者的作用。

盖伦在学术研究和医学实践中所采用的主要方法被他称为"验证法"（demonstration 或 qualification）。他曾著有《论验证》，可惜已经失传。其他著作中引用的资料表明，他在该书中提出了"经过验证的经验"（qualified experience）的概念，他认为只有经过验证的经验才是可靠和有用的经验。

什么是"经过验证的经验"？就是在各种设定的条件下，经过反复检验而被核实和确认的经验。盖伦在《论单味药的性质和功能》中指出："对经验进行验证，被视为检测药物功能的重要工具"。因此，他为检测一个单味药的功能设定了 17 项前提条件，包括药物的品种，给药的季节、地域和途径，病人的年龄、性别和生活方式，等等，并且说明，最好在患"简单疾病"的病人中进行检测。

盖伦对药物功能检测所采用的"验证法"，使我们看到了现代医学的"临床疗效试验"的早期萌芽和雏形，这应该对后世的医学临床研究工作起到过启蒙作用。

五、盖伦的医学思想和实践

1. 关于人体的构成

盖伦秉持和发展了希波克拉底的医学思想，认为宇宙间的万物是由四种元素（elements）即水、火、土和空气构成的。这四种元素又拥有冷、热、干和湿四种"特质"，而人体的各个部分和组织，都是由这些特质以不同的比例和方式组成的。

2. 关于生理功能

盖伦认同"四体液"（黏液、血液、黄胆汁、黑胆汁）学说，认为这些有形的液态物质在人体的生理功能和病理变化中发挥着重要的作用，它们的充足和平衡是保持身体健康的前提，而它们的匮乏和失衡则引发疾病。盖伦在其著作中对于"四特质"和"四体液"作了详细论述。盖伦还持"灵气学说"，"灵气"既指经过气管和肺进入心脏的空气，又是保存在脑室内，主宰神经功能的关键物质，对于人体的生理和病理活动也非常重要。

3. 病理机制和治疗原则

盖伦强调"四特质"的平衡，认为任何特质的过盛或缺乏都会造成体液失衡的疾病，一种特质失衡可以造成单纯疾病，两种特质共同失衡则造成复杂疾病。而基本治疗的原则是矫正失衡，反其道而行之，如盖伦曾说："我们必须使过热的胃冷却下来，而对受到寒冷侵袭的胃加热，也需要湿润已经变得干燥的胃，或者反之。"他也强调自愈的重要性，即希波克拉底指出的"只要给'大自然'一次机会，大多数疾病都能自愈"。

4. 治疗方法

在盖伦时代，药物学有了很大的发展。《希波克拉底全集》中共列出了100多种药物，而罗马时期的希腊医生和药物学家迪奥斯科里德斯（Dioscorides，约40—约80）则写了一部《医药全书》（*On*

Materials of Medicine），被奉为中世纪的药物学经典，堪与中国的
《神农本草经》媲美。《医药全书》中记载了超过 600 种植物以及 90
多种矿物质和 30 多种动物的药用功能，包括可作为兴奋剂、防腐剂
和消炎剂等使用的植物。半个世纪后出生的盖伦在自己的著作中曾提
到迪奥斯科里德斯，表明盖伦曾受到他的影响。

盖伦也推动了药物学的发展，他有自己的药房，备有数百种植
物、矿物和动物药材。在制备药物时，他很重视所使用的材料的精确
分量。西方医学至今仍以盖伦的名字来指称天然成分的药物制剂。

当时的内科医生在治疗方法上往往首选食疗，而不是药物，并认
为每种药物都能产生"较轻程度、较强程度、有害程度甚至致命程
度"的作用，所以，对于药物的使用比较谨慎。盖伦有关于食物疗法
的专门著作《论食物和饮食》（*On Food and Diet*），记载了数百种谷
类、肉类、蔬菜和水果等食物的医疗作用和用法。他的著作中还有关
于沐浴疗法、疗养和护理等的一些叙述。

六、盖伦的医学贡献

盖伦在医学史上最杰出的贡献，就是把生物学引入医学实践，迈
出把其他自然科学逐步引入医学的第一步。

亚里士多德是研究生物学的开拓者，而对于生物的研究，自然是
从考察它们的形态和功能开始，从而产生了解剖学和生理学。埃及亚
历山大学派的希罗菲卢斯和埃拉西斯特拉图斯则分别是这两个学科的
开拓者。

四百多年后的盖伦漂洋过海，专门来到亚历山大城学习解剖学。
然而，在盖伦生活的时代，罗马帝国是禁止人体解剖的。于是，盖伦
就进行了大量的动物解剖，对于包括大象在内的多种哺乳动物都进行
过解剖，其中用得最多的则是与人类最接近的猿猴。

　　盖伦在罗马城生活期间，教授和演示动物解剖是他的一项重要工作，他因此赢得了很高的声誉。后来，他把这些讲稿编辑成书，就是著名的解剖学著作《论解剖操作》。阅读这本书时，现代人会感到非常惊奇：这部诞生于 1800 多年前的著作，其中对于运动系统的叙述，包括骨骼和肌肉，与现代的《解剖学实验指导》非常接近，甚至对于一些部位，例如对于手的构造的描述，还更加精细。如果说书中有什么错误的话，那就是盖伦由于时代的约束，不得不"把动物的解剖学特点用于人类"。

　　《论身体各部分的用途》是盖伦的另外一部解剖生理学巨著，在解剖学的基础上，详细论述了身体各个系统的生理功能。在这两部著作里，盖伦继承和介绍了前辈们已经获得的许多知识，也介绍和阐明了自己取得的一些新发现和新观点。因为这些解剖和生理实验，盖伦被称为"实验生理学之父"。

　　在罗马城期间，盖伦多次当众进行动物解剖和生理实验的展示，他做的最精彩的生理学实验是对呼吸和发声机制的演示。他通过切断动物的喉返神经、膈神经、肋间神经或肋间肌肉等不同部位，证明它们对于呼吸和发声所产生的影响。他说："你们最好用猪进行解剖，因为这种叫声响亮的动物最容易进行发声损坏的解剖学实验。你们能够展示当动物受到惊吓时，高声嘶叫，而当神经被切断后，它突然就变得安静了。观众都会感到惊奇。"

　　另外一个惊人的展示是切断脊髓的生理实验。他通过在不同的水平位置切断脊髓，观察对于动物的运动和感觉的影响。他说："如果这个切断是在第 2 和第 1 椎体的位置，或者在脊髓的起点，这个动物将立即死亡。如果在第 3 和第 4 椎体之间完全切断它，动物将立即停止呼吸；不仅是胸部，包括脊髓横断部位以下的整个身体都将停止运动。如果切断位置在第 6 椎体以下，所有胸部肌肉都将立即停止运动，动物只靠横膈膜吸气。"通过这些实验，他证实了希罗菲卢斯的脑中心说，即人体的运动、感觉以及精神活动都是由脑来管理，确凿地否定了亚里士多德所支持、并被普遍接受的"心脏是精神主宰"的观点。但是，他却把偶蹄类动物所特有的、位于脑底部的"异网"（rete mirabile）"移植"给人类，并且认为它就是产生"灵气"的地方，灵气随后贮藏在脑室内，通过神经传送，支配身体的运动和感觉。

盖伦通过结扎输尿管的实验，证明尿是由肾产生，经过输尿管，排入膀胱，从而批驳了阿斯克勒皮亚德的"汽化学说"。阿斯克勒皮亚德认为，体内的水被汽化后直接进入膀胱，再凝结为尿。当然，盖伦也错误地把动物的右肾高于左肾的位置差别"转嫁"给人类，从而招致批评。

在心血管系统的研究中，盖伦用实验方法证明了动脉也包含血液，从而否定了埃拉西斯特拉图斯认为动脉只包含灵气的主张。然而，盖伦却继承了亚历山大学派的往返式血液循环学说，并把静脉的起点定位在肝。他甚至在心脏的室间隔上，无中生有地"发现"了血液从右心室流向左心室的"小孔"，成为受到批评的另外一个错误。

但是，盖伦在解剖学和生理学方面的贡献主要还不在于他的新发现和新观点，而在于他有意识和有目的地把解剖学和生理学知识用于指导医学临床实践，而不是单纯为研究而研究。盖伦指出："只有通过解剖身体的各个部分，我们才能了解它的各种功能和分析它包含的各种要素（体液、元素和特质）。医生们只有用这种方法才能使他的病人拥有良好的健康，才能治疗位于身体内脏的各种疾病和提供各个相应部分所需要的药物。这就是解剖学对于医生们非常有用和必要的原因。"

盖伦首先把解剖学用于自己的外科工作，他一再强调并且用具体事例说明解剖学对于外科工作的必要性。一个胸骨受伤的角斗士继发胸骨后脓肿，需要部分切除化脓的胸骨，由于位置接近心脏，医生们都束手无策，而盖伦成功地完成了这个手术，这当然应归功于他对于胸腔解剖构造的熟悉。他在著作中还介绍了一次医疗事故：一名医生由于不了解手臂的血管解剖，在施行静脉切开放血术时，错误地切断了一条动脉，造成病人失血死亡。盖伦还把解剖学应用于病理学研究，他的病理学著作《论受损伤的部分》是突破笼统的整体病理学，开启局部病理学的"启蒙之作"，是一个重要的突破。

总之，盖伦在医学中应用生物学知识的实践，也为应用其他自然科学研究成果铺平了道路。

七、盖伦的后续影响

盖伦死于罗马帝国开始衰落的"三世纪危机"之初，当罗马帝国最终分裂为东西两部分，随后进入中世纪"黑暗时代"，盖伦的名字在黑暗中几乎消失了，他的著作也在黑暗中湮没了。

有幸的是，4世纪时，东罗马帝国即拜占庭帝国的一些学者们热衷于学习和研究古希腊文化，尤其是哲学和医学。于是，盖伦的著作被发现和编辑，开始在希腊和西亚一带（包括叙利亚、巴勒斯坦等地）传播，再传入波斯和整个伊斯兰世界，被翻译为阿拉伯文。波斯学者阿维森纳（Avicenna，980—1037）等人对于翻译盖伦的著作和发展阿拉伯医学发挥了重要作用，并把盖伦学说提升为"盖伦主义"，作为医学的教条，也让盖伦著作成为医学教科书。

公元11世纪，阿拉伯医学传入欧洲，盖伦著作的阿拉伯文版本与其希腊文原著重逢，并被译为拉丁文，成为欧洲大陆的医学经典和医学教科书，其统治地位一直持续到17世纪。

研究盖伦及其学说的著名学者、英国学术院院士纳顿（Vivian Nutton，1943—　）在其《逻辑、学问和实验的医学》（*Logic, Learning, and Experimental Medicine*）一文中，对数百年间奉行"盖伦主义"的教条主义人士进行了剖析，他说："盖伦被转变为'盖伦主义'，简化为摘要、选项和指南，却删除了他的探索、怀疑和实践经验，只强调教条主义的方面。重复他的解剖学结论，而不谈他的（解剖）方法。"

由于盖伦的解剖学和生理学具有显著的"目的论"特色，他认为人体的各种解剖构造和生理功能都是"大自然"有目的地创造和安排的，即所谓"大自然不做徒劳无功的事情"，同时，其著作中总是把"大自然"人格化，使用"她"作为"大自然"的指代词，这一切完全符合"上帝造人"的教义，因而获得了教廷的鼎力支持，盖伦由此被尊为"医学教皇"，他的著作像《圣经》一样受到保卫，任何人不得发表违背其学说的言论。塞维图斯（Michael Servetus，1509—1553）因发表血液从右心室进入左心室必须通过肺的言论，有违盖伦的学说，被教廷烧死在火刑柱上。然而，盖伦，这位被教廷和狂热信徒所塑造的"泥足巨人"，到了文艺复兴时代，终于被两个后生轻而易举地推倒。

第一位挑战者是帕多瓦大学年轻的医生和解剖学教授维萨留斯（Andreas Vesalius，1514—1564）。维萨留斯有幸在一位法官的支持下，获得囚犯的尸体进行解剖，从而发现了与盖伦的动物解剖的不同之处。他用溶解的蜡注入各种动物的脑室，制作脑室模型，进行比较，发现并没有多大差别，不足以说明动物之间在智力水平上的悬殊。相反，他却发现高等动物的大脑的相对体积和重量都大得多，从而否定了盖伦的"灵气学说"和异网－脑室中心论。1543年，维萨留斯出版《人体构造》（*On the Fabric of the Human Body*），完成了对人体骨骼、肌腱、神经等几大系统的描述，对长期占据统治地位的盖伦学说进行了大量修正和完善，出版前，当他请自己的老师、顽固的盖伦主义者希尔威乌斯（Sylvius）为该书写序言时，却遭到了严厉的训斥。

另外一位挑战者是被誉为"现代医学之父"的英国医生哈维（William Harvey，1578—1657）。他由于受到老师发现静脉瓣的启发，而投身血液循环的研究。通过捆绑臂部中断血流，他发现动脉和静脉的血液流向相反；测量动脉和静脉的血流量时，他发现如此巨大的血流量不可能被静脉末端的组织完全吸收；他还发现了肺的血液循环，从而提出封闭式血液循环的观点，否定了盖伦的血液往返流动的学说。1628 年，哈维出版《心血运动论》（*Movement of the Heart and Blood in Animals*），宣布了自己的发现和理论，却被诬为"精神失常"的医生。直到他死后，他的发现和理论才得到后人的证实和接受。

盖伦这位在中世纪被狂热支持者们树立起来的巨人，用两只"泥足"站立着，竟被帕多瓦大学的两个毕业生轻而易举地砍断了，于是巨人轰然倒下。

八、对盖伦的重新研究和审视

三百多年来，盖伦本来已经在人们的视线中消失了，他的著作也被尘封了，然而，自 20 世纪下半叶以来，西方学术界重新掀起一股研究盖伦和他的著作的热潮，出版了有关盖伦的大量书籍和论文。纳顿指出："学者们借助于重新发现的许多阿拉伯文翻译的盖伦著作，已经开始了复苏（盖伦的）过程。"西方学术界建立了专门的盖伦研究学术组织，定期召开国际学术会议，出版论文专集。

这些热心的研究者们大多并不是医生，而是一些哲学、科学史或医学史的研究工作者。他们为何热衷于研究这位已经被人们遗忘的古代医生呢？他们是希望恢复盖伦的医学霸主地位，还是想采用古代的医疗技术和药物呢？

出版于 2002 年的《盖伦和盖伦主义：从古代到欧洲文艺复兴时期的理论与医学实践》（*Galen and Galenism: Theory and Medical Practice from Antiquity to the European Renaissane*）一书中提到了这些理由："首先，盖伦的著作代表着古希腊医学的顶峰时代；其次，了解他的作品，是研究盖伦对各个方面的影响的前提条件，包括对中世纪、文艺复兴时代或者现代，也包括对欧洲文化、地中海文化、东方文化（由于耶稣会传教士的传播，盖伦学说与 16 世纪的中国科学文化之间出现了融合）的影响；再次，这些探索有助于阐明现代医学与欧洲以盖伦为代表的传统医学之间关系的问题；最后，这些经典著作能为当代读者提供许多乐趣和精神食粮。当代读者对于盖伦永不满足的求知欲和终身从不放弃的研究热情无法保持漠不关心。"

由此可知，他们主要想借助盖伦的这些范围广泛、内容丰富的著作，分析他的成就在医学发展史上的贡献和价值，重新对他的历史地位作出实事求是的评价。恰如盖伦所著《论大自然的才能》一书英文版译者在该书"绪论"中指出的："我们决不能同意……由于对盖伦在解剖学上一些错误所作的结论性主张，而使他在医学上的总体形象被全面否定。"没有盖伦对于脑室的仔细观察和详细叙述，就不可能启发维萨留斯进一步对它们开展研究；同样，亚历山大学派和盖伦对于心脏、动脉和静脉的研究成果，也为哈维的伟大发现创造了条件和基础。一方面，不能因为盖伦纠正了亚里士多德关于人类精神活动的心脏中心说，就否定后者在古希腊哲学发展中的崇高地位；另一方面，也不能由于两位后生——维萨留斯和哈维纠正了盖伦在解剖学和生理学上的错误，就一笔抹杀盖伦在医学发展史上的重大历史作用。

大概，这就是西方学术界掀起盖伦研究热潮的原因所在。

九、关于《论解剖操作》

在医学发展史上，人体解剖学是首先与医学结合的一门自然科学，是其他各门自然科学进入医学殿堂的敲门砖，使古代的经验医学得以逐步脱胎换骨，演化为科学的"实验医学"。

人类凭借感官，就能直接获得关于人体体表形态和构造的大量信息。古代人通过屠宰动物，或因偶然的机会得以观察人体的内部，也能获得关于体内脏器的一些知识。

在中国，殷墟出土的甲骨文（公元前 11 世纪以前）中已经有耳、口、目和鼻等文字。成书于战国时期至西汉时期的《黄帝内经》，记载了"若夫八尺之士，皮肉在此，外可度量切（触摸）循（追踪）而得之，其死可解剖而视之，其脏之坚脆，腑之大小，谷之多少，脉之长短，血之清浊，气之多少……皆有大数"，说明中国古代已有人进行过人体解剖。

在大约公元前 1600 年的古埃及，书写在莎草纸上的文稿描绘了心脏、肝脏、脾脏、肾脏、下丘脑、子宫和膀胱等部位。

在古希腊也有这类文字记载，大约在公元前 500 年时，科罗通（Croton）的阿尔克迈翁（Alcmaeon）曾进行过解剖，并且发现了视神经和咽鼓管（沟通内耳鼓室与咽部的管道）。

这些零星的古代资料，只能说明在古代，世界各地的人们已经开始对自己的身体构造感到好奇，因而进行探索，并且获得了一些可以直接观察到的零散的解剖知识。然而，只靠对人体浅表部分的肉眼观察，以及通过偶然的机会对人体内部漫无目的地进行粗略的观察，无法收集到详细而确凿的资料，也就不可能建立起系统的解剖科学。因此，人们必须对人体或动物进行解剖，并且是大量的、系统的、目的明确的和持之以恒的实体解剖。

想要进行这种系统的人体解剖必须具备两个条件：一是社会环境的开放；二是进行探索的热情和执着。

首先是社会环境问题。不论在古代东方或西方，解剖人体都是讳莫如深、不敢涉猎的大忌。原因很简单，一是人类的观念。远古时代有图腾崇拜，继而是对以神灵为代表的"大自然"的崇拜，再就是对祖先的崇拜。在中国，中华民族尤其重视孝道，"身体发肤受之父母，不敢毁伤"。在中国几千年的历史文献资料中，大概只有清代的王清任（1768—1831）进行过正式的人体解剖。1797 年，他在一个义冢（旧时收埋无主尸骸的墓地）中，连续十天观察了 30 余具小儿的尸体，后又三次亲临刑场，观看刑后尸体。后于 1830 年出版了《医林改错》，其中记载了血管的位置和形状，指出肺有两叶，并有气管、支气管和细支气管，肝共有四叶，胆位于肝的右二叶，并更正了"肝居于左"的错误。他的解剖实践在中国传统医学的历史上，恐怕是空前的特殊事例。二是人类天性中的畏惧心理，一方面来自尸体本身引起的恐惧和厌恶，再就是"轮回观念"，惧怕鬼魂的报复，因此，对于死者都要厚礼安葬，入土为安。

在四大文明古国中，只有古埃及出现了解剖尸体的社会环境。为了制作"木乃伊"，至尊至贵的法老在死后也要接受尸体解剖，取出脑和内脏（心脏除外）才能保存他们的遗体，万古不灭。因此，公元前5世纪—公元前4世纪的埃及托勒密王室公开支持人体解剖的研究和教学，甚至提供死囚犯，以进行活体解剖，在这样的环境下，出现了两位伟大的解剖学家。

第一位是被尊称为"解剖学之父"的希罗菲卢斯，另一位是他的年轻的助手和学生埃拉西斯特拉图斯。他们先后进行了600多次人体解剖。希罗菲卢斯写了《论解剖学》（*On Anatomy*）一书，已经失传。书中描述了脑室内的脉络膜、乳糜管、眼的各层包膜、肝、子宫、附睾和其他许多构造。他区分了大脑和小脑，还区分了感觉神经和自主运动神经。他也知道神经系统损伤后产生瘫痪，而"十二指肠"的名称也是由他命名的，沿用至今。埃拉西斯特拉图斯描述了心脏的心房、心脏瓣膜、主动脉、肺动脉和静脉、上下腔静脉和奇静脉，叙述了脑回、脑室和脑膜。他首先提出了"灵气学说"，因而被尊称为"生理学之父"。他们制作了完整的人体骨骼标本，进行系统的解剖学教学，使当时的亚历山大城成为欧洲和地中海地区的医学中心。所以，人体解剖学作为一门科学是由他们二人开创的。

由于古希腊地区和后来的罗马帝国都禁止人体解剖，所以，在公元前30年埃及被罗马帝国占领后，人体解剖的实践就突然终止了。然而，学者们对于人体构造的探索愿望和热情并不能被封杀，于是一些医生、自然哲学家以及专门从事解剖学研究和教学的学者们继续从事着动物解剖的研究，并且取得许多进展。这一切完全出于人类对于自然界进行探索的热情和执着。

　　盖伦正是从学习解剖学开始，走上学习医学道路的。他在家乡时就跟随萨蒂如斯（Satyrus）学习解剖学，在各地游学时，又跟随当时著名的解剖学家努米西亚努斯等人学习解剖学。回到家乡后，担任角斗士学校外科医生期间，他的解剖学知识派上了很大的用场，而且通过几年的医疗实践，进一步丰富了自己的解剖学知识。

　　盖伦在著作中反复强调医生学习解剖学的重要性，他说："一个真正优秀的医生必须首先学习解剖学，其次是内脏的作用，这对于疾病的诊断是重要的。""对于医生治疗战伤、拔除飞箭、切除骨骼、治疗脱臼和溃疡性骨折等来说，难道能有比精确地知晓臂和腿的各个部分，知晓两肩以及背、胸、肋骨、腹、颈、头的内层各部分和外表各部分更为有用的吗？"因此，是盖伦把解剖学引入医学的临床实践，大力提倡医生们应该积极学习和运用解剖学，这是他在医学史上的一大贡献。

　　在盖伦所使用的解剖学名词中，有一些沿用至今，在现代的医学词典上仍然可以查到下列一些词条：Galen's ampulla：盖伦壶腹（大脑大静脉的膨大部）； Galen's anastomosis：盖伦吻合（喉上、下神经的交通支）；Galen's bandage：盖伦绷带（用于头部的六头绷带）；Galen's innominate gland：盖伦腺（泪腺眶部）；Galen's veins：盖伦静脉（大脑内静脉和大脑大静脉的总称）；等等。

　　《论解剖操作》的英文版译者为英国著名医学史学家、伦敦大学教授辛格（Charles Singer，1876—1960）。他历时 15 年，在深入学习古希腊文，并且对盖伦所使用的恒河猴作了大量解剖工作，对盖伦的论述加以印证后，才完成了翻译工作。书中附上了辛格绘制的 26 张解剖绘图和大量的注解，以使当代的读者能够读懂这本书。①

――――――――――

　　① 本书正文第一部分《论解剖操作》即选译自该英文版，文中绘图为英译者所加，方括号内的注解为英译者所加。——编辑注

《论解剖操作》是盖伦在公元 177 年出版的讲稿合集。原书共 15 卷，库恩的拉丁文版和辛格的英文版均只有前 8 卷及第 9 卷的一小部分，其余内容只有阿拉伯文版。英文版有 5 卷论述的是全身的肌肉和四肢的血管与神经，有 3 卷讨论消化、泌尿和呼吸器官，而第 9 卷只有关于脑解剖的一小部分内容。

肌肉学是该书中的一个重要的部分。在该书中，盖伦详细地说明了现代解剖学教科书一般所包括的大约 134 种肌肉（绝大多数的肌肉是成对的，少数是多个的，如手和足部的小肌肉群，所以全身的肌肉总数可达 400 个以上）中的 98 种，足以令人感到惊叹。他对手、足和颈部的小肌肉的发现与详细描述，尤其让人感到惊叹。

在这 98 种肌肉中，盖伦明确说明为他本人发现的仅 4 种，这足以说明，其余绝大多数的肌肉是他的前辈或同代人已经发现的，所以，盖伦的解剖学巨著并不仅仅代表他个人的智慧和成就，说明在公元 2 世纪以前，西方医学界在解剖学和生理学方面已经取得了很大的进展，已经初步具备了现代解剖学和生理学的雏形，为这两门学科的发展奠定了基础。

在《论解剖操作》中，盖伦除了说明身体各部分的肌肉、神经和血管等的解剖操作之外，还对有关解剖学的基本问题进行了讨论。关于学习和研究解剖学的目的问题，盖伦的主张和态度是十分明确的：首先，是用于指导医学临床实践，尤其是用于外科治疗；其次，解剖学对于医学的其他方面也有指导作用；第三，是可为研究肉体的功能、精神的功能的人们提供资料。

关于如何正确地研究解剖学，盖伦也有自己的看法，即是"学以致用，重点先学"。他认为，其他解剖学家只是"对于解剖学中的那些对医生毫无用处的部分，或者对医生用处很小或偶尔有用的部分进行了研究"，而"青年人确实应当先来研究急迫的、对医疗技艺有用的东西"。

在《论解剖操作》中，盖伦不但详细介绍了身体的众多肌肉，还提出了观察和研究肌肉的基本原则："进行解剖时，应首先分辨每一条肌肉的起止端，以及是否整条肌肉是相同的，抑或是各种不同的混合在一起。"更强调亲自动手的重要性："学者必须亲自动手，细心做一切事，即便是移开皮肤亦须如此。我的先辈们实际上对八条肌肉一无所知，因为他们令旁人去剥猿的皮，我起初也是这样做的。"

从具体内容看，肌肉解剖学方面，盖伦在书中对上肢、下肢的肌肉、韧带都进行了细致深入的探讨，也讨论了面、头、颈、肩及躯干（胸、腹、腰、脊）的肌肉。此外，他还强调了骨骼解剖学的重要性，不过因为他已经写过多部关于骨骼解剖学的书，所以在《论解剖操作》中没有具体讨论骨骼解剖。《论解剖操作》对于心血管解剖学即心脏、动脉、静脉的相关内容也作了讨论，尤其对于四肢的周围血管，叙述得相当详细和精确。腹部器官方面，《论解剖操作》讨论了腹膜、大网膜、肠系膜及胃、肠、肝、肾等的解剖。关于脑和神经，《论解剖操作》详细讨论了脑膜、脑静脉、脑室、脊髓及周围神经。

由《论解剖操作》可以看出，在公元 2 世纪，解剖学者和医生们对于解剖学已经进行过深入而细致的研究，已经掌握了丰富的解剖学知识，从整体上说已经搭建起了现代解剖学的体系和雏形。这些解剖学知识应用于临床实践，成为医学发展的重要的科学支柱。

盖伦的《论解剖操作》这部解剖学著作的历史价值不仅仅在于把他个人掌握的知识和研究的成果保存下来，流传于后世，更为重要的是，他总结了在他生活的时代，解剖学和生理学已经取得的成就，使后人能够从中了解这两门学科的发展轨迹和对后世的影响。盖伦的前辈和同代人中也有一些杰出的解剖学者，然而，他们要么是只进行解剖研究，而懒于写作，要么是写了著作，而不愿示人，使其不能流传下来。但是，盖伦与众不同，他不但具有执着地观察和研究事物的精神和毅力，而且也具有积极地介绍和传授知识的热情和愿望。没有他的这种持之以恒的写作精神，许多古代的学术思想和成就也许就淹没了。

十、关于《论伤口和伤口治疗》及《论医学经验》

盖伦对于伤口的观察和描述，如同他对解剖的认识一样深入而细致。在盖伦看来，伤口可以分为很多种，如：新近的伤口，陈旧的伤口；肌肉止端的伤口，肌肉起端的伤口，肌肉中间的伤口；倾斜的伤口，笔直的伤口；深的伤口，浅的伤口；大的伤口，小的伤口；普通的伤口，发炎的伤口，腐败的伤口；有规则和无规则的、裂伤的伤口，以及上半部分裂伤深，下半部分裂伤浅，或者上半部分裂伤浅、下半部分裂伤深的伤口；等等。盖伦认为，针对不同的伤口，应给予不同的处置。

在盖伦眼中，伤口的医学问题超越了受伤本身。盖伦把治疗伤口的本质看作是"连续与断裂"。如果伤口的症状轻微，治疗的目的就是连接断裂。如果受伤处有空洞，治疗的目的则是双重的，不仅需要连接断裂，而且需要填充空洞。伤口是连续的物质出现断裂，空洞则是机体的固有物质受到破坏。因此，从某种意义上说，盖伦是一位哲学家，他把简单的医学现象提高到了抽象的层次。

盖伦尊重传统，认为希波克拉底指引了他寻找解决问题的方向。盖伦将"四特质"等学说应用到治疗中。他强调不仅要了解身体的特质，还要了解药物的特质，考虑身体特质和药物特质之间的关系。举例来说，伤口或溃疡处若有水分，即说明要用干燥的药物，但有些药物的干燥属性强，有些药物的干燥属性弱，故要根据伤口或溃疡的不同情况以及病人的特质来决定如何选择药物。盖伦重视内因与外因的结合，强调要注意特殊的身体和特殊的特质，如儿童的身体、妇女的身体、衰老的身体，这些身体的特质是特殊的，对这些身体的伤口用药，需要特殊考虑。

盖伦还总结出治疗伤口有一定的顺序。如果在同一位置出现了炎症、空洞、伤口和污秽，那么首先要治愈炎症，其次是清理污秽，再次是填充空洞，最后是治愈伤口。

从《论伤口和伤口治疗》中，我们可以窥见盖伦时代的治疗理论与实践，从而透视早期西方医学发展的路径，以及早期治疗理论和实践对后世医学操作的影响。

在《论医学经验》中，盖伦虚构了教条主义者和经验主义者的论战，以清晰的思路、丰富的举例，展现了两个学派在医学观点、方法及实践上的差异，为后世保留下珍贵的学术资料。其中尤其强调了两个学派在"理法"上各自的倾向，一为类比推理法，二为列举法。这些内容展现了盖伦所在时代的医学实践和研究中所贯穿的哲学思考，也反映了不同医生在认识疾病、治疗疾病和积累医学经验方面的不同偏好。

盖伦还提及了当时的一些治疗原则。比如，对于疾病不仅要观察症状，而且要注意症状出现的顺序，如发热后伴随抽搐是死亡的先兆，抽搐后伴随发热则无大碍，寒战后嗜睡并非死亡的先兆，顺序颠倒则结局不好，等等。

通过《论医学经验》，我们可以获得关于盖伦时代的医学研究与实践的更为全面的图景，从而对早期西方医学发展有更深入的认识。

十一、结 语

盖伦以终身不懈的努力，开启了古代西方医学发展的全新时代。盖伦以后的医学，长期续写盖伦的智慧。盖伦的医学权威深刻主宰了中世纪、文艺复兴直至 19 世纪早期的欧洲正统医学，盖伦的医学思想构成了古代西方世界的主流医学传统。

盖伦成为医学史上的重要人物，不仅因为他的医学贡献，而且因为他的哲学观、道德观，他的能言善辩。他对于疾病的形成、身心因素对疾病的影响等的看法，使无数人自愿追随，尊他为医学权威。

盖伦通过理论和著作建构起了古典时代晚期百科全书式的医学，其权威性不断增长。公元 7 世纪时，一些不知如何归类的医学著述常被纳入盖伦的名下。9 世纪时，将其他作者的著述纳入盖伦名下的情况迅速发展。甚至连希波克拉底的著作都要通过盖伦的著述才得以流传。备受青睐的希波克拉底文本是盖伦推荐的，并按照盖伦的思路进行了阐释。事实上，希波克拉底著作的一些阿拉伯语翻译者，是根据盖伦在评论中提供的引用来构建出希波克拉底的文本的。

盖伦的权威性也通过视觉形式体现出来。在米兰大教堂的窗户上，彩绘师将盖伦描绘成君主或圣人。在一些拜占庭修道院的壁画中，盖伦与那些预言或承认基督教真理的古代贵族同时出现。在意大利阿纳尼的圣玛丽大教堂地下室中也有类似的壁画，描绘了盖伦和希波克拉底讨论宇宙的神学基础的情形。在德国，人们发现了大约于1460 年出版的一份拉丁文手稿，内有 116 张插图。盖伦是图中的中心人物，他穿着标志博学之人的毛皮长袍，要么坐在书房中，在卷帙浩繁的书籍包围下工作，要么向着学生侃侃而谈，传授知识。有评论家说："希波克拉底播下了医学的种子，盖伦收获了医学的果实。"

无论如何，盖伦都是西方医学史上一位值得研究的人物。国外关于盖伦及其著作的研究成果越来越多，中国学者对盖伦及其著作的研究仍较少见，多数盖伦的著作尚未译为中文。正因如此，本书选择了盖伦经典著作的部分内容，意图帮助读者从中了解西方医学的发展，回首罗马医学曾经的辉煌，体会盖伦的医学思想与智慧，从而更好地理解盖伦的形象是如何在医学史长河中塑造并流传的。

（本文第一至九部分由王台教授撰写，第十、十一部分由甄橙教授撰写）

第一部分
论解剖操作

· Part 1　On Anatomical Procedures ·

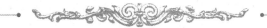

　　一个真正的好医生必须首先熟习解剖。难道能有比精确地知晓臂和腿的各个部分，知晓两肩以及背、胸、肋骨、腹、颈、头的内层各部分和外表各部分更为有用的吗？一个医生倘若不知主要神经、肌肉、动脉或重要的静脉的位置，他不是拯救病人的性命，而倒像是要残害病人或将病人毁灭。

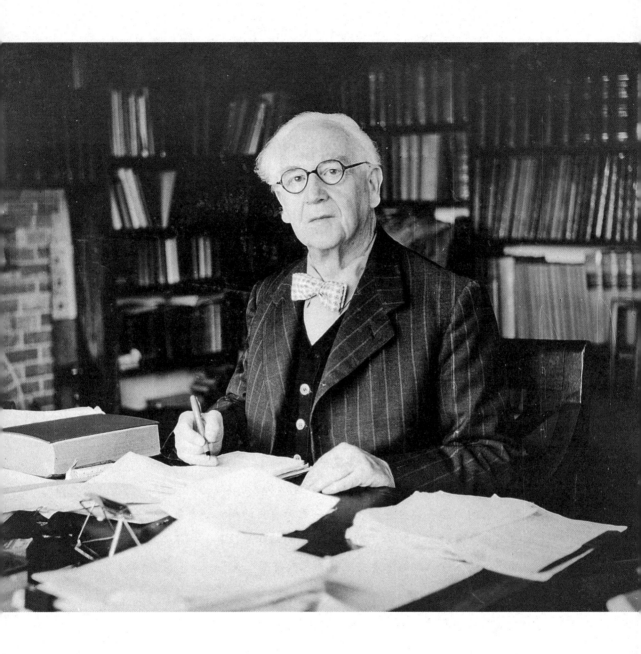

第一卷　论一般解剖及上肢肌肉与韧带之解剖

1. 写作的缘由

"解剖操作"是我在不久前初至罗马城时（162 年）所写的一本书的题目，那是在我们当今皇帝马可·奥勒留（161—180 年在位）即位之初。我现在决定重写这个题目，原因有二。第一是因为罗马执政官佛拉雅·包埃苏斯。作为一位空前热心的解剖学家，他在离开罗马城前往其家乡托勒迈时（165 年），鼓励我记录下这些"操作"。我给了他我的著作《论双侧韧带的解剖》（*De anatomicis administrationibus libri duo*），还有几部别的作品。这些书都是属于摘要性质的，因为他与我们在一起时（162—165 年），他在短期内作了许多观察，并要我作一些记录作为备忘录。可是他现已故去，而我又无底稿（我在罗马城留下的那些著作已毁于火灾），在朋友们的鼓励下，我决定再写一些书赠给他们。我极欲把书写得更好些，又作了许多新的解剖观察，以使本书的论述更为详尽精确。

当包埃苏斯仍在罗马城时，我曾写了《论希波克拉底与埃拉西斯特拉图斯之解剖学》（*De Hippocratis et Erasistrati anatomice*）、《论活体解剖》（*De vivorum dissectione*）、《论死体解剖》（*De mortuorum dissectione*），以及《论呼吸灼伤》（*De causis respirationis*）及《论声音》（*De voce*）。在他离开罗马城后，我着手写了一部 12 卷的《论韧带的局部解剖》（*De usu partium libri*）。完成后，我即送给包埃苏斯，当时他尚在世。

◀《论解剖操作》英译者——英国著名医学史学家、伦敦大学教授辛格（Charles Singer）

《论胸部的运动韧带》（*De thoracis et pulmonis motu libri tres*）是很久以前，我尚年轻时撰写的。这本书是为一位同学而写，因为他阔别家乡多年后正要回去，他想当众展示其天才，但又缺乏口才，于是托我作此书。可惜同学也故去了，而此书仍然流传于世，不少人藏有它。这本书实际是在我未做出任何重要的或原始的贡献之前写成的，当时我尚在士麦那与佩洛普斯一起，佩洛普斯是继萨蒂如斯之后我的另一位老师，萨蒂如斯又是魁恩图斯（Quintus）的学生。

后来我赴科林斯（152 年），目的是听努米西亚努斯的讲课，他是魁恩图斯最有名的弟子。随后我访问了亚历山大城（152—157 年）以及其他几处地方，因为我听说努米西亚努斯住在这些地方。然后我回到家乡，不久后来到罗马城，在这里我为包埃苏斯作了许多解剖展示。他的座上客有这样一些人：逍遥派学者优第莫斯（Eudemus），雅典公认的逍遥学派代表人物、大马士革的亚历山大（Alexander of Damascus），还有其他一些重要官员，如现任罗马执政官瑟哲斯·保鲁斯（Sergius Paulus），他在哲学方面如他在政务方面一样杰出。但是我为包埃苏斯所写的书远不及现在这一部清晰和精确。开场白即止于此。

2. 如何研究人与猿的骨骼

骨骼对于动物，犹如杆对于帐篷、墙对于房屋一样重要，因其他部分之形状要依此自然而成，而且会随之而变。动物的头颅若为圆形，其脑亦必为圆形；头颅若为长形，脑亦为长形。颌若小，脸圆，则肌肉必与之相应；颌若大，其口部亦大，肌肉也与之一致。而所有的动物之中，以猿最似人类，其骨骼形状以及内脏、肌肉、动脉、静脉及神经亦都酷似人类。由于这些特性，它以两腿走路，以前肢为手，其胸骨在四足类动物中是最平的，锁骨与人类的相同，且面圆而颈细。它的肌肉必定与这些特征相适应，因为肌肉是在骨上伸展和变化大小、形状的。动脉、静脉及神经亦是与骨骼相适应。

因此，既然躯体的形状随骨骼而变，躯体各部的特性皆与它相适应，我要首先使你获得关于人类骨骼的精确而实用的知识。偶尔地学学，只念念书本，是不够的。不，即使读我的书也不行。我那部书有人叫它作《骨学》（*Osteologia*），有人叫它作《骨骼》（*Skeletons*），也有人称之为《论骨骼》（*On Bones*）。我确信这本书的简练和明晰程度都超过以前的书。你不只要认真努力获得关于每一骨骼的精确的书本知识，还要用自己的双眼刻苦观察实际的人类骨骼。这在亚历山大城是很容易的，因为那里的医生在教授骨学时就是运用实物直观示范的。只为这个原因，不为别的，也应去访问亚历山大城。你若不能前去，也仍然可以看到一些人骨，至少我就常常在墓开棺破时看到。如有一次河水泛滥，冲毁了一个草草掩埋的新坟，冲走了尸体，肉已腐烂，而骨骼仍保持其主要的连接。尸体被冲到一个体育场，漂浮在泥地上。这具骨骼活像是有意为基本教学准备的。还有一次，我们看见一个土匪的尸骨被抛在离路不远的高坡上，他是在行劫时被旅客所杀。老乡们不掩埋他，而且十分高兴看到野鸟食尽他的身体。两天之内，他的肉被吃得一干二净，只剩下骨骼，恰可作示教之用。

你若无缘看到这种事情，那就解剖一个猿猴，并且在剥开皮肉之后，仔细观察每一块骨头。应选择与人最相似的猿猴，颌短、犬齿小的那种。你会发现它的各部分都与人相类似，因它们能用两条腿走路和跑动。另一方面，那种像犬面狒狒的，长着长鼻和大犬齿的猿，远不能用后腿走路或跑动，难以直立起来。更接近于人类的猿猴，有近于垂直的身姿，但是第一，其股骨的头稍为横向地与髋关节的髋臼窝相适应，第二，向下延伸至膝的一些肌肉（较人）伸得更远些。这二者限制了姿势的完全垂直，双足亦是如此，其足跟比较窄，而趾间之裂更深。

这些轻微的不同，仅稍有碍于直立。但如犬面狒狒的那种猿，则不仅在外形上与人大不相同，其骨骼也与人显著相异。

那么，选择那种最像人的猿，同时读我的书，从中获得关于骨骼的正确知识，这样从一开始你就能够熟悉有关的名词。这对学习其他部分的解剖也是有用的。再者，你若有朝一日见到一具人类的骨骼，你将会更容易地理解以前所学过的知识。如果你只依赖读书，不经常观察这些骨骼，或无机会偶然碰到一具人骨，则不免会有困惑之感，因要回忆起观察过的现象，要求不断地熟悉。对于常遇到的事物，我们不是很容易辨识吗？对于偶见之事物，不是总会忽略吗？因此，有些医生评价甚高的善于吹嘘的"经验"解剖学，必然难以解释清楚其所观察到的内容，因为要明确认识偶尔遇见的解剖体，此前必须观察过各个部分，最好是人体标本，若无此类机会，与人类似的动物亦可。

当炭疽在亚洲许多城市流行时，许多病人明显有皮肤甚至皮肉剥落现象。我当时尚在家乡（即公元 152 年以前），随萨蒂如斯学习。他曾在佩加蒙同科斯图纽斯·鲁弗努斯（Costunius Rufinus），即那位为我们建立阿斯克勒庇俄斯神庙的人一起待了三年。此前不久，萨蒂如斯的老师魁恩图斯故于佩加蒙。我们大家观看萨蒂如斯示教，告诉病人去做这种或那种动作，就我们所知，这些活动是由这块或那块肌肉所引起的。有时拉紧或稍将肌肉移开一些，以观察在其旁的大动脉、神经及静脉。当时我们看到，有些学生有若盲人，不能认识这些结构，无用地掀起或移开那些暴露的肌肉（这不必要地增加了病人的痛苦），甚至有的根本不想去观察。而那些有更多实际经验的人则知道如何指导病人适当地移动患部。因此我领会到，在观察创伤时，那些能够有所预见的人肯定会有收获，而不能的人必定一无所得。

因而我主张，在解剖肌肉之前，一定要学习骨的知识，或从人，或从猿，如从这两种学习更好。此二者（骨和肌肉）是形成其他部分的基础，可说是大厦之基。然后研究动脉、静脉和神经，熟悉了这些解剖部位，将引导你认识身体内部，从而获得关于内脏、脂肪和腺体的知识。这些东西你亦应分别详细地考察，此乃你的训练所应循之次序。

如上所述，你应（寻求机会）在老师的示教中尽可能迅速地揭开要研究的部位，采用不同的操作方法，由各个方向将其展现出来。如你无法用猿来学习，则一定要备有别种动物，且从一开始就弄清它们与猿在何处有不同。下面我将对这些加以说明。

3. 论肌肉的解剖和前人遗忘的解剖

请先阅读我写的《论骨骼》，做到对内容了如指掌，因我不能在论证时讨论非主要之点。

不久以前我还写了《论肌肉解剖》(*De musculorum dissectione*)这一单行本。这是应同仁的要求而写的，他们要去旅行，需要备忘录。他们之所以特别要求这本书，还因为我们刚刚见到一部鲁卡斯（Lycus）的乏味作品。此书约有 15000 行，而几乎有同样数量的错误，甚至缺漏许多肌肉。我的书大约只有其 1/3 篇幅长，但解释了全部肌肉，还忠实地指出了鲁卡斯的错误，此人对许多肌肉的功能都不知道，而且彻底漏掉了一些肌肉。在解剖猿时，以我的书《论肌肉解剖》为指导，任何有心人都可能获得经验，以现在这部书为指导，能更好地掌握各个部分的肌肉的特征。

进行解剖时，应首先分辨每一条肌肉的起止端，以及是否整条肌肉是相同的，抑或是各种不同的混合在一起。你将发现某些肌肉性质单纯，另一些肌肉性质多样，后者可能是几条肌肉互相重叠，彼此交叉。这种观察在外科方面和研究功能方面都是有用的。因为做手术时，比如为了治疗深部脓肿、坏死或脓毒症，我们有时必须切断肌肉，根据对所切断的肌肉的了解，你可预知将遭到破坏的功能，由此可免为人所指责，说功能的破坏乃由于治疗而非因病所害。外科的精密手术也需要肌肉活动的知识，因为某些肌肉的活动是如此重要，它们若失去功能，整个肢体即变得无用，而另一些则涉及重要的活动，最好事先获得这种知识，以便按照需要或是谨慎地切除，或是大胆地切除。

肌肉沿着纤维很好分离。但有时需对窄而深的创伤加以扩张，不得不横向切断肌肉纤维。这种情况可能见于腱两端的刺伤。在此有一危险，即表面部分愈合，而深部仍可能分离。有时我们必须切断肌肉以便排脓，因创伤的情况常是位于深部的损伤，非能眼见其实的。例如在臂部完全伸直时受的伤，显然病人在治疗时不能继续保持臂部伸直状态。最常见到的是深部损伤隐而不见的情况，药物很难到达，脓亦难以排出，故需将创伤再行切开，而为此即须知道纤维之方向与肌肉之活动。

学者必须亲自动手，细心做一切事，即便是移开皮肤亦须如此。我的先辈们实际上对八条肌肉一无所知，因为他们令旁人去剥猿的皮，我起初也是这样做的。这八条肌肉之中有两条是牵动下颌关节的阔肌，两条是联结臂同胸的膜层（图1）。

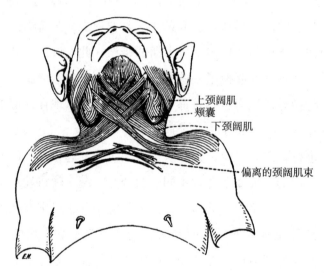

——上颈阔肌
——颊囊
——下颈阔肌

——偏离的颈阔肌束

图1 猿下颌的肌肉

他们把另外四条肌肉和肌腱也搞错了。虽然四条肌肉的末端都形成了圆形的肌腱，而且在肌腱的末端延伸为很薄的腱膜，与手掌和足底的腱膜一样［跖肌和掌长肌］。所有解剖学家都主张，并提出若干理由阐明，手掌的肌腱有屈肌功能，腿上的肌腱有牵足跟功能。在大自然的法则中没有设计任何一条肌肉是肌腱的起点。但是在小腿的一对肌肉却成为肌腱的起点［即腓肠肌］。手掌处附着的肌腱是比较明显的，但是在剥离皮肤时不可避免地与手掌的肌肉［掌长肌］一起剥离。由于从肌肉延伸到肌腱显而易见，肌腱末端呈撕裂状也清晰可见，所以不用仔细解剖就可以得出他们想当然的结论，即肌肉及其下面附着的肌腱都有活动手指的功能。

我们发现了许多这类被解剖学家所忽略的事实，他们回避详尽的解剖而满足于似是而非的观念，所以他们对活的动物身上的许多事情茫然不知，也就不足为奇了。如果他们将那种只有以明确的、仔细的解剖方可证实之事，视为无足轻重而忽略过去，那将来他们会费心去切除或绷扎活动物的一部分，以辨别因此而受损的功能吗？

起初我也有一名助手替我剥猿皮，因自己动手未免有失体面。可是有一天我发现，在腋窝旁有一小片肉与肌肉相连，我不能把它附着于别块肌肉上，于是我决定亲自仔细剥一只猿的皮。我像通常那样把猿淹死，以免击碎颈项，然后从表面剥开皮肤，避开下面的器官，于是我发现，在胁腹整片皮肤下面延伸着一片膜状细小肌肉。这块肌肉与位于腰部的背肌的被膜相连，像一片起源于脊椎骨的筋膜。我以 Syndesmon 之名统称一切自骨延伸之物，正如我称脑及脊髓神经为 Neura，称肌腱的延伸部位为 Aponeuroseis 一样。发现了这块肌肉之后，我更加愿意自行剥动物之皮，从而发现，大自然之创造前述诸肌乃是为了重要的功能。

我首先考察的是位于手的内侧、平滑无毛部分的那些肌肉。我认为从整个手开始解剖最好，根据我的《论局部解剖》（De usu partium）上的次序，因为我以前写的《论双侧韧带的解剖》是依据马里纳乌斯（Marinus）描述的解剖层次完成的（这一点我已在《论局部解剖》中提及）。现在我在长期中断之后再行做这些工作，在此中断期间我一直在研究解剖的方法。

因而我现在有了许多更详尽的新知识。我以前对于屈曲每个手指与足趾的第一个关节的、位于肢端的细微肌肉是一无所知的，我以为这个动作只是由包裹在手与腿的肌腱外面、延伸至节间的膜完成的。我还以为使手指横向活动的腱是同伸屈手指的腱相类似的，它们仅附着于关节处的骨骼。然而实际并非如此，因它们每个都延伸至五个手指的顶端，它们自身的细丝如蛛网般附着于关节外的骨上。我在手部和足部获得了这些发现，而在此论著其余部分有着许多与此相匹配之点，我后面将论及。

4. 同先辈的某些分歧

我的许多观点会被认为是同杰出的解剖学家们相抵触的，故我想还是预先就此稍谈一下为妙。医生们之间的争论并非始自我，而是由来已久的。有两个缘故：第一是因为他们中有些人的论述有错误，第二是因为采用了不同的表达方式，因而虽然他们对观察到的事物认识一致，却使那些从未自己动手解剖过的读者错以为他们的意见不一。我在我的早期作品《论解剖》（*De dissectione anatomica*）中曾对此等事讨论得很多，现在我只对与此书有关者加以扼要论述。

有些解剖学者认为有几种肌起端即有几种肌肉，另有些人忽略起端而重视止端，强调肌肉主体，在他们看来，许多短头聚集在一起形成相同的轮廓，但并不一定形成许多肌肉。即使止端不止一个而活动相同，他们也认为最好将其作为一条肌肉处理，若不能明确将其分为几个部分，则更应如此。

这是说明前臂外侧中央［即伸肌面］的肌肉。为了要保持自身不中断，严格地讲，保持单一，此肌肉在腕部裂为四个腱，然而此在不同种之猿有不同的分法，产生相同的运动，各司伸展有关手指。从而，所有解剖学家据此将此肌认作一个肌肉，无视止端有多个肌腱。

以同样理由，他们对位于其旁、向侧面移小指的肌肉亦视作一个，尽管它有两个止端之腱，因当腱之上方的肌腹收缩时，呈现一条肌肉之状。如是，倘使与腱相同，在其上的肌肉亦有两种外形，他们亦会主张引起小指侧向运动的肌肉是两个吧。然而，对于使其他三指产生同样动作的肌肉，他们并不视为一个肌肉。然而，如果动作的相似性足以证明是一个肌肉完成的，既然把伸展四指的动作当作是一个肌肉完成的，他们会认为引起肌肉的横向运动也是一个肌肉完成的。

再者，甚至当一条肌肉的几头在近起端处结合成一个带其原来形状的肌腹时，他们亦不考虑头的数目。所以他们将在前方附于臂上的肌作为一个，此肌实际始自二头，因其只有一个止端，当然也只有一种运动，外形亦相同。可是他们却不将移动腓肠肌的那些肌视作一个，虽然他们承认这些肌是由一个单一的腱附着于足跟上的，这是因为它们的肌头在合二为一之前延伸了很长一段的缘故。

而他们若是正确的，即使他们关于神经的学说常属谬误，他们不应被指责在这一方面无理，亦不需怀疑他们实际上不同意有更佳学说的人们。我将对阐释这同一问题的两种方法逐一说明，它们表面上的不同基于实质的不同。

其一可这样说明：三个大的指头，拇指、食指与中指，它们向小指方向移动是由一条肌牵动。此肌起自前臂之骨，但在近腕外侧产生其自身的三个腱，这些腱转入手之一侧并引致侧向运动。

另一种方法可这样说明：位于前臂外侧之二条肌引起此三指的侧向运动。其一条嵌入中指及食指，只有一个腱，其在很大区域附着于前臂之骨。另一条恰如其自身是一条，亦以一根腱伸展，牵拉拇指向食指移动。它的头在臂的上部、近肘关节处，延伸不远即止于一腱，此腱在使中指和食指活动的肌肉旁边伸展。

此二方法所试图表达的情况基本是一致的。第二种说法牵涉的肌肉有两条，更为妥当些，因活动拇指之肌显然有其自己的外形，但第一种亦不要完全否定，因各肌有其共同之物存在于一处，由细小纤维连接着。

尤有甚者，是由论述活动拇指及腕部之腱所引起的分歧。因在此人们也可说肌肉是分叉的，如解剖学家们实际已说过的，因为显然它既是一个肌头，亦是一种外形，即使在桡骨末端、靠近腕部处它生出两根腱，其一作用于拇指，其一作用于食指和中指。不过，你若重视精确性，最好还是说此处不是一条肌而是两条肌，不管从肌头至分为二腱之点，这一段是多么紧密地结合在一起，将其作为两条看待也是恰当的。这一方面因为，若适当加以分离，则可见其全然不同，另一方面因为，它们活动的部分在性质上不同，因一腱活动拇指，一腱活动手腕，运动相同，但活动的部位各异。

解剖学家们说有两条肌屈曲所有的手指，而非仅一条，这清楚地表明他们一般区别肌肉是按其动作而不按其起端的位置，虽然其动作几乎属于一类，尤其是乃在一处。因腱的一个头屈曲第二关节，另一个头屈曲第一和第三关节，他们于是说此处有两条肌肉。他们说这两条肌肉在整个前臂上完全结合在一起，直至腱分支处，但从其运动之不同看则为两条。

这些问题有待更精确的讲述方法，可是不必因那些采用不同方法的人稍有背离最好的方法即同他们争吵，宁可选择：当我们看到许多公认的权威的说法，同最好的方法稍有出入时，暂且接受它，以免听的人因表面上的分歧而感到混乱。你若坚持精确性，那你就以一定的理由在你的记述中加以说明。比如说，某两条肌肉，你要加上说明，即它们的大部分是结合在一起的，这两条肌肉可视为一条。对于所有的肌肉，类似情况还是加以阐明为妙。

5. 前臂浅屈肌

现在应来解释一下，若想自己获得经验或想证明给别人看，如何进行操作。我已说过许多声称是解剖学家的人的普遍错误，他们解剖的动物已死去很久，尸体已变得干而僵，他们拉伸覆盖的皮肤、筋膜或其他组织，从而移动了下面的部分，或因为嵌入掌长肌的肌腱使手指拉直或弯曲。而他们却说肌或腱一定是隶属于骨骼的，骨是要移开的。他们断言手指由腱弯曲，甚至腱不挨着骨时也如此说，这是说错了（忘记了他们自己曾正确地说过的话）。

现在我们必须解释一下如何进行操作，避免他们的差错。显然我们首先需移开从臂至肩的表面皮肤，只剩下手掌，然后小心剥开腕关节部分，尖锐的柳叶刀适合用于移开这种组织，不致使皮肤移开后有残留，正如切开肌肉用钝刀更合适一样。

膜移开后，遇到的一条肌肉［掌长肌］位于前臂中央的表面。此肌以后我会更详细地谈到。找到横穿关节的韧带［支持带］。肢体的内面［屈曲面］和外面［伸展面］各一，在其下面有腱的头［起端］，在内面的头是屈曲手指的，在外面的头是伸展手指的。臂内侧韧带的两侧各有一条屈曲手腕的肌肉。其一与尺侧腕屈肌成一直线，另一与桡侧腕屈肌成一直线。在臂外侧，有一单条肌肉在前臂上，此肌伸展手腕，还有两条在桡骨上，都是活动手腕的，后者也活动手指，我说过将其说成两条比说成一条要好。我已提到过的在外侧的全部肌肉的腱都有韧带横向包围着。

还有一条肌肉自桡骨上方下行，猿的此肌并非如那些人所说的止于一腱之下，是有呈膜状之趋势，此肌负责向内转动［即屈曲］。没有支持韧带围绕此肌，只有内面的肌肉，但此肌在桡骨下端变成肉状和膜状并在近腕关节处向内转向，可称此纤维的末端为“肌腱”。此肌位置居中，当手处于自然位置时，既不在上肢外侧肌肉之中间，亦不在内侧肌肉之中间，因其覆于整个上肢和桡骨之上，既然解剖学家们将前臂各部分分为二区，唤之为“外面的”及“内面的”，我们必得按照他们的分法，以免使人觉得我们标新立异。这条肌肉，我们以为大抵还是应归类于外面的肌肉。

在前臂中的另一条肌肉——后面我将对其详述——它的功能与全身任何一条肌肉的功能皆相同［腓肠肌除外］，它位于手掌面的皮肤之下，在尺骨和桡骨之间。它终止于一扁之腱，此腱伸延于手掌平滑无毛部分之下，我已在前面谈过。移开皮肤，在内侧诸肌之中可见此条肌肉。你若作选择，可能首先解剖外侧，但是让我们从此肌开始，它随着肌腱的扩张，延伸至皮下。

此腱在腕关节上方显然宽一些，在此处开始解剖最好。它外面为纤细的纤维，可明显地同其四周及其下方的肌肉区别开，这层纤维你甚至用手指即能剥下，用一钝柳叶刀就很容易了。剥开时用手指或嵌进一钩针将腱头撬起，然后将其向上剖开至肘关节，它的起源之处（做此工作以用较钝的柳叶刀为宜）。然后，将上方仍连着的附着物横向切除。

现在，拉起底下的部分（你已横断切开并将其割离的组织），以便拉直根部。特别小心现在所做的，因距此不远的腱即伸展于手掌皮肤之下。至这里，你用下面两种方法中的哪种都行：或是将皮肤及附着其上的呈扁平状的腱移开，用一尖锐柳叶刀将腱同下面的组织分离；或是将皮肤与腱分离开，使腱留在下面的组织上。用这两种方法都可清楚看到它们的性质。位于所有的手指骨面之下，无毛的手掌与有毛的皮肤相接之处为其界限。在此腱之对面，你将看到扁平状的血管及神经分配于这些部分［指血管及指神经］，其上有膜，你在剖开肌肉之后，会将这些移开。

屈曲手指之腱位于其下，有两个头，它齐平于韧带，腱头与韧带相连。这两个头，其一伸出四个腱，嵌入除拇指外的各手指第二指骨的起端，第二指关节即以这些腱实现屈曲。另一头在前一腱头之下。在猿是裂成五支，每支伸到手指的最后关节处，并在此嵌入。

各腱分别为一坚硬之鞘所围绕，鞘比腱本身还要坚韧，有如一厚膜［纤维屈肌鞘］。你可称这种组织为"韧带"或"膜"，或复合的"膜韧带"，或"硬膜"。你也可以把腱的外覆物叫作外衣、鞘或紧身罩。除了有分支以外，你还会看到每一根腱，连同前述的外覆物，被位于其下的一些腱所牵引，而这些腱则连接至手指之骨。并且你将看到每个手指第一和第三关节弯曲，恰似腱在此嵌入，第一关节被周围的韧带连接于骨上。

我在《论骨骼》一书中曾经说过，解剖学家们称呼手指之骨为Skytalides或Phalanges。你若移开腱周围的韧带，就会看到它们的附着面。在其下的五根腱位于各自的指骨上，与第三指骨会合而不分支。指浅屈肌的四根腱附着于第二指骨，这我前已言及，但其每一个在前一个较大之腱上面横过，同时每一个都裂成两个，环绕位于其下的腱，并附着于第二指骨的侧面。拇指是特殊的。

留心审视手掌，考察拇指上之腱，此腱从其他指浅屈肌的四个腱分出而进入拇指。它并不止于第一关节，像其他各腱那样，而是越过之而至第二关节（相当于指骨的第三个）。它附于此，也如其他腱那样活动此关节。它独自有一鞘围裹，你要将它同其他腱分开时，必须用一尖锐柳叶刀纵行切开此鞘。你若手法笨拙，或切得不直，即会割断下面的腱。

为了能妥当地处理各腱，从它们的起端直到它们的鞘，必须让你的猿保持新鲜，在手指尚未发干发僵之前处理，不然就用热水冲洗手指，使其变得柔软。如若它们不甚僵硬，则加以揉捏和活动即可。只有拉直手指四周的所有结构，你才能更清楚地领会每个手指的功能。对于位于横行韧带下面的各腱也需要这样做。

对于使手腕屈曲的两条肌肉，要在腕关节稍上之处开始解剖，因为它们在此处清楚地变为腱，并带有腱的不易弄错的外形。将它们同下面和周围的组织分离，在其上端的和在其下端的都分离开，你将会看到这些腱本身在下附着于手腕部的关节，在上达到肘部的关节。这些腱之一嵌入腕部直的、软骨质的骨中，此骨与小指成一直线。此腱位于解剖学家们称作茎突的尺骨突之旁，另一腱深深插入关节的后方，故一直被认为附于手腕部的一块骨上。然而，你若在其顶端剖开韧带，就会清楚看到它达到了食指处。

五条肌肉占据着前臂的整个内侧［屈曲面］。如果它们被移开，那些活动桡骨的肌肉即将显露。这些我将在以后述及。

6. 前臂的伸展肌

我将先略谈一下前臂外侧［伸肌］上的肌肉。附带说明一下，不管你是移开或是保留［已经剖开的肌肉的］上方的附着面，都不会妨碍以下的解剖。然而，留下那些转动手指的腱，可以显露出手上的小肌肉。这些小肌肉甚至在外侧部分剖开之前亦能看到，不过还是解剖开更好，我在后面还要对此加以说明。这样进行外侧部分解剖，在皮肤之下即是表层血管和神经，将其连膜一同移开，即会清楚看见四条韧带斜置于此，其一附于尺骨和桡骨的末端，其二只附于尺骨上，在前一韧带之下，其余两条只附于桡骨。这些显然是深层筋膜的细小分支。将其垂直切开，然后自两边卷起，直至它们的根部，韧带的各部即彼此分开，否则可将它们一起移开。

接下来，用一足够长之钩先钩起活动手指（除去拇指）的四个腱的腱头，再钩起将二小指拉向侧方的腱头，这个腱头自然是分为两个腱。如果像希波克拉底所说的，按其自然位置设想，说这个腱头把手指拉向手的下部，那也未尝不同。然后你要钩起剩下的第三个腱，这一个是引起第2、3指运动的。腱的第一个头从一条肌肉发出，第二个头也如是。解剖开第三个的一对腱，可见到活动食指和中指的腱头是从一条肌肉发出，而活动拇指的腱则起自另一肌。这样，在前述韧带之下共有四条肌肉。

再接下来，即是伸展小指侧腕部的肌肉。它以一条腱附着于第五掌骨之后，它为一起自尺骨突的极软韧带所围绕。

在拇指区，另有一强韧带缚扎两个腱的头，桡骨在骨突处雕刻成一美丽的凹穴，其深度与腱头的厚度相等。一腱嵌入拇指的掌面，另一腱嵌入拇指自身中，随即插入关节中。不论你说这两腱是发自一条肌肉或是两条肌肉，实际并无多大区别，不过还是将这两腱看作发自两条紧密相连的肌肉为宜。确实，只要你细心操作，即可将它们分离，如同分离那两条产生两个手指的横向运动的肌肉那样。

余下的一条前臂外侧的肌肉，这条肌肉是伸展手腕的，它以一对腱入第二和第三掌骨，其腱之头牢固地固定在近腕关节处的桡骨上。

综观上述，乃有八条肌肉占据前臂外侧，或者说七条亦可——若是认为三个大指是由两条肌肉支配其活动,而腕连同拇指由靠近桡骨的另一条肌肉支配活动。

7. 腕部肌肉的起端

在前臂,每条肌肉是如何附着于骨上的,我的《论肌肉解剖》一书曾解释过。我将在此再加述及,以免我的论述有欠缺,并且同那本书中一样,我将述及较高肌肉的附面,此乃为了前后一致。

在肱骨外髁上,你会发现有三个肌头:其最高者可伸展四个手指;最低者伸展第 5 指旁的腕部;中间者伸展第 4、5 指。在下面深处,你会发现两条紧密相连的肌肉,这是属于其余三指的。它们起自尺骨较大的一头,属于拇指的那条起自尺骨的上端,在此之上有肌肉与腕部肌肉紧密相连,此肌为伸展拇指上端,但其深度占据整个桡骨与尺骨之间的区域。此肌你应自腕部向上解剖,因与其他肌肉相连,当你小心翼翼地剥离其下面的组织时,注意尺骨与桡骨之间的韧带性膜状物,其长度与尺骨、桡骨相等。此膜形成上肢内侧〔屈曲〕与外侧〔伸展〕的界限,你将发现此肌附于其上并与其相结合,甚至可说是自此发生。

然后,你若恰当地自彼此分离的膜上剥下此肌,你将发现在其下有一条小肌横居于此,从尺骨伸展至桡骨。此肌我以后再述,因为你必须先来看看紧挨着上述肌肉的那条肌肉。此肌沿桡骨而行,纵贯整个桡骨,并整个附于其上,同时其上端轻轻接触到尺骨。在较靠上处剖开位于上述肌肉上、桡骨之旁的肌肉。从这条肌肉分出一对腱,附于食指和中指的掌骨上。你将在肱骨外髁的最高处发现此肌之顶端,直达到在其上的肱骨上的一点。

现在来考察此肌的上方,和桡骨自身之上方的另一肌肉,此肌属于桡骨,是向上转动手掌的肌肉。其起端在此〔即桡骨〕之上方,绵延并结合我们刚说过的肌肉的起端。但在此处解剖极易造成混乱,因为此肌末梢变成膜状，自身徐徐插入上臂的肌肉中。因此不要管它，在解剖下臂时不要去搜寻它。当你解剖到上臂时，你将首先剥露出在前面的肌肉［即肱二头肌］。于是你就会发现此肌之起端以一窄小韧带嵌入肱骨，此肌之大部分紧傍臂上之肌肉。

前臂外侧上的肌头即是如此。至于内侧肌肉，其在小指一边的、屈曲手腕的一条，起于肱骨内上髁，与尺骨也有一些联结；而在大指一边的一条也起于肱骨内上髁。在此二肌头之间，有进入手部皮肤之肌肉。在其下是尺骨桡骨间隙、活动手指的两条肌肉之肌头。较小的一个肌头恰在中央，起自肱骨内上髁，有一小段亦与尺骨相连。另一个肌头在此之下，其深度占据整个尺骨桡骨间隙，并且［在猿］它是附着于尺骨和桡骨的。在尺骨上，它是附于肘区的前支［喙状突］，此部分于腕部扩大，与小指成一直线。它在另一部分活动其余四指，与食指成一直线。还有第三部分，是附属于自身（独特的）手指［即第 1、2、3指］。此部分即肌腹，占据着尺骨桡骨间隙。

8. 前臂内侧与外侧肌肉的起端

当你解剖完此肌之后，我们就该来看看旋肌了，此肌被我视为是次要的。以上已经讨论过的各肌肉都移开之后，那些属于前臂的旋肌即可看到了，这些肌肉使整个手向上或向下翻转，计有四条：两条达到前臂的上部，两条接近手腕（图 2）。

其中腕部的两条，有一条是旋肌。它位于桡骨与尺骨之间［旋前方肌］，起自尺骨而止于桡骨。拉扯肌起端，用手指将其紧紧握住，如我常要你们做的那样，你们即会看到整个手向下翻转、手心向下。（同样，如果你从肌头部位拉扯位于前臂顶端、其肌头达到肱骨的那条旋后肌，即可使手掌翻向上，这样，此二肌乃具有相反的功能，虽都是活动前臂下端的。）完全位于此肌之上、较此肌更长更肥大的一条肌肉也是使手移向仰位的，因此我们把它算作外部肌。另一条肌肉

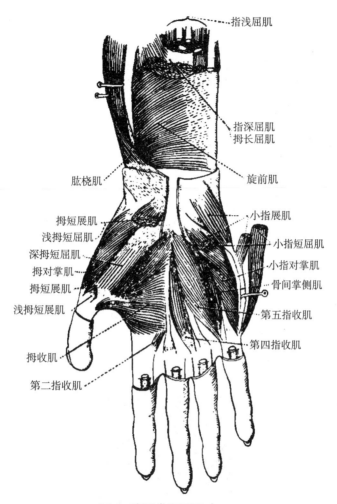

指浅屈肌

指深屈肌
拇长屈肌

旋前肌

肱桡肌

拇短展肌
浅拇短屈肌
深拇短屈肌
拇对掌肌
拇短展肌
浅拇短展肌

小指展肌
小指短屈肌
小指对掌肌
骨间掌侧肌
第五指收肌

拇收肌
第四指收肌

第二指收肌

图 2 猿手掌深层肌肉

向内旋转桡骨是引起俯位的。

其余两条肌肉活动桡骨的上半部，并且也是作用相反的。它们的位置是倾斜的。其中一条来自内面，起自肱骨内上髁。它在此处与拇指侧的一条肌肉之头紧密相连，此肌是活动手腕的桡侧腕屈肌。它的起端在髁的较高处。另一条旋后肌位于外侧，较小。因此之故，其纤维更为倾斜，它与我们前面讲过的内侧肌相较有一更为强韧的肌止于桡骨上，并且内侧肌在桡骨上的附着面是同它相接的。

至此我已阐明围绕尺骨和桡骨的全部肌肉。

9. 手部的小肌

现在你们要来解剖手部的小肌肉，移开外侧的全部肌腱，直至每一手指的末梢，但不要移开内侧肌肉的腱。

在未切断之前，先来观察一下在腱之旁、屈曲第三关节的小肌。这些肌肉乃起自围绕手掌腱的四个鞘，直达手指之侧，有着很纤细的腱。如果你仔细解剖，从位于第一腱之旁的肥大部分开始，将其与邻近部分分开，即会发现沿整个手指伸展着很小的腱。与它们起始的腱相同，这些肌肉的数目也是四个，即是属于第5、第4、第3和第2指的四条肌肉（图3）。

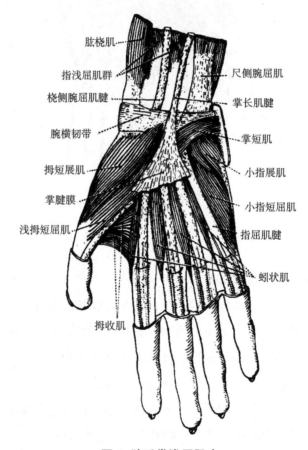

肱桡肌
指浅屈肌群
桡侧腕屈肌腱
腕横韧带
拇短展肌
掌腱膜
浅拇短屈肌
拇收肌
尺侧腕屈肌
掌长肌腱
掌短肌
小指展肌
小指短屈肌
指屈肌腱
蚓状肌

图 3　猿手掌浅层肌肉

拇指是由另两条肌肉活动的，一条将其从其他四指拉离开，另一条将其拉向食指。那条尽力将其拉开的肌肉必定是较长的，因此它的起端发自腕部第一骨。那条将其拉向食指的肌肉自然是较短、较宽，并有横向纤维。此后者位于我即将讲到的其他一些肌肉之上。

正如拇指是由起自腕部第一骨的肌肉将其从其他四指拉开一样，小指也是由一条相似的肌肉拉开，此肌的起点在腕骨［豆状骨］的相应位置，在其中也嵌进弯曲整个手腕的腱。

此七条肌肉当然未曾逃过解剖学家们的注意，因为在其上并无什么组织覆盖导致需要精巧地移开之后才能显露出它们来。因为不仅外旋拇指及小指的肌肉没有为肌或腱所遮盖，而且若解剖是遵照我们移开位于手掌下面的膜状腱的方法进行，则实际它们会先于屈曲手指的腱而显露出。其余四条肌肉的每一个都是与四个深层的屈肌腱并行的。

然而，我已讲过，他们不知有深处于掌内的腱，这并不足为奇，我长久以来也是不知的，因为除非你移开大屈肌腱以及我刚讨论过的七条肌肉，否则无法看到我下面即将讨论到的那些小肌肉。然而，这些肌肉一经移开，即可见到由小肌肉形成的连贯的肉质薄片，需细心解剖以辨明每条肌肉。

每个手指有两条掌骨间肌，它们达到内侧第一节并附着于指骨之侧。因此它们不形成僵硬不动的曲线，而是稍偏向一边，因而当收缩时，每个都稍微向第一关节弯曲。两条若结合在一起，则各手指会形成僵直的状态。

所有背部的骨间肌肉，起自腕部和掌部的韧带，大致走行到相应的关节处。其属于拇指的屈肌肌肉被说成两条肌肉，其附着点较这些为高。它们不是起自前述之骨，而是起自制约屈曲手指的两个肌腱的韧带。此韧带起自腕骨两侧，不附着于尺骨末端，亦不附着于掌底。

如果你将这些肌肉也移开，则腕部和下臂即无其他肌肉存留。然后你即可研究骨的组合——它们的数目、相互关系以及结合。在我的著作《论骨骼》中已对此详加叙述。

10. 腕和手的韧带

试用一锐利柳叶刀解剖肌肉，移开后可见余下的所有韧带。须记住它们天然的此种结构有三重功用：第一个功用即捆扎，韧带的名字为 "ligaments"，即由此而得名；第二个功用，它们保护下面的如我已讲过的属于腕部腱的结构，如屈肌和伸肌支持带；第三个功用，它们可覆盖这些腱，形成腱鞘。还有第四种用处，却不是它们所特有的，那就是当肌肉末梢韧带化时，可以像我们已提及的那样作为韧带之用，但不是将骨与骨捆扎在一起，肌肉末梢韧带化的中心处将被位于它们下面的肌肉引导至它们所嵌入的骨上。

迄今讨论过的肌肉没有一条有最后这一类型的韧带，不过有的肌肉是有的。譬如前臂前方的肌肉［肱二头肌及其腱膜］，这我以后还要谈到。虽然如此，但我所讲述过的某些肌肉，在那些能明察秋毫的人看起来，仍是有某种韧带样性质的。外旋拇指的肌肉即是如此。此肌虽小，但颇似一韧带附着于手腕上第一骨［舟状骨］。

在此前述及的肌肉之中，因存在作为腱鞘的第三种功用，有一些有腱状的结构。其中五条在腕部：一条在内侧，居于弯曲手指的两条大肌之上，犹如腕的隧道；四条在外侧，其中间者属于活动手指的腱。

与这些不同，有些膜样韧带围绕手指和腕部的全部关节，另一些坚实而粗糙，对于这些我现在就得讲，若将肌肉全部移开，这些即可清楚地看到。事实上，在腕骨和掌骨尚结合在一起时，你能看到掌骨韧带与腕骨相联结着的运动。

将这些韧带剥离开，原来似乎为一整块之物立即显示出乃是各自分离的。由于腕部的骨很短，关节相距很近，所以它们的运动不很明显（很多人以为腕部的所有骨只是一个）。你必须切断韧带，在其会合处将它们分离。它们的结合是显而易见的，在它们未变干以前，容易将腱移开。在它们之间长有一小关节，谨慎的观察者能清楚指明它们的分离之处。你若伸屈手腕，即可见到骨的结合。你若在此处切开，即可将它们一个个分离，并会看到它们的形状各不相同。

这些伸展的韧带被剥露出时，你会注意到另一个韧带［中间的韧带］，此韧带为圆形，位置与小指侧伸展手腕的腱相对。在我的著作《论局部解剖》一书的第一卷中，我已解释过它如何牵制位于此处、在腕关节之上的舟状骨。剥露出这些韧带后，你将会看见另一条肌肉的肌腱，此腱通过较长的手指［即中指］的腕屈肌达到弯曲手腕的功能。此腱似与最近的腕骨［大多角骨］在紧邻其旁的一端相连，穿过韧带至手掌第二骨的基底。要特别注意，剥腱时不要把腱弄断，也不要设想腱止于腕部第一骨之处，那些不细心解剖的人总以为它是止于此的。

在此处还要看看由尺骨发出来的针状骨突，它同小指成一直线，有一位解剖学家称其为茎突。如果你将整个关节移向一旁，即会看到它是多么适于手腕反转整个手掌的运动。还要精密观察我们转动手掌时桡骨向尺骨的运动。

11. 前臂的伸肌和屈肌

你只有把上臂四周的肌肉都剥下来，才能精确地观察在屈曲或伸展时前臂影响上臂的运动。待这样做了，则要记住我们曾讲过的，在桡骨之上的肌肉直达肱骨，在其下的肌肉即附着于食指和中指的肌肉，也接近于此。最好保留这些肌肉的肌头，或至少保留桡骨的肌肉的肌头，因为当你剥露上臂前方的肌肉［肱二头肌］时，首先会清晰地看到它。你将其展露开，首先注意沿整个上臂而行的静脉（有时称作"肩静脉"），其次注意占据，甚至可说是形成肩的最上部的肌肉［三角肌］，因它是位于此的唯一的肌肉。沿静脉的切口应该向下进行，此处的皮肤当然要与围绕肌肉的膜［筋膜］一齐移开。自肩的最高点切开时，应注意纤维的异同，由此你会看到肌肉［三角肌］的形状逐渐变成尖的，呈三角形，嵌进肱骨中。

此肌属于肩关节，并且是活动肩关节的肌肉中唯一属于肩关节的，现在必须将其移开，以使上臂前方的肌肉［肱二头肌］的双头可以看到。设 AB 为锁骨，BC 为肩胛冈；倘定纤维在第一和第三顶点发出，一端延伸至 B，另一端延伸至 D，B 为肩顶，D 为嵌入肱骨的纤维的止端的最远点，BD 为全嵌入的长度。对此肌，我们在探讨活动肩关节的各肌时还要再讲。至于现在，既已注意到它，就先将它移开，来听我下面所要讲的。

臂前方的肌肉［肱二头肌］，有两个头。此肌在肩静脉之旁可清楚地看到，即使不加解剖，在所有的人，特别是运动健将身上可以清楚看见。其一头［长头］附于肩胛冈上如"锚样"（有人称之为"如乌鸦喙样"）的突上，每一头的韧带都是尖而近于圆形的。此二头向下穿行上臂，我们追随观察，二者会合后形成肌腹。肌腹与二肌腱不同，既不松弛地悬挂，也不从肱骨扬起，而是紧贴肱骨，直达肘关节上方的附着在肱骨下方的小肌肉处。在此处，发出它的腱膜，有力量的一端附着于桡骨。肌腱膜插入肘关节周围的膜状韧带中，以此屈曲肘关节，使肘关节稍向内侧弯曲。

若将此肌［肱二头肌］移开，你将发现在其下有另一条肌肉也包裹着肱骨。它起自两个多肉的头，一头在肱骨之背，一头更向前些，后面的那个更高一些。你会看到这两个肌腱的头结合为一条肌肉，此肌变为一腱附着于尺骨，它屈曲关节使其稍向外弯曲，但若两条肌肉［肱二头肌和肱三头肌］能够正常行使它们的功能，则关节的弯曲既不倾向于右亦不倾向于左。

因而有两个前部肌屈肘，另有三个共同伸展肘［肱三头肌］，这些肌肉你必须照下面这样处理：

首先解剖上臂内侧、皮肤下面的肌肉，此肌之头靠近腋窝后的肌肉的边缘（关于此肌性质我将在讲述活动肩部的肌肉时谈到）。它的末端在肱骨内上髁处达到肘关节，此末梢为膜状且薄。

当此肌被移开之后，即来观察另外两条伸展前臂的肌肉的起端。其中之一［长头］发自肩胛骨之下方，约自中间处而下行。另一头［外侧头］发自肱骨上部之背，其头之下。这二头逐渐在上臂合二为一，再下行，以一扁平之腱嵌入尺骨之钩［鹰嘴］。你若从上方纵向追踪纤维，则可见此腱为两部分组成，其外端部分由前面提到的那条肌肉的第一部分分出，内端自第二部分分出。若将肌肉的两部分分开，试将其拉紧，你会看到拉紧每一部分都会使整个前臂伸展，但内侧面横向倾斜时则有所不同，因前者向外倾斜，后者向内倾斜。

另一肌肉位于其下，斜行包绕上臂骨［内侧头］。此肌与另一条肌肉结合，解剖学家们曾以为它是那条肌肉的一部分，因倘若你将其作为一条来考虑，的确也就是一条。但实际上是能够将它们沿纤维分离开的。若你这样做，你将发现它们沿纤维分离开后，附着在肘的后部，若拉一拉，在我看似乎是直接给予肘关节一垂直的张力，既不偏右亦不偏左，唯有时微偏向内。

现在我已将臂部的全部肌肉叙述完了。听了这些叙述后，要记住关于这些和你在解剖中观察到的所有现象，你所应该知道的事情。因为有些肌腱或韧带，你只看到很少的一点，有时在它们的中段，有时在它们的终端。再者，有些与它们的附着相融合，或变成与它们融合的附着，或有其他些微的歧异。倘若你在解剖四肢时，看到有些地方与我所写的有矛盾之处，我承认这偶尔是会有的，不要不经询查即对我的著作加以评判，要先亲自在实际例子中多看看，像我曾经做过的那样。

第一卷即止于此，我还将加入对指和趾甲的讨论，这与上下肢都有关系。

第二卷 论下肢肌肉与韧带之解剖

1. 为何古人未有此种著述

我赞赏马里纳乌斯，他写过论解剖操作的书，但我也不拟批评没写过这种书的其他先辈，对他们说来，为自己或别人著书备忘原是多余之事，因他们自幼即由家中长辈像教他们读书写字那样，教他们解剖。而且在我们的先辈中，不仅有职业医生研究解剖学，就是一般哲学家也研究解剖学。从小这样学出来的人不容易忘记由经验学得的东西，犹如人们之不容易忘记字母一样。

可是后来这种技艺不仅传给亲属，也常常传给家族以外的人，而自幼学习解剖的风气渐告废止。当此技艺开始传播给［任何］爱好的成年人时，随之而来的即是，教授技艺变得粗枝大叶。

我们的祖先们把精通艺术和科学的人，以及在一生中获得某些名誉的人都称之为"有教养的人"，而把相反的人称之为"无教养的人"。我想他们很清楚从幼年时代起接受诸多训练之必要性。而这种技艺，既已非为阿斯克勒庇俄斯家族所专享，遂有一代不如一代、每况愈下之势，这也产生诉诸笔端以保存知识之需要。

那么，以前是无须论述解剖操作，也不需要这类手册的，就我所知，最早写这类书的人是狄俄克勒斯（Diocles，约前360）。有些早年的医生，还有我提及过的初期学派里的不少人也写过一些。

这些论著都存在一些缺点，并且都未说明他们的作品有何用处，而只是一概地把可能对此种技艺最有益处的，和用处很小、甚或无用的东西混杂在一起。固然在关于诊断、预后和治疗的书中写进解剖学的理论，如希波克拉底所做的那样，是颇有裨益的，但是鉴于这种研究在当代人极少关心艺术与科学的情况下有绝灭之趋势，更鉴于他们自己已不复自幼学习，我觉得将这些内容诉诸笔端是正确的。倘若口传心授的传统能得以保持，则这种著作当为画蛇添足了。

因而我在一些书中，将我知道之事统统传授给那些需要它的人，但愿人人都能获得这种知识。我曾见我教过的有些学生竟吝惜他们的知识，不肯与人共享。倘若他们在我死后接踵而死，这些研究也就要随他们一起死去了。因此，我只有称赞马里纳乌斯，他记录下了他的解剖经验。不过我发现他写的既不完全且又荒谬，因而不得不就此同一题目写下这另一部著作。

2. 解剖的特殊用途

看上去，几乎所有解剖学家都未能清晰阐明科学中最有用的这一部分。对于医生治疗战伤、拔除飞箭、切除骨骼、治疗脱臼和溃疡性骨折等来说，难道能有比精确地知晓臂和腿的各个部分，知晓两肩以及背、胸、肋骨、腹、颈、头的内层各部分和外表各部分更为有用的吗？因为我们就是要从上述这些部位拔除箭镞，切开邻近区域，切除一些部分，去除腐烂的感染和脓肿中的积液，以及要治疗溃疡，对于骨骼，我们还要割去一些感染的部分或将其暴露。一个医生倘若不知主要神经、肌肉、动脉或重要的静脉的位置，他不是拯救病人的性命，而倒像是要残害病人或将病人毁灭。

有一些知识，如舌肌的数目和形状，也要附加上为好，但不要作为首要的、基本的内容。我们必须密切研究这些，所以我说"附加上"，因为教条的空谈家们不满足于自然知识的有用的一面，不断发问："这部分是做什么用的？""为什么是这种性质或这种大小？"一个聪明人细心地作两三次解剖是足以了解基本情况的。对于医疗实践有用之事，以及其次的对于自然知识有用之事，都要由此揭示出来。我作为一个普通人，有权说那样研究解剖学对于疾病的治疗、诊断及预后都是无用的。

［原书此处残缺］……避免狂妄的诡辩家们的攻击，他们不批评理

论，却攻击提出理论的人，声称他们的反对者因不懂得这种研究，而指责它们无用。为此，我对解剖学的纯理论部分及实用部分都要加以研究，我已在《论局部解剖》一书中对此予以充分证明，现在我将描述所有各部的解剖操作。但是与此同时，我也要辨明每一种研究（即理论的和实际的）的价值并对其效用给予证实。

研究解剖学对四种人有用：其一是学者，他为爱知识而爱知识；其二是只为了要证明大自然不做徒劳无功的事情才重视解剖学的人；其三是利用解剖为自己提供研究肉体或精神功能的论据的人；其四是行医者，他要有效地挖除弹片和飞箭，恰当地切割肢体，或者要治疗溃疡、瘘管和脓肿。这最后一种解剖学的应用是我们最需要的，一个真正的好医生必须首先熟习解剖，其次对内脏活动也要熟习，这也是对诊断疾病有重要性的。有些功能对于自然哲学家来说比对于医生来说有更为重大的意义，比如就纯知识而言，以及为了表明大自然的技巧是如何在各方面完美地体现，都是如此。

3. 为什么解剖被忽视或误教

然而解剖学家们尚未做到这一点，他们显然已细心地对于解剖学中的那些对医生毫无用处的部分，或者对医生用处很小或偶尔有用的部分进行了研究，但是对于那些急需关注而且对大家都非常有用、大家需要知道的部分，亦即有关肌肉、神经、动脉和静脉的部分——不仅是心脏或别的内脏四周的那些，还有明摆在腿上、臂上、胸廓部及靠近脊椎、胸、肋骨、肩胛骨、腹、颈以及头部的那些——对于这部分他们的注意是十分不够的。

我不时看到那些不知这些事的人恐惧不应恐惧之事，而把信心放在了不应放的地方。譬如，他疑惑地考察股内侧的肌肉，好似它极有重要性，实际它既无大腱亦无动脉及静脉，也不像伸屈膝盖的肌肉那样，能够引起任何腿部运动。解剖这门科学最有用的部分恰恰是那些自命为专家的人疏于精密研究的地方。倘使不知道心脏每个孔有多少瓣膜、多少血管以及它们从何而来，或成对的脑神经如何到达脑髓，这会比不知道哪些肌伸屈上下臂、腕、股、腿和足，哪些肌向侧方转动它们，每条肌肉有多少腱，这些腱起自何处，如何相连，或在其下何处有何静脉、大动脉或小动脉，等等，要好一点。

这些事对于医生们是如此之必要，甚至对非经验主义者的医生们也是必要的。他们写出反对解剖学的整本整本的大书，竟敢谴责此种知识。他们虽承认所有这种知识都是最有用的，却认为从日常发生的创伤中就能学到足够多的知识了。人们真不明理，他们如此鲁莽，既然那些花费许多时间研究解剖的人都未能将它们研究到完善，那么仅靠检视创伤怎么能办得到呢？一个人高居于大学教授的讲台之上，可以向学生们宣讲这些东西，在医疗技艺的实际应用上却不能教给他们什么，因为他一开始就忽略了运动器官的各部分。甚至经验主义者之中的那些被认为训练有素的人，也只不过熟识在皮肤之下能清楚看到的那些部分。

不必同这些人争辩，也不必过分热心去指出解剖学"依赖病例"或"根据创伤观察"，这都是他们用的名词，是不能说明各部的精确性能的，而且即使高度专注地去做也是不行的，除非同时借助于我在此书中反复作出的说明，在许多尸体上不断实践才行。经验主义学派的人遭到轻视，因为他们显然是含糊其词。更进一层的责难应给予全体解剖学家们，他们对这些的研究迄今都是表面的。连许多腱，甚至整条肌肉都未能认识到，怎能设想他们会认识到那些最纤细的、却有最大力量的神经呢？

因而我要求青年人，暂时搁一搁对脑、心脏、舌、肝、脾、肾、胃、喉以及胚胎和妊娠子宫的解剖，而首先来全面学习肱骨、肩胛骨和前臂骨是怎样活动的，以及求得四肢外部的知识，什么肌肉使其活动，各部都有什么神经、动脉和静脉。我把臂和腿的解剖放在所有其他的解剖之前，认为青年人确实应当先来研究急迫的、对医疗技艺有用的东西。

这就需将我的解说与拙著《论局部解剖》作同样的安排。《论局部解剖》不只是写给医生看，也是写给哲学家看的。在这部书中，我的主题是人体器官，故首先讲手，因为手是人类所特有的。现在我这样做，更是为了使青年实践最需要的部分。因我看到那些自以为配得上研究解剖学的人，做得恰恰与此相反，因为他们连在哪个肘静脉下面有神经、有肌头或有动脉的末端都搞不清楚。因此之故，他们在静脉切开时犯了严重错误。他们解剖牛的心脏和舌头，却不知道牛的心和舌与人类的是完全不相同的。

4. 嵌在胫骨上的股部肌

在前卷中，我已讲过了解剖臂部肌的实际方法。现在我将对腿部作同样的叙述。除非你正确地把这些学到手，否则是不可能解剖神经和血管，或者去教旁人的。

皮肤必须极为小心地移开，直至接近足跟的位置，要避免把皮肤下面的筋膜与皮肤一起撕掉，靠此筋膜的伸展，如我在手的部分指出的，皮肤的无毛和不屈曲的部分才得以活动。将皮肤放置于此，如讲手部时已然学过的那样。

你最好首先解剖股上的肌肉，随后再解剖小腿四周的肌肉，或再解剖髋部附近活动股骨头的肌肉。但是你或许愿意先解剖小腿或髋部肌肉，然后解剖股上的。倘若你拟先解剖小腿肌肉，则即移去起自股、下行至小腿的肌肉末端。若你拟先解剖髋肌，那就移去起于膝外侧而后到达股骨的肌头。如果你自明显而容易识别的位置，像腘、膝、胫等处开始，则按照我即将说明的方法可毫无困难地发现它们。你把皮肤及其下的筋膜移去后，开始解剖时，应很好地标记这些，因这样肌肉显得最好处理，它们的轮廓因纤维的不同而易辨识出。

首先，在皮肤下的表面上，出现一扁平之腱。此腱［缝匠肌］颇肥大，嵌在膝下胫骨上，所谓的"胫"即在此处。此腱沿胫骨的突出部而附着，胫骨既无肉亦无覆盖，自上而下有如脊梁。此肌的上端（他们称为"头"）有一起自髂骨脊中间［髂前上棘］的肉质突起。在动物，髂骨是纵向伸展的，瘦的解剖体，髂骨的突出部在解剖之前也是隐约可见的。再者，它［即棘］在从前到后的全长内形成界缘，直达其末端，在此处成为一尖锐突出，与肩胛骨顶端的肩胛棘相类。

此肌自髂骨走向股部的内侧，逐渐变斜，越过股骨内上髁，下行至膝关节。自此再向后转，斜附于胫骨，其附着处光秃而无肉（图4）。

小孩们在运动场做"变腿"时，把一条腿的小腿放在另一条腿的大腿上，如自缝匠肌的起点牵引缝匠肌，即会引起腿的位置改变。你

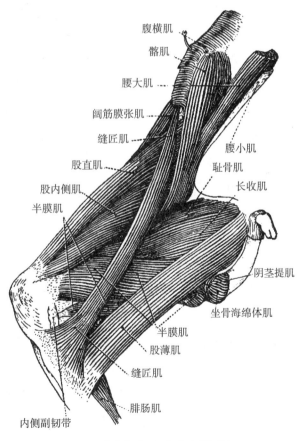

腹横肌
髂肌
腰大肌
阔筋膜张肌
缝匠肌
股直肌
股内侧肌
半膜肌
腰小肌
耻骨肌
长收肌
阴茎提肌
坐骨海绵体肌
半膜肌
股薄肌
缝匠肌
腓肠肌
内侧副韧带

图4 猿右股部肌肉（中间观）

若把小腿上大部分的肉移去，即可将此看清；若把脚从关节处切去，则看得更清。因为死后大部分肌肉在拉扯时仍能展示出它们的功能，所以不必将肉切去，但小的肌肉则只有将大部分的肉移去才能看清。

你若想首先来解剖股肌，最好将与小腿相连的所有肌肉的末端都移去。因为如此你会看到缝匠肌独自运动，活动股骨，并与腓肠肌联合行动，上提小腿，如前所述。此缝匠肌变为腱质之处的外侧是另一肌［股薄肌］的末端［猿的股薄肌比人的大］，是穿过胫骨的肌腱的严格的讲法。你即穿过股内侧的表面部分直达耻骨，在此处有股薄肌的肌头。耻骨垂直下行，其前部略呈圆形，在猿称为"耻骨"的位置会合，由软骨融合为一。在耻骨联合处，自两腱而来的两条肌肉在其肌起端处相接触。你可以从它们肌起端的位置，从它们在股内侧的径路，从在胫骨上的肌止端，来研究它们的活动。可是即使没有这种明证，你也能够用你的双手发现它们是如何活动小腿的，因为你若向其肌起端拉扯，即会看到小腿抬起并向内转。你必须认识到死动物的这些特性，这种死动物上弯曲关节的部分大多已被移去，并且如若可能，骨上的肉也都被剥掉。

除上述两条肌肉［缝匠肌和股薄肌］外，在胫骨内侧同一结合处尚有第三个扁平腱的附着［即猿的半膜肌］。它缓缓斜行向下至缝匠肌的位置。你若像前两条肌一样，继续循产生腱的肌肉寻找，即可找到它。它先自胫骨的膝内侧伸展，然后斜行沿腘窝向上，穿过股背，到达坐骨的外下部，猿的臀部无毛无肉之处。自此起始，它斜穿股而过，然后到达前面述及的腱结合处，将小腿向后转动，可以说，如跳舞的人常做的那样。（在此应注意肌肉的一个普遍特征：若是直的，则产生直向运动；若是斜的，即产生斜向运动。）在股部诸肌中，无一较之更为横向者，因它是自坐骨外侧起始而附着于胫骨内侧的。胫骨从而被拉向后、向上和旋转，这是一个很复杂的动作。此三条肌［缝匠肌、股薄肌和半膜肌］以腱联结到胫骨之上，你若拟解剖小腿，则必先将这些腱移去，因为有它们在上，下面的构造全都无法清楚地看到。

还有一条肌［股二头肌，猿的此肌只有一头］，这是第四条下行至胫骨的肌肉。它的肌止端不像其他几条在内侧，而是在外侧，很容易看到。它是肉质而宽的，循胫骨的外侧附着。上溯接近其肌起端时，它又变窄，其肌起端在坐骨外侧的最远点，此肌起端也较前述肌肉的起端靠外。附着在这里，它的作用从其位置上看是很清楚的，它是以一简单动作将整个小腿向外拉，这可由试验明显看出。你若把肌肉向肌头拉一下，小腿也随之而动（图 5）。

有一位杰出的赛跑选手，在赛跑时他的股二头肌大约从中间处断裂，在这以后此处即成为空的凹陷，因为撕裂的肌肉已然移动，上部被拉向起端，下部被拉向胫骨。当疼痛和炎症消退以后，走路已不感

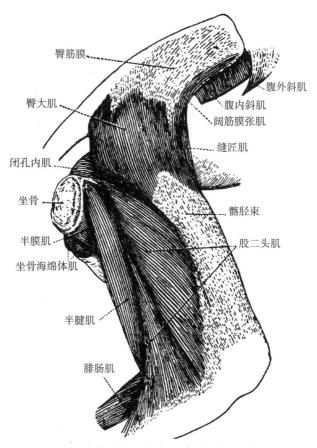

图 5 猿右髋部和股部肌肉（后面观）

痛苦，于是他鼓起勇气又开始跑步了。跑起来也未觉得有什么不好，就真又参加比赛了，结果还是胜利者。这没有什么可奇怪的，因为在跑步时并不需要膝关节的横向转动，只要伸缩它就行了。可以说，以上述及的在此肌前面的三条肌肉也都不引发下肢的日常功能，以及跑步所需的腿部动作。

在我已述及的四条肌肉之外，在臀部尚有第五条肌肉［猿的副半膜肌，人类无］。此肌不像前三条那样到达胫骨，而是行至股骨的下头和小腿内侧诸肌的起端之处。不仅从这点上能解剖它，从较高处它的附着处也能够解剖它，因此可以从两点入手解剖它。若自下开始，你上溯穿过股的背部直至坐骨，会找到它的肌头，因为此肌之起端是与我所说明的第三条肌相联结的，这在此处可清楚地看到。若自上开始，有此前解剖过的肌肉［股二头肌］之头可为引导。

半腱肌的起始点在猿是与坐骨结节上的股二头肌相结合的。它下行，在半膜肌之前方，到达胫骨结节下面的止端。

如此有四个肌头排一行起自坐骨。最外方的是赛跑选手所撕裂的扁平肌肉之头［股二头肌］。第二个是向外旋转小腿的肌头。第三个是现在所讨论的副半膜肌，它是第二个肌肉的一部分，可将整个下肢轻轻向外转动——与第二个肌肉引致的动作相似，但程度较轻微。其旁是第四个肌肉［半腱肌］。这四个肌头是自坐骨结节排成一行发出的。

当你自上开始解剖时，应设法由股的内后区向下进行，这样会引你到达它的髁，在此处发出一条腓肠肌内侧头。你会看到它的头包绕关节的韧带。你若拉一下此肌的头部，即可见胫骨向后，还有点向内向着股转动。这是因此肌的肌头与腓肠肌的内部和后部相连之故。

5. 活动膝关节的肌肉

我们现在讨论股部诸肌。你若将我论述过的那些肌肉都移去，你会发现仍有些大的肌肉在这里的前方、后面和内面。先来解剖在前方的那些，它们都是伸展膝盖的，但位置不同，起点亦各异。

它们共有四条［组成股四头肌］。后上的一条股直肌起自髂骨脊，与起自其下方的先已述及的缝匠肌成一线。第二条大得多，向下得多，在股外侧走向臀部外侧。自此头发出股部前方最大的肌，它与另一条起自股的中央附近、下行至其下端的臀中肌结合为一。另一臀内侧肌的腱亦到达与上述发自髂骨脊的骨直肌的同一位置。这两条可以见到是结合在一起的，走向膝盖骨的所谓的"磨坊"。它们在此处结成一很强的扁平腱，覆盖着整个膝盖骨的前方。此腱［髌韧带］延伸至胫骨，其本身很强韧，紧紧附着在膝盖的前面、关节之外侧。

当你切断这些［髌韧带的附着物］后，将会清楚看到下面有三个肌头。第一个是臀外侧肌，起自大转子和股骨颈。第二个是臀中肌，在臀外侧肌之下，来自股骨前区，它直向下经过股的前面直达髌骨，完全是肉质的。第三个是臀内侧肌，起端较高，止于股内侧，末端是膜性的。此三者末端合而为一，所以解剖学家们说它们是一条肌肉，实则它有三个头，这些头生成一很强韧的腱。何以在与膝相连的全部肌肉之中，这些的伸展力最强，这是很明显的。因为如若它们不强有力地活动，直立就不能实现，并且倘若所有别的肌肉都损坏了，仅靠这些也足以维持。

股的屈曲活动要算是力量较小的活动。这个动作可与抬腿的动作相比，如我们抬起一条小腿时，全身的重量都支撑在坚实站立在地上的另一条腿上。因此之故，大自然未曾设计如此多或如此大的肌肉来完成腿的功能。在那些已述及的内容之中，实际上只有一条半腱肌与腓肠肌相接（我说过，腓肠肌生来是为弯曲小腿的），而且此条肌肉主要是转动小腿而非弯曲它，所以其弯曲的动作是既轻微又含糊的。

人们都以为大外展肌是单独屈曲膝关节的，然而此肌实际占据股的全部中后部，它即使向后拉扯小腿也是很有限的，因为它的末端不过刚刚接触膝关节周围的部分，同时有膝关节的韧带包裹其四周。它不插入胫骨，但人们不得不说此肌是膝弯曲的原因，因为他们不知道隐藏在关节中的另一腘窝处的肌肉，此肌单独即能引起屈曲，或者说较之任何别的肌肉都能更有力地引起屈曲。只有将活动腓肠肌的各条肌肉都移去，你才能看到它。因此我现在先不讲它，待它按应有的解剖次序被剥露时，我再阐释它的性质。

6. 臀部肌肉

当围绕股的诸肌都已切去时，只余那块内收股大肌，你即可解剖那些活动髋关节的和那些围绕小腿的肌肉。倘若我们先来处理活动髋关节的那些肌肉，我们说股部的大外展肌即属于这类肌肉。我在前面曾说明过，有人错误地以为它是活动膝关节的。

自此肌开始，观察来自股骨背面〔股骨转子处〕，通过坐骨的大外展肌的后支纤维，及在内侧的纤维〔长内收肌〕，它到达耻骨的内面〔即耻骨角的内面〕，因由此起始的这一肌是以其与耻骨最下部分的连接而紧附于无名骨上的。它以后面的垂直纤维弯曲髋关节。（假若它是要活动膝关节的话，就是要用这些纤维而不用其他，而你将看到的自侧面上行至耻骨的那些纤维则内收股。）有时此肌〔猿的内收股大肌〕似出现两三个不同的分支，仿佛形成两三条肌肉，有时只有一两条肌肉。总之，它有某种外廓附着于股骨中央或中上区的内侧。

小心地从耻骨切断此肌〔内收股大肌〕，使下面占据大孔的闭孔外肌原样不动。闭孔外肌渐变为一腱，关于此腱我以后要讲。从耻骨分离闭孔外肌时，不仅不要动占据大孔的肌肉，且也不要动位置在下的那条肌肉。在这些动物，闭孔外肌全部是颜色深暗的，它始自耻骨深部，以一强韧之腱联结在转子的内部。它全体都是肉质的，不仅仅为肌腱而已。

另一条肌肉〔髂腰肌〕产生一更为强韧附着的腱。此肌下行，连接上面刚刚讲过的〔耻骨〕肌肉，直至它所包绕的小转子的残留部。

它来自上面的部分，起自髂骨以及两腰肌。显然，不将体壁［腹上部］区的全部肌肉都切除净尽，并将腰部所有的器官组织都移去，是不能考察此肌的。于是你会清晰看到，这是腰区唯一分成三部分的肌肉。在其内面的部分［腰小肌］，以一强韧之韧带性的腱，向下达到邻近髂骨耻骨终止之处。在外面的部分［髂肌］，以另一短而软的腱膜，起自髂骨。另一部分［腰大肌］在腱膜之间下行，与附着于整个髂骨内面的肌肉［髂肌］混而为一，并产生前述的腱，此腱与小转子相连，从它的位置你可知道它使股屈曲并使其内转。你若对它施加一点压力，即会看到它产生一种效应，正与我们以前讲过的大肌［股四头肌］的后部效应相反。显然，耻骨肌引发向股内侧的斜向运动。

在此区域，你会发现没有其他肌肉附着在股骨上，但继续解剖外侧诸肌时，你将会发现它们全部在近股骨大转子处、围绕骨之头而附着。其中第一个位于皮下的表层，自髂骨的直角发出，此部位的肌肉为肉质的，但逐渐变成膜性的，以后又变成（严格说）就是一个膜了，并具有韧带的性质［猿的髂胫束］。它们的位置是在髂骨的较高之处，此处有向后倾斜之势，它与脊椎肌的末梢相连。在此膜性部分的末端，有两个肉质肌突，与第一次提及的，亦即起自髂骨的那一个相对。此肌突发自尾骨的侧面，并也包着后面［臀筋膜］。你必须将其移去，向下追踪纤维，用一钝柳叶刀将其从下面各组织剥下。这些组织位于尾骨与坐骨内侧角，具有强韧的膜性，而非肉质的。但所有那些走向臀大肌，并与它相连的，则是肉质的，而且同发自尾骨的膜性的头合而为一。距此不远，再将这些组织从下面的构造切开，连同那些发自髂骨的组织，还有它们的膜质中心［即起自骶骨上方的背侧筋膜］。如此你将剥光股骨之顶端，并将发现两个肌的终点，一个同股骨的后部相结合，与来自坐骨尾骨的纤维大致成一直线［即人的臀筋膜束］，另一个渐成为一扁的膜质腱，此腱包裹股的前面肌肉［猿的髂胫束］，与我们以前说过的、下行至膝的筋膜相联合，在猿可追踪至髌骨和小腿。

当此肌被移开后，这里还有另一条肌肉［臀中肌］。它强韧而全体为肉质，起自大致整个髂骨的背侧，在某种程度上还包裹着邻近的骨骼［亦即骶骨的骨骼］。它的腱附着于大转子的顶端，甚至在前面伸出。

解剖此条肌肉时，你务必要注意某个很小的肌肉［臀小肌］，它起自髂骨的较靠外下的部分。除非你仔细观察它的外形，不然就可能以为这是臀中肌的一部分。它不仅有一与臀中肌相连的起端，而且一直与它相连，直至插入大转子，并且这种连续性在内侧比在别处更甚，它还轻微向外倾，伸展至股部。

另一肌肉［梨状肌］，颜色暗黑，隐蔽在臀中肌下面，位置也差不多。它比前述的肌肉［臀小肌］更易辨识，因其色彩独特之故。此肌起自骶骨内侧部，即自最后两个骶椎的横突［在人类是有些不同的］，并且很明显，它能将股的头转向此部分。它插入大转子，较臀中肌为低。这三条肌肉［臀中肌、臀小肌和梨状肌］是这样全都附着于大转子的。

其次还有另外两条完全隐蔽的肌肉［闭孔内肌和闭孔外肌］，它们以强韧之腱附着在大转子旁的凹穴中，功能是向外转动股骨之头。两条肌肉都起自耻骨，占有闭孔，一在内，一在外，它们傍股骨颈而出，都同样是在上述凹穴处接近大转子，后面的肌肉［闭孔内肌］的附着处较前面的闭孔外肌为高。当你从耻骨切开后者时，要保存位于它们下面的共同的膜［闭孔膜］，它占据整个孔。此处有许多肌肉发出，它们的走向位于孔两侧之各骨。

你将毫无困难地松开外面的肌肉［闭孔外肌］，但你若想清晰观察内面的肌肉［闭孔内肌］，就必须用一锋利柳叶刀切断耻骨联合。这很容易做到，因中间有一韧带，将耻骨弯曲拉扯在一起。你若沿此而切，就不难切开，而且一旦将骨切断，肌肉就会看得清清楚楚。如果在将耻骨分离之后，抓住髂骨用力向外弯曲它们，那就更容易看得清。这样它们从骶骨松开并分离，全体就可翻转过来，而耻骨内面的部分也就显露出来了。

现在可移开此肌〔闭孔内肌〕的附着物了，以后你会在直肠的解剖学中听到如何先剥开状如包袱的外覆之膜。然而它并不是此肌之外被，而是一种弹性薄膜，下行至肛门两侧。像前几条肌肉〔闭孔肌〕一样，解剖学家们对此一无所知。我们在讲到直肠区的解剖时，将更详尽地讨论这些肌肉。

我们现在所讨论的肌肉，即在耻骨之中的肌肉〔闭孔内肌〕，在大转子处产生一与其前方同类肌肉〔闭孔外肌〕动作相反而效果相同的动作。二者都将股之头外转，一个经由关节的前部，一个经由关节的后部。活动臀关节的诸肌之解剖学即如上所述。

7. 小腿诸肌

现在应讨论小腿上的肌肉了。如我已讲过的，这些肌肉可在臀部诸肌之后解剖，但你若将股部下行至小腿的肌肉移开，则也可在此之前解剖。这些肌肉一经移去，即可清晰看见两个肌头〔腓肠肌〕。它们起自股骨背侧髁根之外，它们的头围绕着髁。因此，每个附着之腱部有一圆形软骨与髁的最凸部分共有。经由腿弯达到腓肠肌，两个头结合而成为一个。

在此处有一大股纤维自外方之头分裂出。它变为一条肌肉——跖肌〔猿的跖肌比人的大〕，止于足底，逐渐成为一扁平腱膜，如我在第一卷中讲手时说过的。可将此肌按我讲过的那种方法剥露出，你会看到其形状同手部的相像，并与目前所讨论的肌肉〔腓肠肌〕相结合。

自腓肠肌的此二肌头发出一腱〔跟腱〕，它位于前述肌肉跖肌之下，与其毗连。它在后部嵌入足踵之末端，并能将足踵向后拽。

循此肌，你会发现在高处有一附着物，此乃属于另一肌〔比目鱼肌〕，大半为暗黑色。自腓骨之最高点，这些在腓肠肌背侧的肌肉，你愿意算作三个也好［腓三头肌］，四个也罢［包括跖肌］，全都到达足踵及足底。

有另几条肌与它们相联结，并非恰在背侧，而是颇有些偏向一旁。在小腿之中，这几条肌达到足底［胫侧与腓侧屈趾肌］。在它们产生腱之处，有一韧带位于其上，穿出胫骨进入跟骨。你若垂直将其切断，如在手部一样，并循腱而行，你会发现它们全部嵌进趾间。然而如同手部一样，并非一个活动中间关节，另一个活动第一和第三关节，而是两个活动全体三个关节。拇趾是例外，因活动它的腱到达第二和第三关节，如手部那样。

要分离我讲过的两条肌之头［胫侧与腓侧屈趾肌］，其方法并非一成不变，因常常是一条活动第二趾及小趾，另一条活动中趾及第四趾，而同时两条结合在一共同之腱，活动大趾，且更有时它们的结合是颇复杂的。从而这些腱之头是位于跟骨和胫骨之间，其相异之点只在于一个是在距骨的最下端，在此处的跟骨之旁。此头有一其自身独有之韧带，而非共同之韧带。

还有第三个腱［胫骨后肌］就在胫骨的这一端发出，牢牢固着于其上。它由一亦为其所特有的韧带所系。此腱也是将整个足向后弯，与嵌入足踵之诸腱相同。它的末端在内侧与第一跖骨相融合［舟状骨］。

当这些肌肉一一解剖完毕之后，即可进行小腿外侧的解剖了。这里共有三个，这是按肌起端来说，但就肌止端之腱及其引起的动作来说——这是你必须首先注意的——还要更多。当你将皮肤下的膜层移去后，将会看到有一韧带，它同手部外侧者相似，在其下有伸展手指的全体腱通过［伸展韧带］。此韧带较手部者为长为强，尤其是你若考虑到四肢之不同。因足部的诸韧带，大自然一方面将其造得更多，一方面将其造得更强，盖欲其担负更强力的功能。此韧带稍倾斜，而非直角的，如同腕部那样。它附着于胫骨之末端及跟骨之末端。你亦须将其切断，切时沿股之轴线，然后将其拉向其肌起端，并将其下面的腱剥开，这样着手肌肉的实体展示。它们将你下引至跖骨，上引至小腿。

　　首先你将看到一肌［腓骨长肌］沿腓骨延伸直至其上头。［此肌之］末端为一韧带所固定，并与大趾成一线插在跗骨上，多少伸出于［足的］内下区之外。你还将看到第二条肌［腓侧趾肌或拇长屈肌］位于其旁，以前以为是其一部分，因上面有一共同之头，并在整个小腿外侧同它平行，然而它的腱是嵌进拇趾的第一趾骨之头中的［亦嵌进第 3 及第 4 趾］。

　　因而，你若回忆一下手部的解剖，就会明了此双重肌同手部手腕和拇指共有的双重肌［指深屈肌及拇长屈肌］之间的共同性。

　　与此肌相连的是另一纤细之肌［胫骨前肌］，位于腓骨、胫骨之间的区域，它嵌入拇趾整个侧面，完全同手部的小肌相似，牵引手部小肌被认为是使三个较大手指向外方斜向运动的那条肌肉的一部分，但足部的此腱，当它接近第一趾时，穿过韧带的作用如同四轮马车上小圆圈的功能。

　　在这些肌之后，要来考察一下腱头，它在属于它的韧带之下［在背侧］，与前述之诸头［在内侧的］相像，细心的观察者很容易看到它们。你若以向下的方向从它开始解剖，则会找到四个腱，能够伸屈四个趾，可与手背部的四个腱相比较。在此肌上方你会看到另一肌［拇长伸肌］，其肌起端在腓骨上，跗骨末端的肌止端在大趾上，内侧稍靠上之处，你可看到此肌之头为某一韧带所系，此韧带从胫骨内侧发出，插入邻近的腓骨［相当于人的距腓前韧带之一部分］，它与维系肌肉的其他许多韧带相同。

8. 起自腓骨之肌

　　刚才叙述过的诸肌是在小腿前方，另有三条从一个肌头发出的肌肉是在后部。它们有一与其成一直线之韧带，此韧带自腓骨下行至足踵［腓浅支持韧带］。将它松开，即会看到此三条肌有三个腱。其一，形体甚大，逐渐通至跗骨外侧区，由此处又斜穿过足底，达到大趾第一骨跖骨之头，它显然在关节处弯曲此骨。在此处作一转弯，可以说是围绕着跗骨，自上部而移至下部，你会找到一软骨同腱相结合。猿的足与人的足不同，所以此种动物足趾性质相异。人类的足趾比手指小，猿的足趾则比手指大并且分离，像爬行动物那样。因此猿能像鼬、鼠、貂等动物那样攀登自如。

……

我讲过，你不会在人类的足上找到第四跖骨的腱〔人类的足与猿的足大小不相同〕。但是在此腱之旁，起自使小趾向后的小肌的那个细细的腱，则会在人类的足上找到。你还会在这部分找到另一个腱，它使整个足向后弯曲和向上旋动〔胫骨后肌〕。后者同前臂上与小指成一线的那条肌〔尺侧腕屈肌〕非常相像。它的腱有时在其肌起端侧裂开，将小趾向外牵动的腱〔小趾外展肌腱〕即由其中穿过。倘若偶尔不裂开，则围绕着它的膜性韧带，在它与腱之间，连上另一条通向小趾的韧带，其作用有如四轮马车上人们穿过缰绳的小圈。在大趾上的一条韧带所形成的另一个圈也有类似性质，起腱的出口作用……

此三条肌肉有一联合起点，在跗骨上第一个述及的是从足踵上部与足的下部相接，它在皮肤下近表面处，起自附着于肉质部分的柔弱韧带。第二条肌肉的起点是在上述肌肉之头的终止处，在距离第二条肌肉的起点不远处，它即以一圆形之腱而终止，此肌肉全长都是纤细的。第三条是将全足向上旋，它发自足踵的其余部分，此肌向上伸足，斜向内侧，而与大趾相结合的肌则向外弯足。当同时伸展时，它们就将足直拉向后方了。

9. 前辈所不知的足部肌

以上这些肌肉是已被我们的前辈所讨论过的，即便讨论得不是十分完美和精确，至少也是相当好的。现在我将讨论的则是他们几乎完全不知道的肌肉。

第一个，虽不算长，却是颇粗颇强的，隐蔽在膝后关节［腘肌］中。你移去背侧，下行达腓肠肌的诸肌后（我在前面早已讲过这些肌的解剖），即可找到它。此腘肌位于其他肌头之间，几乎占据此处小腿的整个宽度。

它起自股骨外上髁的极强韧的韧带。你若解剖开关节的韧带，即可找到它。此韧带发自股骨和腓骨的外部，将它们固定在一起，并屈曲整个关节［弓状腘肌和外侧韧带］。此肌部分隐蔽在韧带下，自腓肠肌的肉质处斜而向上绕过膝背侧到达其肌头所在的髁。

它的头在髁处形成，且在将整个关节联结在一起的束状韧带的内部和前方。你若拉起它的头即可见小腿弯曲。伴随肌肉，胫骨也缩短了。胫骨周围虽然有肌肉，但附着胫骨的肌肉很短。你若移去小腿的肉并将足剥露，你便会容易看到。胫骨由我们现在讨论的韧带和肌肉牵拉向后，稍稍向外弯一些。

此腘肌迄今未被发现并不奇怪，因其肌头是隐蔽着的。但是对于足部的这些肌肉，我说不出何以它们被忽略，特别是被那些研究过手部七个内在肌的人所忽略。在这里他们又忽略了那些深陷在骨间的肌肉，如我所讲过的，虽然不是明显的七个。

在足上有四类肌肉（非如手上有两类），三类在足底，一类在上部跗骨上。

最后一类在背侧的肌肉，包含二肌［趾短伸肌和拇短伸肌］。它们产生趾的倾斜运动，类似于手外侧［即手背］上的肌肉所引起的手指运动。

那些在足下的肌与手部的肌相同，共有七条，给每个趾以倾斜的运动。在此七条之中，恰如在手部有两条是自腕部第一骨出现那样，在足部有两条肌［小趾展肌和拇展肌］是自第一跗骨将第1及第5趾从其他趾拉开。其他五条肌以后还要述及。

在较靠下部分的其他肌肉是一些小肌，它们发自胫骨和腓骨的屈肌，然后在每一趾上分裂，这些肌肉的功能是弯曲每趾的中央关节。另外一些小肌是附着在业已裂开的腱上。它们的形状同手上引起手指斜向运动的肌完全相同，数目也是四条。若将我已述及的尽可能向后牵动趾头的三条肌肉加上，则其总数即为七条。

还有两足中的肌肉，在附着骨上的肌肉之下，与在手中尚完全未为人知的那些相似。倘若你移开全部的腱，像在手上那样，自然会看到它们。它们的整个排列、数目和功能都与我前已述及的手部诸肌相当。两个位于第一关节前方的，将趾弯到相当程度，共同形成一平衡运动，但是每个分别稍向侧转向。有时它们互相联结得紧密，看起来好像每趾上只有一条肌肉。这些肌解剖完毕后，四肢上即再无其他肌肉了。

10. 小腿和足的一些韧带

在臂部，你已考察过各骨的韧带。同样，现在来考察一下全部已显露出的关节的韧带。首先是髋关节，此关节与所有关节相同，有一包裹着它的韧带［囊韧带］。第二个，隐蔽在关节的深处［圆韧带］，将股骨之头系到髋骨凹穴［髋臼］。它是如此之强韧，可称为一"软骨样腱"。

考察一下围裹的韧带，看看它的各部分是否一样厚、一样强，是否各处不一样，同样地来考察膝关节以及足上的关节保存韧带均一的能力，因你若牵伸、扩张这一部分而使另一部分皱缩，则前一部分会变得脆弱。在这些关节上你会看到，包裹韧带的各部分并无大的突出，只有在足上会看到一些，这我以后将指出。

然而，膝关节还有另几条韧带［除束状韧带之外］。其一是深深在下的十字韧带，可与隐于髋关节的韧带相比较，唯膝部的是双股的，其另二条在一侧［侧副韧带］。在外方者——我在叙述被解剖学家们忽略的膝后面的肌时提及过它［腘韧带］联系股骨和腓骨。它的通向腓骨的下端是在这一条肌肉［腓肠肌］之下，此肌之腱绕过跗骨外侧，我说过是直抵大趾的第一关节。此腓侧副韧带是在腓骨的近正前方，而非偏向一旁。内侧［胫侧副韧带］韧带较外方者细而弱。它同样是起自股骨内上髁，同样不是恰恰附在胫骨的旁侧，而是靠近前方的。

在膝关节，尚有一些软骨质韧带［半月板］，包裹着胫骨的每个髁。它们在胫骨的凹穴毗连之处相遇，它们在此处产生一单个强健的软骨样腱，插入胫骨髁之间的部分［前十字韧带］。它一方面分开关节——因它在胫骨头处的窝和股骨髁之间，一方面逐渐裂开，而胫骨头处的各窝之间的间隙好似是空的，不过动物活着时它的位置是高得多的。

我将接着来考察足上余下的韧带了。首先要讲你将其移开以观察诸腱的那些，它们之中有些并非只为关节所用。比如是骨的一部分的那些［屈肌支持带］，它包裹在足背部屈曲足趾的腱头，又如附着在胫骨末端的那个［伸肌支持带］，它紧扣住腱，向背侧屈曲整个足。还有些腱插入其中的那些骨，具有从一骨伸至另一骨的韧带，有如在表层从胫骨末端延伸至跟骨的韧带［三角韧带］，既与其下的腱结合在一起，同时又夹住骨。这样，在前方将胫骨固着于腓骨的韧带［伸肌上支持带］，一方面将胫骨与腓骨缚在一起，另一方面又起着位于下面的诸腱的盾牌的作用。恰如前外侧韧带［腓骨肌上支持带］保卫着那里的诸腱一样。不仅保护着并安全地裹夹着它们，并且坚固地将腓骨缚于跟骨上。这样，这些韧带在骨间平均分开，它们将骨同其下的肌肉结合起来。

你还会找到另一些韧带。它们仍然是关节所特有的，并更纤细。你会认出这些韧带大多隐藏在深处，也有些伸至外面，如那些保卫诸腱的。譬如有一略长而不若其他韧带坚韧的韧带［距腓前韧带］，它与前方的韧带发自同一根［胫腓前下韧带］。后者附着于腓骨，而距腓前韧带自身并不联系胫骨与腓骨，在较下处它走向外侧区域，向下经过几乎被隐蔽起的距骨前方的突起部。它的末端抵及足跟之骨［跟腓韧带］。在此韧带起端之下有另一韧带［距跟外侧韧带］，起自腓骨之末端，与包裹整个关节的囊状韧带相连。它的末端在足踝的稍后侧，直接越过关节走向腓骨。

在此韧带之近旁，胫骨之底有一更为纤维化的软骨性的韧带［三角韧带］。通过它，胫骨连接到距骨的内侧表面，就在此处它与胫骨相连。与此相同，另一在外侧的韧带将腓骨连于距骨［距腓后韧带］。第三个，它发自距骨上颈的根部［距腓后韧带的部位］，进入跟骨。还有第四个，在前面，将距骨之头系于舟状骨［距舟韧带］。

全部这四条韧带都是将舟状骨联系于四周之骨，并且都差不多是纤维软骨性的，就如系在髋和膝的关节深处的那些一样。从而在足上，距骨以关节与四根骨相连，它的纤维软骨性韧带向下通至深处的每根骨，外至腓骨，内至胫骨，下至跟骨，前至舟状骨。

像腕部所有的骨都为强韧的韧带包裹一样，跗骨所有的骨也都为强韧的韧带所包绕，而且在更大的程度上如此。它们有些是由某些小而坚牢的别种天然连接物相互联结起来的。

11. 论爪甲

现在关于爪甲的性质尚待解释。此解释有两部分，一是对所有由同质性微粒构成的物体，一是单独对爪甲。有人认为它们是由骨、腱、皮肤混合而成，有人认为还有肉的成分。显而易见，所有这些东西的性质爪甲都具有一些。不过不可能看到爪甲的实体是由这些东西构成的，因为每个同质体都是由动物的基质物质自然形成的。前臂并非自上臂产生，像神经是由脑产生的那样。腕也并非由前臂产生，指骨也不是产自腕。联结一件东西［如骨与骨］与由一件东西生成，这之间有不小区别，如树枝生自树干，细枝生自大枝，又如动脉和静脉是［自它们的主干］分来。因自一件东西生成，则必有这件东西的性质，以说明是它的本质的衍生之物。神经是脑本质的衍生物，但爪甲则不是指尖或趾尖的衍生物，而是另一种本质，有如房屋的石头和砖瓦，各不相同。

生物构造的方式好似人类制造身外之物，把各个不同的物质放在一起而造成一个整体。他们将这些物质牢牢联结在一起，来制造由这些物质形成的东西。砖并非由瓦或石所生出，而且还有一些物质，如黏土、胶、钉、螺丝以及绳子发明出来，以接连这些。有时，所用的方法只是一种并置的方法，如钉上的东西或安装上的东西。大自然的作品亦是如此：有些东西安装上去，像把牙齿安装在齿龈上；有些好像用纽扣将它们合拢在一起，如颅缝上的几块骨头；有些好像用胶粘连起来，如那些用软骨结合在一起的；有些好像用黏土连接起来，如那些用韧带缚在一起的。

爪甲由一韧带及一肉和皮肤的自然结合物联结至最末端的指节，前者完全放在下面，后者围绕整个爪甲根外侧而生长。不仅有一神经，还有一动脉和静脉抵及此爪甲之根。爪甲的滋养、生命和感觉即由此而来，像其他部分一样，但其他部分都非由此三种组织结合而来，更非由它们混合而成，如埃拉西斯特拉图斯（Erasistratus）所设想的那样。他提出一显然同客观事实相矛盾的意见，因各器官的组成物质显然不同于这三种组织的本质，我在拙著《论希波克拉底的解剖学》中，对此曾有说明。

胃、膀胱和子宫，每个器官都是大自然造成这样的。每个器官都有它的神经来感觉，还有动脉和静脉来维持营养和生命，这些都可被证明是分布于它们的全体，如灌溉渠之遍布于菜园。但是爪甲却非如此，因为其是自下而向上生成的，像头发那样。亦如头发，它们是宜于不断更新和不停生长的，因为它们是要磨损的。

爪甲作为一种不同的物质，与动脉、静脉和神经在其根部联结起来，以保持生命、营养及感觉，并且它被固定于骨和皮肤上，以免松弛无所凭借，因它毕竟像其他组织一样，也是联合于整个机体的一部分。然而倘若鉴于它比肌肉和皮肤硬，比骨软，而主张它是由这些东西的组成物质复合而成，那么就一定要说，其他一切组织都是这样生成的。软骨是由骨与韧带混合，韧带是由软骨与神经混合，神经又由脑与韧带混合。因神经是这两种混合的中介物质，它并非由脑与韧带混合而造成的，而是仅由压缩而形成的。冰是由水遇冷冻结而成的，那么如果让他们说的话，冰也是由水和石互相完全混合起来而生成，因为他们认为，作为两种物体之间的中间物，而不具有它们的功能和结构的每种东西，都是由这两种物体混合而生成。

第三卷　论手足的神经、静脉和动脉之解剖

1. 供外科所用的浅表部分解剖学知识

有些人忽视在医疗技艺上的实践，而宁愿重视诡辩的理论。他们很少去注意四肢的精确性质。然而，如果他们对正确打开的一条静脉未曾有足够的学习，他们怎能治疗脱臼，简单的也罢，复杂的也罢，或治疗骨折和骨的坏疽病呢？他们又怎能打开脓肿或切除坏疽，或恰当地取出飞箭和碎片呢？我希望初学者实际操作所有这些方法，首先因为我明白它们的必要性，其次因为倘若如他们所想的那样，学习这些方法只需很短的时间就够了，那么无知的耻辱要大得多呢。

那么，四肢是由骨、韧带、肌肉、动脉、静脉、神经以及所有这些的外被即皮肤所构成的。关于皮肤的性质，那些自命为解剖学专家的人在某些地方是错误的，主要是手掌和足底。由于这种无知，某个有声誉的外科医生在切除一腕部湿性坏疽时，竟使手掌丧失知觉。不久以前，有一位医生治疗这一部位的疾病时，我也在场，我向他指出从手的无毛部分下面附着的腱开始，腱由此变宽，进入掌腱膜的区域，并提醒他注意不要切断它，这样病人得以保全了他的手掌的感觉力。因为若是此腱失去活力，而你已预先指出结局是要丧失感觉的［由于伤害到正中神经］，则你可免受谴责。若是此腱像有一次那样，被尖利的箭所割断，医生只要事先说明后果，也是会免遭责备的。

即便如此，关于手掌、足底以及有关的动脉、静脉和神经的许多知识还是以知道为宜。首先，各手指和足趾的感觉和运动不是依靠同一神经。其次，在所有下行至手指和足趾的神经中，在上肢经过臂和前臂，在下肢经过股和小腿……有时他们在股部切割神经，致使几个手指或是脚趾失去知觉或不能运动，这是由于他们对于神经无知，才会导致这种事发生。由于有些医生对于静脉和动脉没有足够的认识，无法避免在手术时伤害到它们，所以还有数以千计的不幸事件发生。如他们在割开骨或切开脓肿时将重要的静脉拦腰割断，有时甚至将大动脉切断，引起无法控制的出血。还有些医生在切开静脉时，切到了动脉。

我有一个病例，病人两小指〔第4指和第5指〕及中指之一半丧失了感知觉，因病人是知名的诡辩家，所以大家都知道此事。第三医学学派〔方法论学派〕的医生们治疗过他，他们对病人的手指表现得大惊小怪，好像只是手指有了病，而不知病情是起源于神经自脊髓最先发出的地方。方法论者们对手指施加涂敷，使用一种先"松解"、后"上敛"的方法，他们喜欢这样讲，却不去探求病因。他们只认识到手指出现了一种无知觉的麻木状态——似乎是偶然发生的，但情况愈来愈严重。

病人因涂敷药剂无效，转而向我求治。我问他的上臂或前臂是否受到过什么打击，他说没有。我又问他脊柱上部是否曾受到过撞击，他回答说，三四个月前他曾从车上跌下，摔到地上时，他的背部（就在脊柱上部）撞到一块尖石头上，当时疼痛甚剧，六天后不再疼痛，但至第15天时，他轻微地感到手指丧失知觉和麻木。这种感觉不断增强，直至今日。药物无效，我推究其理，认为是在通向患指的神经根部继发了炎症，作为后遗症又产生了硬结，虽不导致痛楚，却使得此神经分布的各手指丧失知觉。因而我将治疗从手指转向原本遭受撞击的部位，结果治愈了此症。

我见到的这类情况甚多，讲一整天也讲不完。病人中有受伤的兵士，有斗箭的勇士，有普通百姓——人有旦夕祸福。那些对解剖学无知的人在这时常常窘相毕露。一方面，他们在手术操作中，可能会割断某个神经——神经的确很小，力量却不小——从而破坏了身体某部分的感觉力或运动力，或两者全都破坏，另一方面，由于未能事先说明创伤的后果，病人要他们对伤害负责。

我觉得关于四肢及其他部位的解剖知识是十分重要的，却又是完全被忽视的。我因此决心在四肢的肌肉解剖学（这是我的第一步工作）上相继加入动脉、静脉和神经的解剖学，以此来鼓励从事解剖的青年人第一步先从这些浅表部分入手。因为他们每天看到那些熟知心脏瓣膜的数目及性质、舌肌的结构和性质，然而却不知道浅表部分解剖学的临床医生们，在诊断和局部治疗上时常犯下严重的错误，相反，那些熟知浅表解剖学知识，而不知别人所知道的知识的那些人，却不断地获得成功。

2. 移动皮肤之注意事项

现在让我们开始叙述解剖血管和神经的主要方法。首先还是讲整个臂部，我们可以从希波克拉底的话开始。他说："人类的足是由许多小骨组成，像臂之末端（CHEIR AKRE）那样。"他说"足"的时候，未加形容词，但加上 AKRE 修饰 CHEIR，因四肢在其名词上是不相同的，尽管构造类似，如股骨指下肢，肱骨指上肢，脚属下肢，手属上肢。在靠近手的腕关节处开始，裂成手指的部分被称作 CHEIR AKRE，正如下肢之末我们用来走路的部分称作"足"一样。我将使用这个名词，称整个四肢为 CHEIR，不加修饰，当我拟特指从腕向下的末端时，即说是 CHEIR AKRE。

上肢当然是自肩关节开始的，肩胛骨的颈部在该处与肱骨之头相联结，所以你若在此切下全臂，就很便于单独解剖它，你业已时常看到我展示它的各部分。

操作的第一步是要将皮肤与下面的组织分开。然而千万不要像皮匠做的那样，将皮肤下层的膜〔筋膜〕连着皮肤一起取去，营养静脉正由此膜经过而抵皮肤。你必须留下此膜，从其上方割断皮肤，一开始就要用一锋利柳叶刀。在你手中的肢体上选择好部位，去掉皮上之毛，使足够的皮肤裸露出，以备最初的切割之用，因这样你才切割得好。在第一次试割时，可能遗留下一部分皮肤未能割去或把皮肤下面的膜割断，这都是难免的。以后第二次、第三次不断试割，增加一些或减少一些切割的深度，不久即会掌握得很有分寸。

在将皮肤与膜分离开时，你必须使柳叶刀斜向皮肤，若是将刀向着膜则易将膜弄伤，而刺穿皮肤却毫无关系。这个操作很令人厌倦，所以你若是要展示臂的各部分给旁人看，最好是在他到来之前移去皮肤。若是参与解剖的你的同事愿意让别人看看，那就在他们面前完成此操作。因为此工作需要高度专注，因此需要真正想获取知识的人来做，并且还要不怕麻烦。我常让某个同事来做此项工作，可是结果总发现有些地方的膜撕破了，有些地方又附在皮肤上了。在出现这类情况的地方，皮肤下面的静脉和小神经就无一能找到了，尤其在猿更是如此。诚然，如马、驴、骡、牛等这类大牲畜，这种情况下也不是完全见不到静脉和小神经，不过若是膜已从下方相连的组织上撕离，就不可能清楚地去理解了。而小的动物，筋膜一旦发生这种情况，表层的静脉和神经就将完全破坏了。

当全臂皮肤都剥光时，应将膜完整地保留在其下面的组织上。在尚未干燥之前，考察此膜表面的静脉和神经。这些静脉和神经在每个解剖体上看起来并不都一样。一则因为有些猿天生小一些，二则因为肥瘦不一。瘦的动物神经较易看清，肥的则隐蔽不易见。当有血液充满时，表层静脉清晰可见；当无血时，就看不清了。然而，无论在哪种情况下都应该设法观察，并记住表面的神经之"根"及其径，以便在切开时可沿着它切。这样，切断的神经将很少或没有。但若用刀横切，就会割裂许多神经，所以应设法避开"根"。要知道，譬如树木，砍去一大枝或小枝，对其伤害有限，而你若切断其根，就将树木整个毁坏了，神经亦是如此。你若将一条"根"切断，则自那条神经而来的知觉的区域即会失去知觉。

你若是还记得第一卷中详细阐述过的肌肉解剖学，你在此将毫无困难地学会找寻遍布于皮肤的神经的起点。但是你若已经忘记，请暂搁置此卷，而回顾一下第一卷。在对于肌肉的位置有了清楚的了解之后，再看下面的。假定你能够做到这一点，我就继续往下讲了。

3. 上臂的神经

在第一卷中，包裹肩头的肌肉［三角肌］的性质已向你们解释过。希波克拉底对于此肌这样写道："至于上臂，倘若有谁要剥去肩上之肉，他即要剥去此肌伸展所及的区域。"关于这部分我希望你们将此肌牢记于心，因为在此处产生一希腊字母 Δ 的形状，有人称此肌为"三角肌"。现在所讨论的这部分，围绕着肱骨之头，同时也正是臂的起点。此三角肌的形状为三角形，在其尖端有指向肱骨的肌肉附着。

当你清楚地看到臂外侧的三角形的顶端时，睁大眼睛即可看见一些小神经，纤细如发，自深处生出腋神经的上外侧皮支。它们很像小灌木丛之细枝，起自一干，但角度不同。有些细枝直着生长，有些斜着生长，这类神经的通路亦是如此。自其起端，有的沿臂而行，有的走向两侧，越过上臂的中段。这些神经包括桡神经的臂皮支。下面较靠外的部分是由另一根而来的小神经组成的网，此根亦是自下向上生长，并向四周分布，包裹着肘关节周围区域的、靠外方和下方的神经［桡神经的下外侧皮支和后外侧皮支］。

你大体上得姑且承认我对这样的皮下神经以及小静脉的描述，因为它们不是保持连续不断的。并且，它们的位置、数目和口径都不总是像大血管和大神经那样能精确确定。然而，它们总是起源于那些"像小灌木丛"的血管和神经干。

这些大神经之一［腋神经］来自与三角肌交缠在一起的神经，另一［桡神经］来自走向上臂中之最大的神经。后者缠绕于［肱骨］背侧的肌肉，然后通至臂外侧，在被称作 KONDYLE 的靠近肱骨突的较高处［肱骨外上髁］抵及下臂。

腋神经之一小部穿入上述之点［即上臂外侧］，而余下分布至三角肌的则完全通到皮肤中［如上侧皮神经］。于是这些［即腋神经和桡神经］乃是上臂外侧皮神经的两个来源。

前面的皮肤，在其上区从自脊髓进入上臂的第二神经［桡神经］的第一分支接受小神经［下外侧皮神经］；在其下区，肘关节前方，则从由脊髓而来的另一神经［肌皮神经］，此神经从开始即是一条，属于更常见的神经，但是上臂内面和后面的皮肤，直至肩胛骨之末两端，缠绕着另一神经［肋间肱神经］，此神经自第二肋间隙而来。此神经与其他神经相同，亦自腋窝抵达上臂。无论是谁想要精确考察这些神经，就必定要首先将解剖学家们所忽略的一条小肌［胸小肌］切除掉，因在其下有分布于该区域的全部神经通过。

首先在表层。然而在此肌之下，有前面我讲过的自第二肋间隙而来的那条神经［肋间肱神经］。它完全分成小支在后侧和内侧进入上臂之皮肤。

其次，在较深处，将腺、膜、血管移开后，可见有大神经的延续，有一皮神经［肱内侧皮神经］在上臂，在猿是抵及一小肌［胸小肌］之头所在之处。它始自运动腋窝外部的那条很大的肌［背阔肌］，终于肘的后区内侧。它一经进入臂，立即分为三支：其上面一支在上臂内侧缠绕某些其他部分向后，直抵关节；第二支围绕皮肤的整个后区；第三支围绕全部连续组织并抵肩胛骨。于是上臂的皮肤包含着我们已讲过的神经之起点。至于前臂的神经我将只简单地讲一下。你若先考察了上臂全部神经的性质，则你解剖和学习前臂的神经就容易了，不仅表层的，深部的亦是如此（图 6）。

既然上臂始自肩关节，就也要在此切断并分别解剖，在肱静脉及前方的肱二头肌处开始解剖。你已学过，肱二头肌起自强韧之腱，并以一腱膜插入桡骨之起点。正在此二骨结合之处，你要发现第一个神经［肌皮神经］沿肱骨面通过。在该处，后面的那条腋下大肌［背阔肌］以一强韧扁平之腱附着于肱骨。紧挨此腱有自胸而来最大之肌

U.T. 臂丛神经上干
M.T. 臂丛神经中干
L.T. 臂丛神经下干

P.C. 臂丛神经后侧束
L.C. 臂丛神经外侧束
M.C. 臂丛神经内侧束

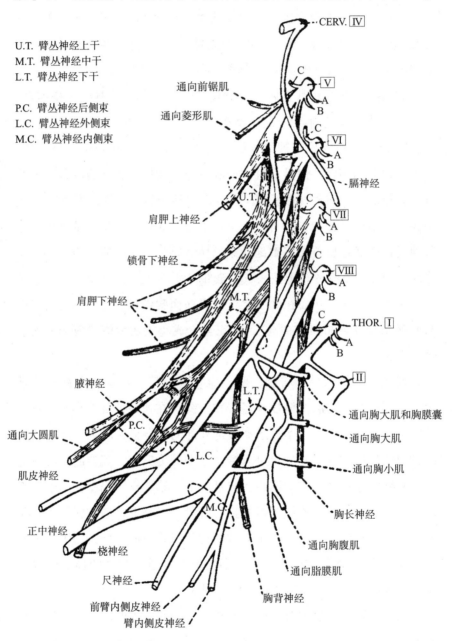

图 6　猿右侧臂丛神经和血管图解

［胸大肌］的腱附着其上［即肱骨上］，此肌较前述之肌肉质较多。在它之旁又是一肩头之肌的附着。

3.1　肌皮神经

自脊髓而来的第一条神经，经过腋窝抵及上臂，进入上臂之处乃在腋的后肌之腱，即运动肩关节的最大之肌［背阔肌］之腱附着之处。它在这里在前肌［即肱二头肌］之下通过，此处肱二头肌之二头尚互相分离。当其在内侧之头下方经过之时，给每一头以一分支。自此处它即直下，并与以一韧带起自锚状突［喙突］的内侧很纤细之头的各纤维相接触，各头合并后形成单独一条前肌，此肌你们已在第一卷学过，是屈曲肘关节的。你若切断上方两个腱之头，并将它们分离直至它们联合之处，则可见到此腱。神经亦自此处向下而行。

你作这些解剖时，可见另一条肌［肱肌］。它较前者［即肱二头肌］位置为低。它在很近处的肱骨上发起，肱骨此处被它所掩蔽着。我讲过，它还掩着三角肌之腱。

肱二头肌的两个腱在其行程中，有时自其中之一，有时自每一个发出腱，有时发出一肱二头肌腱膜，进入前臂较小前肌之各头……

3.2　腋神经和腋神经皮支

［关于此神经之一节文字现已佚失。而有十行都是论述正中神经和尺神经的，与此无关。］故而现在，置这些神经不论，再返回臂的开始之处。

3.3　桡神经

在我已讲过的两条神经之外，还有第三条，靠近第二条，它与通过腋窝的大血管、动脉和静脉并行，深深穿进上臂。此神经与血管一道分裂成小支进入上臂伸展肘关节的大肌肉中［肱三头肌，猿同人的分裂不同］。它以分支供给血管和大肌，斜行至外侧区域。

此桡神经是进入上臂的最大神经。（你时常听到解剖学家们把某个神经、动脉或静脉称为"大的"，不是指长度的不同，而仅令人误解地指直径，好像他们以前使用"最厚的"这词一样。）此神经围绕肱骨并通过背侧区域，在肘关节稍上方向外伸出。在此处可见一分支向外通至皮肤。关于此支我已经在叙述臂的皮神经的部分讲过。至于此第三神经［桡神经］的其余部分如何抵及前臂，以及其如何在那里分裂，你将在以后论述前臂部分之时再行学习。

3.4 尺神经

上臂之大部分至此已然剥露，现可来考察残留在内侧的两条神经之一。在前述三条进入腋窝之处的神经，第三条之稍下，此另一神经在所有这些神经中是首先可看到的，甚至不用解剖上臂的肌肉也能看到，因为其是在皮肤下面的表层。我在讲表层神经的解剖时，已经提及过它，至于它们的整个分布情况，等待以后我讲前臂的解剖学时再加阐释。不过此神经是在上臂肘关节之上方开始其分裂的［在猿，有分支至滑车上肘肌］，并且实际伸展到遍及肘关节的全部屈面，业已分裂成许多分支，只有在屈面的较高部分缺少自它而来的分支，而上臂的前方表层部分、肘的上方，亦接受自此神经伸向它们的分支。［此处或是原文混乱，或是盖伦描述了一个不正常的解剖体，其内侧皮神经起自尺骨之干。］

3.5 正中神经

尚有另一自脊椎而至上臂的第五条神经。与其他同样，它也是通过内侧。此神经其本身各部并不分配上臂的任何部分，无论是表层还是深部，论粗细它像第二条神经［腋神经］，恰如第一条神经［肌皮神经］之像第四条［尺神经］。你可估计出第二和第五两条神经［腋神经和正中神经］大约是第一条神经和第四条神经的三倍粗，其中最粗的还是第三条神经［桡神经］。

你记得我讲过另一神经［肋间肱神经］进入上臂皮肤，乃经过第二肋间肌而来。所以在由脊椎至臂的神经之中，只有两条是形成通向皮肤的分支的［第二条是前臂皮神经及前臂内侧皮神经］，其余五条都是向下深入分布到臂的全部各肌中，只有少数脆弱的分支分布到皮肤中。

4. 前臂及手的神经

现在且置上臂不论，转而研究前臂。你若将皮肤自膜性组织分离开，如我前面说过的那样，即可看到一条神经［尺神经］，亦即在上臂述及过的第四神经的第一个起点，此神经供给前臂内侧的头部分，一直伸延至下部，以及外侧的很大部分［内侧皮神经，在猿有时是尺神经的一支］。在前臂桡骨侧的那部分，后方及前方接受来自其他神经的分支，在前面来自第一个述及的神经［肌皮神经］，在后面来自第三神经［桡神经］。对于手部皮神经的讲述将加在"前臂的大肌的解剖学"部分。

在解剖上臂中，你看到了有五条神经通过肘的屈面进入前臂，但仅有一条［臂及前臂内侧皮神经］扩散进皮肤，它在肘部屈面之上方分裂。

于是还余四条。第一条，我在前面"上臂的神经"中已讲述过它，它在肘部抵及关节的中央［肌皮神经］。第二条，位置较低，抵及肱骨的内侧较下之髁［肱骨内上髁］，此处它最平最不凸［正中神经］。第三条神经［桡神经］，我说过，是在那些走向全臂的神经之上方，抵达前臂时，接触到桡骨并与肱骨的外侧较上之髁［肱骨外上髁］相连。余下的一条神经［尺神经］，即抵达前臂深处的第四条神经，其位置在肘尖与肱骨的内侧较下之头［肱骨内上髁］之间。

如果你追踪天然附着及位置，并按照在第一卷中所学过的知识解剖这些肌肉，你即会观察到它们全体［神经］的分布。你可随意自它们之中任何一个开始，不过也许以解剖上臂所使用的次序为最妙。

经过肘屈面中央进入前臂的神经［正中神经］，在此处产生一很柔弱之分支［吻合支］。此支依傍沿整个前臂表面的近中央而伸展的静脉［前臂内侧静脉］而行，在腕部与带有明显搏动的动脉［桡动脉］相会。然而这个在所有述及过的神经中位置最高的神经，还有另一很柔弱的分支给予桡骨所属的大肌之头［桡侧腕屈肌］，在此支之近旁又有一支，循前臂靠近桡骨的其余部分而行，很像一蜘蛛网［骨间前神经］。在由静脉下面通过之后［此静脉系自肱静脉分支而来］，并穿过我们所切断的神经，这条我正在讲述的神经的其余部分，即斜向而行至属于桡骨的大肌［桡侧腕屈肌］，并伸及前已述及的四条纤细之肌之间的上部［指屈肌］……

现在让我们先来讲讲此外侧的神经［桡神经］，以便不至于妨碍展示那两条剩余的、遍布于前臂及手指前部的神经。此神经在上臂分出分支至肱三头肌。我前已讲过，这以后，它向下伸向肘关节，抵及上臂前肌中的较小的［肱三头肌内侧头］及特属于桡骨的大肌［桡侧腕屈肌］之头之间。它的第一分支进入前臂的外侧部分，分配给该处皮下的表层［前臂背侧皮神经］及腕中。它经过腕部关节时还产生其他分支，并且在从肌头进入伸展腕部之肌即桡侧腕长伸肌及桡侧腕短伸肌之腱外侧再产生分支。

其中之一分裂进入此肌之头，另一不再分裂继向前行……它的末梢通向腕部，与较大之指成一线。它是在背侧分裂，在皮下进入手指的。它分布于两个手指及中指之半，有时在桡骨的末端同伸向它的上述神经的一小支相连。

此第三神经［桡神经］的余下部分朝向前臂的外区。它斜向遍及深部，首先到达腕部的两个桡侧腕伸肌之腱，进入此肌。我讲过，是从其肌肉起端，在产生前述分支之前就进入了。然后它经过接近肘外侧的桡骨之肌［肱桡肌及两个桡侧腕伸肌］。它的颇为纤细的分支延伸至两个桡侧腕伸肌和四个手指的肌肉［指总伸肌］中。其后它以分支通向引致较小之指斜向运动之肌，然后又在转向时以分支通至在小指侧向后弯曲手腕之肌。它的这些分支都是在前述肌肉之起端处产生，距肘关节不远。由此处它即沿那条运动拇指及腕的分成两部分的肌肉［即两个桡侧腕伸肌］而伸展，并且还给予明显的分支。在此行程中，有一段路程直到腕部，有使拇指外向运动之肌腱［外展拇长肌］紧依其近旁，在此肌旁还有使食指和中指外向运动之肌与之为邻。此神经之其余部分则分配给手腕部而不给手指。其最大的末梢分支进入之前我讲过的、那条隐藏着伸展四个手指的腱之起端的韧带所在之处，分支进入深部。

这就是靠近外髁［外上髁］自上方抵及前臂神经的分布方式，我们记得，它是自腋至臂的第三条神经。

其余两条神经［尺神经及正中神经］分配给前臂前方的所有肌肉。你在按第一卷所学解剖这些肌肉时，可以紧紧跟踪所有起自肘关节进入这些肌的神经。你可发现此二神经之分支进入手指的屈肌，并且实际走入除那条据称为第二个走向上臂的肌肉［肱肌］之外的所有其他肌肉。第四条神经，即我讲过的走行在肘尖和上臂下髁［内上髁］之间，进入下臂的神经［尺神经］，以其自身之一部分给予从小指侧弯曲手腕之肌［尺侧腕屈肌］。你可发现另一神经［正中神经］以其自身之一部分给予桡骨的肌肉［旋前圆肌］，并在其前行时，又以一部分给予弯曲手腕的较高之肌［桡侧腕屈肌］，逐渐融入掌筋膜之肌［掌长肌］，并有一柔弱之部分向下深入至桡骨处的小肌［旋前方肌］。

此二大神经［正中神经与尺神经］在屈曲手指之肌［指浅屈肌和指深屈肌］之间行经全前臂，在一肌之上、另一肌之下，它们以其自身之物给予二肌［尺神经实际并非如此］。当这些肌以腱终止时，此二神经之余部即抵及腕与掌，遍布于此处的组织及手指的内侧，较高者［正中神经］分布于两个大指及中指近食指侧之半，尺神经分布于中指及小指。较高之神经在该处伸展，其较低者［尺神经］以一颇大部分送入手外侧皮下之表层，抵及小拇指、无名指及一半中指的指尖，它其余之一半与拇指一起接纳我述及过的神经［桡神经］的整个末梢。手的背面没有肌肉，不似掌侧那样有肌肉。

5. 腋及上臂的静脉

有一动脉、二静脉进入上臂。此二静脉之一即使在解剖之前亦是明显可见的。因它位于表层，在皮肤与其下的肌肉之间。这些肌肉中，有一起自肩峰，在该处变为三角状［即三角肌］。另一形成胸部的肉质部分［即胸大肌］。二者都是以强韧的腱膜沿肱骨前方距肩关节不远处插入。

其后"肩静脉"［头静脉］位于此二肌之间的平面上，循三角肌内侧缘，抵及此肌的末端。由此处它在上臂外区向下伸延，沿着侧面的分界线，触及前肌中之较大者［即肱二头肌］。当接近肘时，它自此肌分离，走向在桡骨旁的大肌［即肱桡肌］。它在该处分裂为三部分，三部分大致相等。其一插入深处：在考察表层静脉时要观看其位置与进程。其二［贵要正中静脉］抵及关节屈面，连接于进入前臂的另一静脉［贵要静脉］之一部分，其最后部分融入前臂外区并在该处发出分支。

在肘部分裂成三部之前，此大的肩静脉［头静脉］在整个上臂近皮肤处都能够清晰看到，并无陷入深层之处，而是明显显露的，特别是生得瘦而肌肉发达的运动员。在整个上臂，它分为柔细之支而入皮肤及表层肌。这在你解剖大的、血液充盈的猿及其他你学过的六种不同类的四足兽时将可看到。当它走行至在肘关节的桡骨肌［肱桡肌］时，它所分裂成的三支，有时是相等的，有时是不相等的，有时这一较大，有时那一较大，但从未有一个大大地超过其他。

走向前臂外区的头静脉的分支发出较在上臂的分支更为明显可见的分支，它与其他将述及的静脉相吻合而完全消融在手前臂中。这些静脉自何而来，你们现在将学到。

穿过腋窝的静脉［腋静脉］较肩静脉更大，与相应的动脉一起，沿全臂分裂成支。

此二血管［静脉和动脉］互相接触，经过腋下而入上臂，神经及进入肌肉之分支以一自然突起［腋鞘］与它们相结合。当它们循前肌之较大者［肱二头肌］而通过上臂后，动脉继而抵及前臂之肌，此时它通向深部，如其在开始时那样。然而静脉则在近关节处分为二支。

一支与动脉一道至深层，并完全与动脉一道分支［成并行静脉］。另一支［贵要静脉］斜行入皮下，瘦人和静脉粗的人可从外面清楚看到。若用绷带压缠臂部，可看得更清楚。

此静脉之第一支［贵要静脉］可看到是斜下走向前臂之骨［尺骨］，它的行程是在肱骨内侧髁［内上髁］和肘屈面之间，但是当在下方达至前臂时，它即同前臂一起向前而行直抵其末端。与它一起发出的第二支行至前臂后不远即行分裂。其分成之支，在下者抵及头静脉，即我讲过的沿下臂之骨而行的静脉。在上者，时常伸向外侧，有时抵及前臂上述的静脉并在到达时即分为细支而消融。脉管沿前臂伸延直抵其末端，有些分支或可见，或不清晰。

……

所有这些位于前臂的静脉，在许多消瘦而血液充足和静脉粗大的人的身上，都不必解剖即能清楚看到，但是要注意周围空气应保持温暖，或此人刚刚洗完澡。你要用手压迫你希望清楚看到充盈静脉之处。你应时常这样做，在许多人身上这样做。这样做的用处很大，其原因有二：第一是由于脉管知识本身，除非你经常做解剖，否则你是无法准确且快速地辨认解剖结构的。例如同一性别的双胞胎，外人不能辨认，熟人则很易辨认。第二，为了可使你自己确信，人体的各部同猿的各部是非常相似的。

所有这些不经解剖即在人身上可看到的静脉，你都可在解剖猿时看到。然而这些动物在深部静脉方面亦相似于人类，这是很明显的。我要求你们经常解剖猿类，以便你若有幸解剖人体，能够轻而易举地剥露出各个部分。这不是每个人都能碰到的，并且此工作也不是一个外行之人靠仓促的学习就能做好的。甚至在医生里面，那些最伟大的解剖学专家，即便他们有充足的时间考察身体各部，也显然搞错了许多。因此之故，那些企图解剖在反对奥勒留皇帝的战争中被杀的日耳曼敌人尸体的人，只能够学习到内脏的位置而已，但事先在动物身上实践过解剖的人，特别是在猿身上实践过的人，却能轻而易举地将要解剖的各个部位剥露出来。一个以前实践过解剖的、仔细的人，他要迅速地从对人体的考察中搜集一些材料，会比一个不熟练的人慢慢地寻找明显的东西，还来得容易。

人们时常在处死后抛给野兽的罪犯尸体上，或弃于山脚下的土匪的尸体上，飞快地看一看他们希望看到的东西。范围较大、波及深部的伤口或溃疡，也能暴露出许多部位，有经验的人会认识到这些部位与猿有同样的构造，而无经验的人则从中得不到什么。由不断解剖弃婴的尸体，人们不得不承认人与猿有同样的身体构造。在我们做的许多外科手术的过程中，如有时除去死肉，有时切去骨头，有过经验的眼睛会明显看出其相似之处。但有些人极度不仔细，甚至在解剖之前就能够精确看出的东西他们也学不到。

6. 静脉放血术

我刚才讲过的前臂及手的静脉，在很多人身上能够在解剖前就看到。譬如，通过腋窝至肘关节前方的静脉在分叉之后，达到屈面的静脉分支，有一动脉在一段路程上位于其下。在瘦而脉搏强的人，你能由摸触和由其运动而认出此动脉，因此你若要对一个脉搏清晰可见的人进行放血，必须远远避开动脉。而若此处只有动脉上方的静脉可见到，而动脉见不到，你尤须特加小心。

首先要看到，当你缚紧臂部时，动脉四周之处肿胀成一很大之包；其次，在此区域膨胀起来时，要切开我将述及的另一静脉，而绝不可切开此静脉，要知道其下面有一很粗壮的动脉。当此动脉肿胀到最充分时，即拉住并向四周牵引位于其上面的静脉。这样在静脉向四周牵引之处，动脉的位置变得较空些，但如果有人用柳叶刀，按照通常进行静脉放血时压下和提起所使用的那种力道进行操作，则它会很快穿通静脉而刺穿下面的动脉。因此，最好是放弃此静脉，转向相邻的静脉，尤以下行向尺骨的静脉中的一条为最好。

如果这些静脉一条也看不到，即转向起自肘屈面静脉结合处的脉管［贵要正中静脉］。此脉管我讲过，是伸延至桡骨顶端的。倘若连此脉管也看不到，即转自肩静脉行至肘部屈面的静脉［头正中静脉］，而假若它也看不到，可是又需要从它那里放血的话，那么必须代之以自它分来而通至肘窝的那条静脉。又如果此静脉也不能看到，可选择向上斜伸入桡骨的静脉。如连这也不行，就用自腋下行至肘部屈面的静脉［贵要静脉］。最后这一静脉对锁骨以下部位的病最有用，肩静脉［头静脉］对锁骨以上的病最有用。但是它们居于我述及的那些静脉后面第二、第三的地位。因上行至桡骨顶端的静脉［正中静脉］对二者都适用。故我给它以第三位。第一和第二位被左右正中静脉所占有。我所要讲的关于整个前臂直至手指的浅层静脉的一切现在都已讲完了。

7. 前臂深层静脉

肘屈面的浅层静脉移去之后，现在研究深层静脉。当浅层静脉移去，肌肉也如你所知地被剖开来，即可看到深层静脉的联结与浅层者相同。而且，它们在会合之后，又分离开来，成对地通过前臂而至腕部，互相并行。其下面者循尺骨而行，上面者循桡骨而行，与以分支通向肌肉的动脉相伴。

下面的静脉［尺静脉］的某一部分，当它抵及桡骨的小肌［旋前方肌］时即出现在外侧，它在此处分支，与该处浅层静脉相连。同时，它仍留在深层的部分则在尺骨内侧与浅层静脉的深部分支相连接。

我讲过，有两条浅层静脉入臂。一条由腋部分出，十分粗大［贵要静脉］，一条小得多，然而本身还是大的，这条被人们称之为肩静脉［头静脉］。

8. 臂的深层动脉与静脉

有单独一条动脉［腋动脉］与通过腋窝的静脉［贵要静脉］一起

抵及臂部。二者都起自胸部，与自脊椎来的第九对神经一道行至臂丛
的下干。它们进入上臂，在这里同第三神经［桡神经］相连。自此处
它们［指臂动脉和静脉］向上臂所有肌肉发出重要分支，同时直向下
方伸至肘窝。然而此静脉在上臂末端分裂为二。其一支走皮肤，其深
层一支与动脉一道伸向肘弯，同它一起的还有肩静脉的一部。然后，
就这样分成二支，与也同样分裂成桡动脉和尺动脉的动脉一起，向前
延伸并分配给直至手指始端的所有肌肉。

我们在腕关节处把脉，即触到桡骨旁较靠上的动脉。在瘦人身
上，此切脉处的动脉和在食指和拇指间的动脉［掌背动脉］，能看到
它们的运动。下面的动脉［尺动脉］循前臂之骨走向小指，它的运动
不能清晰看到，除非其人很瘦且脉搏有力。因自然造化使动脉位于下
面，从不把分支带到明显可见的表面。我以前早已指出过，静脉和神
经亦是如此，故而你不必奇怪在指端的背面找不到任何动脉，因为那
里根本没有。但是手的前部因有许多肌肉，所以有许多动脉，有些抵
及每个手指。

当你切去宽厚之腱［掌筋膜］后，你可看到腕部的所有动脉以及
与它们相伴的、自内侧而来的静脉，因它们的位置是在此腱与屈曲手
指的腱之间，与我以前述及的柔弱神经在一起……至此，我已叙述完
了臂的全部脉管结构。

9. 研究神经和血管需注意之事

你们切不可像阅读希罗多德的《历史》那样对待你们所观察到的
知识，只为了享受。你一定要将它们牢记于心，以便能够精确知道臂
的所有各部的性质。

有些部位既无动脉亦无神经，亦无大的静脉，而有些部位则有一
种、两种，或三种都有。动脉和静脉的效能同其大小成比例，但神经
非如此。有些部位一根小神经都有很大力量，例如散布于运动拇指的

肌肉中的，以及与其相邻、运动食指的肌肉中的神经。因为，倘若只有它们还保持着原有状态，而手上的其他神经都已麻痹或严重损害，其人尚不会丧失全部感觉，他的手也不会完全不能用。倘若中指也未受损，那么手的功能将缺失甚少，即使小指已然损毁。然而，倘若四个手指都保持健康状态，而屈曲或伸展拇指的肌肉遭受意外损伤，则手的全部功能都会失去，因为相关肌肉的活动总是一起遭到破坏的。如伸展拇指之肌被移去，则屈曲拇指之肌暂时还可做它的工作，而将拇指最后一次屈曲，以后它就不能再这样做了，除非拇指先伸展一下。

因此你要充分熟悉每条肌肉的神经，特别是那些有重要功能的神经。倘若要为了取出飞箭和碎片而切除某一组织，或者要切除某个腐烂的部分，或坏疽之骨，应避开重要的血管和神经，不要使其受损伤。

我知道一位马虎的医生，他有一次切除了上臂外侧区域的一大块肌肉，没有造成很大损害。但他后来不管不顾地将柳叶刀径直切入前肌内面第五神经［正中神经］所在之处。用希波克拉底的话来说，他就是"愚蠢的省事专家"。他这样刀尖一转，不仅切断了第三神经［桡神经］和它前面的两根神经［尺神经和正中神经］，并且肱动脉和静脉也被切断，因它们都在此处。当时他被大出血弄得狼狈不堪，只能连忙在切断的脉管四周扎上绷带。过了一会儿，病人的手就没有任何一部分能够运动了，臂的大部分也都失去了知觉。病人用这样一句话向医生大喊道："你割断我可怜的神经了！"。

这位医生确因为一次切除而使病人全臂残废，还有其他人由于对神经的无知而对臂和腿的其他部分做了同样的蠢事。我暂且不谈他们造成的那一切不幸。这都是由于他们未曾留意肘部每条静脉的各部分结构，这些我也在拙著《论死体解剖》中讲到过。

为此，你应经常解剖猿的臂。如果你观察到某些不常见的东西，也有对你有用之处。如我有一次解剖一猿时，看到一小神经［前臂内侧皮神经］位于肘部静脉上。有些著名医生因破坏静脉而受到责难，因为做了切开之后，病人手部感觉麻木，而且这感觉会一直存在下去，这种案例可证明观察到前述神经是有用的。我向批评医生的人说明，这种身体结构上的特异性有时是存在的，从而使医生免受责罚。我在说服那些控告医生的人时，不仅请了证人为医生作证，而且还指出我刚刚述及的静脉上的现象的记录作为证据，这记录在我做的关于每个解剖体的解剖学笔记中。

10. 股部神经

我解说的解剖至此已在臂部成功地完成了，让我们再来进行腿部的神经解剖。有四根皮神经可在股的始端看到，它们的数目与通至肌的大神经相同，因其是自它们分下来的。

［a］一自上而下行，自前肌至其四周的皮，并在该处分配［股外侧皮神经］。

［b］在它内侧有一神经［股神经前皮支］，经过腹股沟，而抵大而细之肌［缝匠肌］。

［c］第三个神经［股后侧皮神经］，其检查较之前所述二神经为难。

［d］第四个神经［生殖股神经］，此神经更难辨认出，它位于腹股沟旁耻骨的穿孔中。

有形如蛛网的很小的神经，向外而抵皮肤，有一些比这些肥大，有一些像强韧的头发，还有较粗的带有明显可见的根。那些伸延在前肌上的［上面a类］，其上带有一强韧之膜，当四周的皮撕下后，即可看到它是起自前中区的。那些通过腹股沟的［上面b类］，抵及柔弱而细的肌［股薄肌］，在股和小腿的内侧区黏合并缠绕。它们循［隐］静脉而行，一直到达距骨的内侧附着［隐神经］。在近尾骨处走出的神经［上面c类］，几乎股的整个后面和外侧部分都自它接受分支。［股的］末端近膝处是例外，因此处有另一神经［腓肠外侧皮神经］在阔大之肌［股二头肌］之旁走出。如此在其末端，如我已讲过的，有一小段神经自耻骨之孔而出［上面 d 类］，缠绕着股的内区。另外的一些神经缠绕着股的外侧部分［腓肠外侧皮神经］，因为内侧是接受循股静脉而行的神经［隐神经］发出的分支。

小腿后部的其余部分有一属于小腿的神经［腓肠外侧皮神经的一分支］，乃自缠绕腓肠肌的神经分裂而来。前部则接受缠绕小腿前肌的神经的一部分。

当你业已考察完毕这些小的皮神经后，即解剖臀部四周的全部肌肉，如你在第二卷所学过的那样。当它们彼此分离后，大神经的分支即可清晰看到。它们像所有的神经一样，循肌肉之间而行，将分支给予肌肉。你除掉由深层神经分来的皮神经，可看到四个起端，一经认出它们，就会使你辨识出大神经。不过即使不管这些表层神经，在进行肌肉的解剖时，大神经的起端亦肯定可被认出。

大小相等的神经的起端有三个，我将先讲它们。此外尚有第四个最大的神经，分二叉，对此我以后讲。

大小相等的三个神经干中，第一个股神经只分裂给前屈肌。

第二个神经［股屈肌神经，为猿所特有］循大脉管而行，以纤细网状分支给予它们以及邻近的肌肉。它下接股的最大之肌［大内收肌］，上连柔细之肌［缝匠肌］，在股的诸肌中此肌我们第一个解剖。

最后第三个神经干［闭孔神经］，经由耻骨的大孔而出，穿过其中的二小肌，一在外侧，一在内侧［闭孔内肌和闭孔外肌］。如你所知，这些运动髋关节的肌肉是为解剖学家们所忽视的。此神经在通过肌肉之前一分为二，一部分向上而行，散入起自耻骨之肌［股薄肌］，此肌是你们学过其解剖的第二个。另一较大较靠下的部分，由穿孔及其旁的小肌通过而出，分散而入股的最大肌，并发出一些很柔弱的小支，位于其旁的各小肌［股薄肌］。

你考察完毕这三个神经起端后，再来考察第四个神经［坐骨神经］，它属于下行至小腿，并分成分支而入趾尖的二大神经［胫神经和腓总神经］，这一个当臀部肌肉解剖后即可一目了然。在第二卷讲髋关节的肌肉时已对你们将臀肌讲得明白了。

与这些一起，让环绕臀部的第三肌之头也解剖开，此肌我讲过，是起自髂骨的。此大神经［坐骨神经］可看到是位于其下，它同自它分出的那些柔弱的小神经一道从髂骨的内侧部分走出。这些小神经散布给在外侧环绕关节的所有肌肉［梨状肌、髂肌、腰大肌及腰小肌］和将关节后拉的表层的第一条肌肉［臀大肌］，还有其下的大的肉质肌［臀中肌］，以及此肌下面的几条小肌。一条小肌［臀小肌］起自髂骨；另一条［梨状肌］起自骶骨，颜色永是黑的；第三条［闭孔内肌］自耻骨而至股骨大转子。

这些柔弱神经总是上行而进入这些肌中，有时且以分支给予上述各肌之头。但在此之后，只有那最大的神经可见到是通过股的后部，它以一很大的分支给予那条粗肌［臀大肌］，另一明显可见的给予另外三条肌肉［臀中肌、臀小肌及梨状肌］，有时还给予股部最大之肌［大收肌］。那条粗肌［臀大肌］像别的肌一样，在上面肌头处接受一神经，此后再接受一根，但是那根大神经［坐骨神经＝胫神经＋腓总神经］继续不分支地通过股的中央向前行。从这条联合神经发出那些我前面讲过的通至皮肤的神经。以上就是股部的神经。

11. 小腿和足的神经

现在来研究小腿上的神经。只有两根大神经进入小腿。在那条粗肌［臀大肌］解剖后，它们在股的后部明显可见，这我已讲过的。一根进入小腿中，另一根延伸很远。后面这根神经与膝关节紧密接触，并向后而至小腿的内侧。

它抵及小腿的始端，并在此处开始分离，其较小者［腓总神经］至外侧肌肉，较大者［胫神经］至内侧肌肉。外侧之较小神经即在腓骨之头下方通至小腿，内侧较大神经在腓肠肌之头之间插入腓肠肌之顶端，此肌你们已在第二卷中学过，乃起自股骨。此神经之一大部分残余通至足的下部，属于另一神经［腓神经］的柔细末梢则分配给跗骨上部，它的某些部分［吻合支，人类如此］抵及另一神经［胫骨后神经］，此神经近胫骨下端处经过腓肠肌。

一个单一的大神经［足底神经，人类是双的］抵及足底，并遍布其各部。此神经是分配于小腿后面肌肉的大神经［胫神经］的一部分，与屈曲足趾的腱一道下行至足底。显然腓神经的一部分与此神经合并起来，因自它发出的小神经也抵及足的上部。

三个小神经的残余抵及足部。其一依傍腿内侧的静脉而行［隐神经］。其二［腓肠神经］走在腓肠肌后面的表层，它就是我适才提及的、在来自股骨的成对肌肉之间进入腓肠肌的神经［腓肠内侧皮神经］。第三个小神经［腓肠后侧皮神经］本身起自大的主要神经［坐骨神经］，它紧挨着循腓骨之肌，自腓肠肌下行，最后抵及足上，分支给较小各趾侧的外跗骨，正如我前面讲过的，坐骨神经是同静脉一道通过全腿，神经末梢延伸至较大的各趾。

在这些之间另有两个大神经的残余各一［腓神经的浅层支和胫神经的跖支］，此二大神经，我讲过是缠绕着小腿的前肌的。这些神经抵及跗骨的中央部分，一个是在皮肤的浅表，在跗关节的韧带上，分布在靠近只属于跗骨的皮肤的部分，而位于韧带下深层者［胫神经的正中和外侧跖支］分配于跗骨上的所有肌肉，这些肌之腱，你们学过，是引致趾的斜向运动的。

12. 小腿的二静脉

有一小静脉自耻骨抵小腿，供养其一小部分。我将以后讲它。另有一静脉，很大，遍布于全腿，乃自腹股沟的内侧而来，自它发出的一些不规则分支通至皮肤。这种静脉有的医生称之为 Sporadikai。那些分布于肌肉中的有一更固定的起端和位置，但如臂部那样，它们的大小不总是相同。

现在我将述及所有通常可见的大静脉的分支。大静脉是腿上所有这些分支的主要来源，在它的起端有一支在皮下的表层，走入股的前面和内面表层，以各种不同的形状分散。另有三四个柔细的散发性分支，分布于皮肤中。在股的中央有另一重要者，与第一个相同，在一窄肌［缝匠肌］之侧显出，在此有一静脉固着。还有两三个小的散发性分支。在这些之旁，有一相当大的分支在膝的内侧，在其旁有另一双叉的，在其后面又有几个同样性质的。所有这些都在浅层，但另有一些在深层与它们相对应。

在腹股沟后的第一个深静脉分配于二前肌［股中间肌和股外侧肌］，在它之后是另一更深且颇大的分支，位于最大之肌［大内收肌］和前肌中之内面者［股内侧肌］之间。自此支分出许多分支，走向几乎所有环绕股的肌肉。再次是我讲过的那条分布于皮肤下的，在它之后有另一条，也是自大分支分出而至前肌［四头肌］，通过深层至股的外侧区。在它之后为另一相当大的分支，向下更深而至最大之肌［大内收肌］，及位于其旁之肌［半膜肌及半腱肌］。在这些之后，如以前在列举浅层分支时提及的，它［内隐静脉］在膝的内侧经过而至小腿之末端，在皮肤中自由地分裂开。在此支之近旁，你可看到自大静脉分出之各分支，进入最大肌［大内收肌］之下部，并在相当深处通过整个关节。

有时大静脉［股静脉］立即分裂，有时直至腓肠肌之起始处，方发生分裂，此时有一静脉［短隐静脉］绕过关节下部而至外区。在腓骨之外方，它分为二叉。其一分叉在腓骨内侧的表层分开而至踝。另一分叉经过外侧肌肉之深处［腓骨动脉之伴行静脉］，以分支给予它们，并在近下端处通过胫骨、腓骨之间，如此胫骨的凸端是为此静脉之末梢及浅层静脉之末梢所共同围绕。

有时大静脉在腘中分裂开，但不管它怎样分法，也不论它是何种状态，此大静脉都在腘中分裂开。一部分经过腓肠肌抵及踝部胫骨之末端，并自此在胫骨、腓骨之间通向足底。另一部分能至小腿处，分成几条静脉，全都在前面循胫骨、腓骨之间而行，它们之末梢通至跗骨、足部及足趾，互相联结并与位于其旁的静脉联结……

13. 下肢的诸动脉

最大的动脉［股动脉］来自腹股沟，在与大静脉同一地点通入股中，你可在瘦而脉搏强的待解剖体上触知它的运动。两条脉管都穿过股的内侧面，其上被窄肌［缝匠肌］覆盖。大小相称的动脉分支也通入其中，像通入所有其他环绕股的肌肉中一样（图7）。

在下肢，如同在上肢一样，静脉也是与通入肌中的动脉相伴而行。然而动脉不与浅层静脉相伴，而总是经由深层而至肌肉。我讲过，在下面深处分裂而进入肌肉的、在股上和沿着小腿的位置的每一静脉都有一动脉位于其旁，但是没有一条浅层静脉是如此的。可由这一事实看出：皮肉发育良好的人，其小腿上的脉搏只有在与第二趾成直线的跗骨处才可触知。我时常在不能触到腕部的脉搏时，而触摸此处的动脉。

在跗骨和足上还有其他动脉，这些动脉充分涨满时，在瘦人身上常可见到搏动。在腕部外侧［系指背部］，我讲过是找不到动脉的，因为此处无肌肉。我刚刚述及的动脉是因为跗骨背上的小肌［趾短伸肌］在该处分布，正如有一小动脉［足底外侧动脉］是因为足底的肌肉，此小动脉伴同前述静脉而到达此处，它们经过腓骨和跟骨的空隙下行进入此肌。

至于经由耻骨穿孔而通入股的动脉，你可假定，我在稍前讲过的关于静脉的一切就是讲的它，其与静脉分布于同样的三条肌肉。

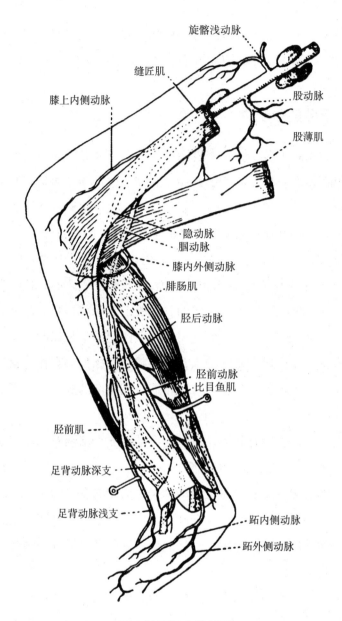

旋髂浅动脉

缝匠肌

膝上内侧动脉

股动脉

股薄肌

隐动脉
腘动脉

膝内外侧动脉

腓肠肌

胫后动脉

胫前动脉
比目鱼肌

胫前肌

足背动脉深支

足背动脉浅支

跖内侧动脉

跖外侧动脉

图7 猿下肢血管图解

第四卷　论面、头、颈及肩部之肌

1. 解剖工作的功用和规则

在《论局部解剖》一书中，我的目的是要就与"医疗技艺"有关的全部人体器官的结构加以阐释。我与老一辈中最好的医生和哲学家们一同遵循这一原则。因之我自手部讲起，因为手是人类近乎独有的。接着自然是腿，因为人类的腿上也有一些动物缺少的东西，只有人才是以两腿完全直立而行走。我们可以看到，猿猴是人的可笑的模仿者，它虽在很多方面有缺陷，还是要像人那样走路，可是由于腿缺乏能直立的结构，易于跌倒。拇指也是如此，它控制人手的活动，猿的爪在这方面的功能是不完全的。

在一些著作中，我提出了两个目标：第一，人体每一部分（它们的活动我已讲解过了）都可精确观察到；第二，促进"医疗技艺"，这是主要目标。只因我看到当代号称解剖学家、庄严学者的医家们，他们轻视解剖学格外有用的部分，而且养成了虚夸的恶习。我就想向青年们指明这点，鼓励他们钻研更有用的东西。我已在第二、三两卷的开头这样做了，并在那两卷中反复强调。那两卷实际已包括了对四肢及身体浅表部分如肌肉、脉管和神经的解剖的全部内容。因为我们是从这些部位，而非从肝、心或肺中取出飞箭和碎片的，我们是在这些部位医治瘘管溃疡、体液紊乱、化脓和脓毒感染的。

我本拟在这两部著作中自始至终都一样安排，但是我看到，对于解剖学中价值不高的部分，人们的兴趣日益增长，而大家几乎都忽略了更为有用的部分。因此我决定鼓励青年研究更迫切需要的东西，而这不能只靠辩论，需要靠教学计划。凡是我要他们先学的，我就先讲。因而，在前三卷讲述了四肢之后，接下来在这两卷中，我就讲整个身体的浅表解剖学，只限于讲与肌肉有关的，从面部和头部开始。

有二柔弱而宽之肌止于颌与唇，起于颈椎突，它们属于被解剖学家们忽略了的、其最主要的成分同周围皮肤相连的那些肌肉，自它们发出一所有肌肉都有的膜性韧带，此韧带联系着两侧的两条肌肉的物质。许多纤维股自肩胛冈通向上，许多自锁骨通向上，终止于面部（图8）。

这些肌肉必须顺着其纤维切开。那些对此无知的人，当他随随便便切过肌肉时，会将纤维割断，致使嘴被朝向一旁拉歪。这些情况大家都忽略了，我在以后要略微强调一下。但是那些对实践解剖学感兴趣的人已经认识到前额皮肤下的肌肉［颅顶肌］及其作用。他们说，额区是被它拉向上的，又说前额皮肤的运动是自它而来。然而外科医生大多不知此点，他们无知地横着切开前额却不知竖着切，结果在这里造成一过大的切口，特别是在近眉处，与眉相连的皮肤被向下拉向眼睑，压迫两眼，以致两眼不能正常睁开，功能受到损害。纤维的方向是自上向下，运动颌的肌肉亦是如此。

然而，那些对于许多诸如此类事实茫然无知的人竟然要问，是否在松果体上没有一些软骨或骨性成分呢？或者在每个心脏中，或在大的心脏中，是否可以找到骨或软骨呢？这岂非可耻。这些问题，我看到比那些有用的问题吸引了现代医生们更多的注意。因此之故，我决定加上两卷，一直讲到四肢的解剖学——这样就构成全书的1/4，在这之后还有第五卷。关于肌肉的全部解剖学，在此诸卷中充分讨论之后，我再按《论局部解剖》的顺序讲，即是我将首先讲到同化作用的器官，然后呼吸器官，然后脑和脊髓中的各部，再然后生殖器官，最后是胚胎的研究。

《论局部解剖》第十六卷是讲动脉、静脉和神经的，我在该书中阐述了对大家来说常见且有用的知识，每一知识的本质都在当下这部《论解剖操作》中加以更详尽的解说。因此我现在必须很精确地讨论它们，因为许多细节在我的早前著作中是略去了的。所以我觉得最好在每一主题之末，都论述动脉、静脉和神经，我也将在叙述操作法的卷别中加以解释，妥善地应用此操作法可使你获得经验。

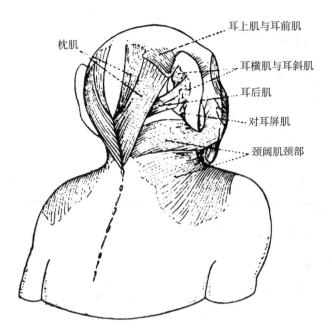

枕肌

耳上肌与耳前肌

耳横肌与耳斜肌

耳后肌

对耳屏肌

颈阔肌颈部

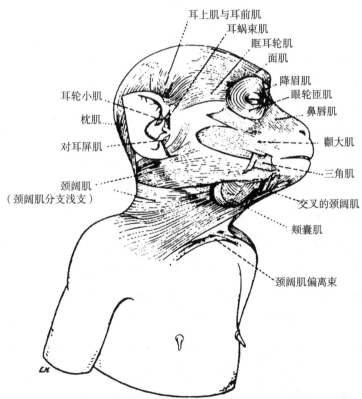

耳上肌与耳前肌

耳蜗束肌

眶耳轮肌

面肌

降眉肌

眼轮匝肌

鼻唇肌

颧大肌

三角肌

交叉的颈阔肌

颊囊肌

耳轮小肌

枕肌

对耳屏肌

颈阔肌
（颈阔肌分支浅支）

颈阔肌偏离束

图 8 猿面部浅层肌

2. 口部的五类肌肉

我们现在继续讲肌肉的解剖学。首先讲运动口及唇的肌肉（颌保持不动）。将牙关咬紧，将嘴角拉向颈的两端，这是可能的。在这一活动中，皮肤被牵向肩峰和锁骨的联结处。此肌肉［阔肌］能在两侧向着颈侧张开口，而附着在下颌平面上的称为咀嚼肌的肌肉则能使其向两个方向运动。颞肌不摆动下颌，它们的自然功能是在咬啃什么东西或闭嘴时将其向上拉，这些肌肉被希波克拉底称为咀嚼肌，但我将总是称它们为颞肌，以避免歧义。我愿意把位于颌上、向两方向运动它的肌称作咀嚼肌（图 9）。

大家都知道，除了鳄鱼，世上所有的动物都是运动它们的下颌而上颌保持不动。下颌的作用有三：咀嚼、闭口和张口。首先述及的口的运动与此不同，因其能在下颌不动时发生。它亦与唇的运动不同，唇的运动又是另一些肌的作用。这样就有五种与口活动相关的五种肌肉，所有这些我都将一一叙述，从我自己所发现的那些开始。

医生们用来解剖的各种类型的动物，其性质与人并非迥然不同，也具有粗的和细的两种肌肉，大自然是要依靠这些肌肉将颌拉向一侧的。其性质与人相差不大的动物，大致说来有六种类型，对此我已说过。在此我是讨论猿的解剖，因为所有动物中，它们最为像人。

用于解剖的猿应当用水淹死，这样不致像勒死那样使颈部遭到损坏。一定要用锐利柳叶刀沿着颈，从颊骨到胸作一垂直切口，刀子要平平地压在皮肤上，以免割断别的。你要切开什么部位，就先剃刮这里，这样会使你惯于做切开。不只是颈部，全身各处都是如此。

实际上身体的所有皮肤都有一层膜［真皮］位于其下，在剥皮时它往往与皮肤一起被剥下。颈部有一带许多纤维的、宽而柔弱之肌［阔肌］，其大致方向与相关的脉管一致。这些纤维止于唇，其起端有多个，有的起自各个颈椎，有的起自肩胛骨和锁骨。其起于颈椎者近于横行，起于锁骨而上行者近乎垂直。它们大多数达到下颊尖并插入

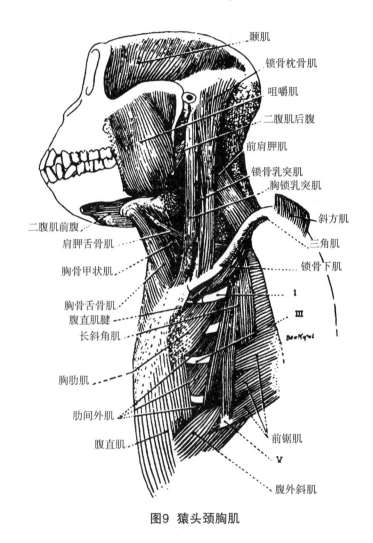

颞肌

锁骨枕骨肌

咀嚼肌

二腹肌后腹

前肩胛肌

锁骨乳突肌

胸锁乳突肌

斜方肌

三角肌

锁骨下肌

I

III

BenKynd

前锯肌

V

腹外斜肌

二腹肌前腹

肩胛舌骨肌

胸骨甲状肌

胸骨舌骨肌

腹直肌腱

长斜角肌

胸肋肌

肋间外肌

腹直肌

图9 猿头颈胸肌

唇中，相互交错，有如荷包被其上的缝线拉起，有些从唇的左方通到右方，有些方向相反。

发起纤维的膜不像其他的膜那样厚和有力，但是相对地韧些，因它是由发自骨的韧带的物质所构成，并具有其性质，此种韧带是硬而无感觉的。因此之故，此膜及全部与其相似之膜应称为"韧带"，因其确实是韧带。为了明白起见，也应称为"膜状的"，因它有膜的柔软性。此韧带发自颈椎棘之梢，并将其全体与肌肉相连。

当然，动物一经剥去皮，此肌〔阔肌〕即不见了，因为其膜一样的韧带也一同剥去了。你能够在一个动物身上做一双重实验，在一边自肌肉上刮下皮肤，在另一边将皮肤连同肌肉和韧带移向椎骨。如果你使膜伸展着，即能在柔弱的韧带上观察到多数纤维，它们一个个排列成行，有如纤维绳。老的动物或新生的动物，这些都可清楚看到。

老的和新生的动物缺少脂肪，脂肪集聚在膜、韧带和腱上，实际也是在所有无血管的冷组织上。新生的动物纤维小，韧带弱，肌质软，故在作目前的研究时，最好不要选择。那些因年老而瘦弱的动物最为适合，因其肉既少而干，纤维质更干。但若无最适合的动物供选择，那就挑选新生的，而不要挑选大的、肥的，因为没有比肥胖更妨碍解剖纤维的了。

在此肌［阔肌］的上面，观察向上行的纤维束，它们起自我前面述及的区域而至颌和颊。那些位于头的前方和侧面的、起自下面的肌肉，有一些来自后面，发自脊椎棘突，在其起端你可看到该处柔弱扁平的韧带。

最好用一穿线的针，圈绕住下颌近旁的每个纤维束，然后用线将它拉出，这样移开下颌两旁的纤维束。每个细条纤维束都这样处理，于是当肌肉切去后，纤维仍保持完整无损。如此当你移开其下面的厚肌肉时，即可看到颈部肌肉的始端。在一侧这样做就够了。在每侧切去下行至肩胛骨、锁骨和脊椎之纤维束，自下面的组织剥去肌肉，并将其每部分拉向止端，以便可看到动物的颌随着肌肉的运动而被牵拉向上。动物必须刚刚死去尚未凉，或者周围空气暖如夏季，否则须在其上倾以热水，因若时间一久，颌四周已凉，即变得像皮带那样坚硬，就难以移动了。

此肌［面阔肌］连续自脊椎后发出，由此走向后头骨的基部，然后通至耳下，接触至其附着，再由此通至咀嚼肌，覆盖其上，如韧带般地与上颌骨相连。如此，此肌［面阔肌］的两侧界限就十分明确了。其余三个分支则非如此分离，因肩胛棘大多联系着该处那一部分肌肉［阔肌的颈部］，但有时纤维束的一小部分也自此通向下方的区域。锁骨的那一部分也可说是同样这样，但无一纤维束如前述那样有分明的界限。

猿类动物的面部肌肉大多如此结合，故看来似为一条。有些动物的面部肌肉的垂直面是相互分离的，有些动物是由少许斜向纤维将其联结，特别是在喉区。这些肌是彼此分离的，动物的颈部愈长，距离愈大。你若移开这些肌肉，就既能展示出颈部，也能展示出面部。

3. 六种四足兽的唇及其运动

我以前讲过，口周围部分共有五种不同的运动，我想最好来将它们全体都仔细研究一下。让我们从唇开始，我说过，一些属于薄平之肌［阔肌］的互相联结的纤维束通入其中。猿的这些束互相交织是明显可见的，而颈部较长的动物则不明显，颈愈长愈不显。颈长的动物这些纤维的交替只微有痕迹，因这类动物前后纤维消失，只有斜的和横的纤维完成整个功能。

这些动物的下颌也较猿为长。在所有动物中，人按其全身比例来说下颌是最短的。人之后为猿，猿之后为山猫，再后者有尾猿，尾猿后有犬面猩猩。它们的颈长短亦如人，而且都像人那样有锁骨。它们有些站得较直，有些较差。全都能够以两腿走路，有的走得好些，有的走得差些，没有其他知名的动物如此行走。在这些之后就属熊类，然后是猪，再后者是所谓"锯齿状齿兽"［大体上指食肉动物］，再后是其他两类动物，即有角偶蹄反刍类及无角奇蹄类。至于不在此六种之内的二足和四足动物，要断定它们拟似于哪种动物并不困难。

唇有其所独有的特殊的功能，因为它们生来就为了完成各种各样的动作而存在，不可能再想象出更完美的构造了。你能将它转向外或转向一旁、引它向内，也能将它伸得很长，也能缩紧，也能放松。在吃饭时、喝水时、说话时，或作其他任何运动时，需要怎样做就怎样做。既然定是附着于皮肤及我们已讨论过的扁平之肌［阔肌之一部］，你就可以在剥下皮肤时将它不再连着皮肤的地方定为它的起端。再者，唇还同颌骨相连，因它的组成中有第三个要素，一种多孔性物质［可能指黏膜］。如此，唇的性质乃是由这种物质、由皮肤和由扁平肌三种要素混合组成的。

唇的侧向运动缘于扁平肌的横行纤维，向下和向上的运动来自组成它的全部物质，并且为了这些运动，大自然以小颏孔穿通下颌骨，并给予其以神经［齿下神经］。这些孔位于颌的末端，处于分支结合的两侧。来自齿槽的神经分离出的神经，自孔中穿过，由此，齿龈、牙齿及周围黏膜有了知觉。

在自下颌剥唇时，要小心不要切断神经。它们与唇的性质一致，自下向上而行。由于这些神经的作用，唇可被牵向下方。其由薄平之肌分出，顺自锁骨上行之纤维，而通入唇之束，使唇合拢。唇的动作如一荷包，被两旁的肌肉拉向左右两侧，当它长度减少时厚度即增加了，反之亦然。恰如若是你在两侧各放一手指，挤压嘴唇并减小其宽度，或者在减小其宽度的同时增加其高度和厚度。这样，同时向相反方向牵动的肌肉的张力将唇角挤向中央，唇的海绵体性质大有助于这一动作。因具有这种性质的物质全都易于放空亦易于充满，当放空时收缩，充满时扩张，关于此点在拙著《论死体解剖》中讲得比较详细。

正如神经自下颌［自第 V 脑神经的下颌支的颏分支］供给此唇［即下唇］，神经也自上颌［自第 V 脑神经的上颌支的眶下分支］供给上唇，在所有的动物都是经由细小的孔。若是这些小孔看不到，你可在同类中较大的标本上去找。（我称马与马种类相同，猿与猿、狗与狗种类相同。）

此上唇与下唇动作相同。它由前面提及过的运动某些特属于上唇的柔弱肌肉的神经拉而向上。自上而来的扁平肌的纤维束将其向两侧拉扯，交织的纤维束将它拉拢。你可在大动物身上清晰看到，它们有些到达唇的起端，而止于此肌，有些互相缠绕。

在打开唇时，下面的穿过嚼肌进至上下唇两侧部的神经［第 VII 脑神经的颞支、颊支和颌支］要用缚线标出，这样你可再行考察其起端。并且要仔细考察某些解剖学家所说的，上下唇都是由两条肌肉所运动，此二肌都斜向到达唇，从上面进入上唇，从下面进入下唇，这种说法是正确还是错误，还有是否每条肌肉多少有些为肌肉纤维所增强的表皮性质。

4. 咀嚼肌

必须清楚说明，运动鼻翼之肌［鼻唇肌］的性质是与我们发现的扁平肌［阔肌］相类似的。此处皮下也有天然结合的纤维束活动鼻翼，而这种性质的纤维更足以说明前额皮肤的特点［前额肌］。但是鼻翼是与上唇融合在一起的［通过提唇肌］，没有为此目的存在的任何特殊肌肉。

在此处自组织剥去皮肤，渐向上剥至颊部。这样做，你即会清楚看到咀嚼肌及伸延于其上、终止于口的神经［第Ⅶ脑神经的分支］。在解剖咀嚼肌之前，先用钩将这些神经提起，然后将它们与下面的组织分离，直至它们在耳后的止端，即将它们放置在这里。要记住考察头盖骨的各个小孔［乳突孔］，它们自这些小孔发出。

但首先要解剖［a］咀嚼肌、［b］颌内口中的肌肉及［c］颞肌，因为此三对肌肉运动下颌。颞肌与内面的肌肉一道，将其上牵，而咀嚼肌则将其转向一边，你必须如此解剖其每一个肌肉。切开自上颌伸展至下颌的嚼肌束，要连续地切，方便观察它们如何彼此配合。在表层上将它们分开，用钩提起，将其剥下并解剖至发出之处的上颌，一直到你接触到下面的纤维。这些肌肉纤维的方向不同，因它们彼此配合而非径直下行。因此，当动物咀嚼时，下颌不仅需要伸展至上颌，还需要稍微斜行，有时向前，有时向后，因这是我们在咀嚼时所必须做的动作。

每一咀嚼肌包括两条肌肉，各由其自己之头出发，终于一共同之止端。止端在下颌，是要移去的。其一头你可在颊部看到，强韧并有腱性，以一强有力韧带包裹肉质部分的物质；另一头循整个额骨，毫不带有腱性。前者将颌稍牵向前，后者则相反，它的特性是将颌牵向后，向后的程度与前者牵向前的程度正相等。你若依次牵动二头，即可清楚看到此运动。

至于你要如何做，请注意听我讲，我要讲的原则适用于研究死动物某部分的运动的全部手术。我们必须将正要进行研究的那些骨上的所有肌肉都除去，仅留下运动它们的肌肉不动。将这些肌肉一直解剖到它们的头。将这些肌肉自它们发出的骨上切除掉，并牵向你，用手指抓住它们，拉到它们起始之处。你若做得正确，即可看到骨的运动，与骨对抗的肌肉插入其中。

为此你必须除去下颌四周的全部组织，任其完全剥露，以观察第一咀嚼肌的运动。如果你不仅自下颌剥下所有其余的组织，特别是所有发自下方的肌肉，而且还将颞肌本身也剥下（这可在咀嚼肌之后或之前解剖），则你可将它们看得更清楚。无论先解剖咀嚼肌或先解剖颞肌，都需切除那称作颧突的部位。当它被切去，即可清楚看到整个颞肌由一宽腱嵌入，被称作冠状的下颌突［喙状突］。

此外，颧骨既已移去，你就可看到三条肌肉［咀嚼肌、颞肌和与它们相邻、隐于口内的翼状肌］之间的相互关系。

咀嚼肌在几处与颞肌相接触，与隐在口内之肌［翼状肌］接触之处更多。因而倘若要说［翼状肌］是颞肌之一部，也难说其为谬误，因颞肌既是附着在下颌冠状突的四周，也就与此第三肌［翼状肌］相连。此第三肌的肌起端，靠近颅的翅状突起［翼外侧板］，下方附于下颌的扁平部。在这有一微凹之处，以供肌肉进入。在它的起端有一大洞围绕颅的翅状突起［翼上颌窝］。

你要先卸下下颌，或是从关节处将它从颅移去，或是切断末端——此处为其两部分的联结处，然后才可能考察此肌。颅肌则只要切断颧骨即可看到了。

希波克拉底说下颌是由两块骨在末端联结在一起组成的，其他一切精通骨骼性质的人也都这样说过，然而不能证明一切猿类都具有此种联结，它们之中大多数的下颌看起来只是一块骨。狗的此联结看得很清楚，而且很容易在此处将颌分开。狗有我刚讲过的那些肌肉，上面述及的各种动物也都有，都是产生同样运动。咀嚼肌是双的，其余是单的。

你必须以实验来看何种动物下颌易裂开，然后接着进行猿类解剖。倘若你打算从一开始就实验猿类，可用一切割刀在联结处将颌分开。请注意颌骨下端和称作门齿的前牙的结合处，用解剖刀切开该结合处即可将下颌一分为二。当你已将其拉向斜侧时，可自内面考察附于下颌扁平部分的第三肌［颊肌］。你将覆盖口四周各部的膜［颊黏膜］剥下后，即可清楚看到它。随它的纤维束追踪，那条起自由翼状突形成的颅的孔穴的翼状肌即可一目了然。

至于咀嚼肌，当它们已如我叙述过的那样，事先准备好，在你剥光并切除颞肌，以便下颌无一处提上或收缩之后，即可清晰看到咀嚼肌如何运动下颌了。但你若先解剖颞肌，则要移去咀嚼肌，并在剥下皮肤和膜的肌肉之后，考察纤维束如何全部集中于腱，然后切除颞肌的所有起端，用力将它们拉出，于是你可看到下颌随之而动，口即闭合。然后用你的手将口打开，再将颞肌拉向上，可见下颌再次随之上升，口即又闭合。

观察了这些活动之后，即切除颞肌，直至看到口内的翼状肌，此肌与口在许多点上相融合。在你切除它之前，可看到咀嚼肌在多处同其相附着。咀嚼肌此时也应切除，以便能够看清楚里面的肌肉，即翼状肌，然后再卸下下颌。卸下下颌可在关节处或在结合处——在将它向后转动时，可以看到里面的肌肉。若是在上述两处将它卸下，则更易进行精密的考察。很清楚，此肌的起端亦是在颅之旁，止端在下颌，它附在下颌内侧最为平坦之处，此处稍凹。它自颅的两个孔穴发出，在翼状突之旁。一旦你将此肌全体连同下颌之半一齐切除掉，即可考察口部的各个部分，首先是牙槽周围的齿龈，然后是齿槽及牙齿。

5. 推迟到以后讨论的眼肌

既然我的意图是要先考察各肌肉，就让我们继续进行吧。我们本应从眼四周的肌肉开始，但是对于眼睑的肌肉甚至在拙著《论局部解剖》中也未加讨论，推迟到了《论尸体解剖》（De motibus dubiis）一书的讨论之后。

要解剖眼区的内侧肌肉，要么是先以一环状切口切开眼四周的肌肉，要么是将整个眼切出来。然而，当你有充裕的机会在较大动物身上进行这种手术时，就不必解剖猿的眼睛了。因此，让我们也将眼球的讨论推迟，推迟到此书讨论对动物身体上可摘下检视部分的解剖时再行讨论。（如我们能摘除动物的脑、眼、舌、喉、肺、心、肝、脾、肾、子宫、膀胱、睾丸、肠、胃等。）同时，如我们一开始计划好的，让我们仔细地考察那些把身体各部位紧紧连接在一起、自身却不属于身体任一部位的较大的肌肉，因为如果不把动物当作一个整体来考察，是不可能凭空想象出这些肌肉的性质的。

6. 前额及颈的肌肉

现在让我们设想我们自己撕下了前额上有如肉样的皮肤。我以前说过，有一扁平之肌位于此处皮肤之下，并与皮肤自然相连。你若将其解剖至肌起端，就会看到它是越来越细的。当你自头部剥下全部皮肤时，你可找到一些肌肉的轮廓围绕耳部，这在别的动物，你不仅会看到轮廓，而且可看到完全的肌肉。在你这样做时，头上的皮肤已移去，而在此之前当你将那条细而扁平之肌［阔肌］暴露出时，额上的皮肤也已移去，从而现在可以解剖那些与头相接的肌肉，以及颈部的肌肉了。

首先在解剖后暴露的表面能看到一扁平之肌，近于三角形，类似几何学家所称为的梯形。倘若你以一与直角三角形底边相平行的直线横切此三角形，就会更清楚地理解我的意思。与此二平行线相连的二直线，其一与它们成直角，另一是倾斜的。与它们成直角的直线起自颈部脊椎骨,此图之底边是肩胛的整个脊椎,与它平行的是一短线,在颅上颈部、近第一颈椎处,联结此短线和底边终止之线是肌肉的第四边,即倾斜之边,它走向所谓的肩峰,有一小段与此处的锁骨相连。解剖此肌时,要从起端的最高线开始,起端始自颅中央颈部,斜伸向侧方的耳根部。

很清楚,这里是一单条肌肉循脊椎两侧而行,而两侧都无肌肉的分支抵两耳,而自颈部开始的肌肉上行距离不及两耳。在第一起端处作一横断切口,将它自下面的组织解剖。向下沿前面指出的边界继续进行,即沿颈椎的棘突和梯形斜边进行,达到锁骨近肩峰处。

设想这已做了,肌肉现已看到了,插进肩胛骨的尖端。我前面推迟讨论的问题于是就来了,即关于将可活动的两部分〔即一起端和一止端〕固定在一起的问题。肩胛骨运动范围很大,头部运动范围更大。如果你在一新杀死的动物身上观察此反应是否来得快,自肩胛骨和头上除去皮肉,并且在此肌之旁试着轮流拉牵它们,则每一端即可各随另一端而动。

然而最好认为此肌乃大自然为肩胛骨而生,而非为头而生,原因如下。第一,当它在颈部被切断,肩胛骨即行下垂,再也不能抬起(这应在活体动物身上试验)。第二,还有其他肌肉从侧方运动头部,而只有此肌将肩向上方拉动。这样,如若我们从肩上剥去此肌,则肩即全然失去这种运动。而肩显然具有这种运动的功能,既然有某一肌肉导致这种运动,则其必为此肌无疑。第三,颈长的动物此肌达不到头部,而是完全的正三角形。因联结直角二边之线始于颈的下部,在达到颅之前即止于颈部。因为大自然从不做徒劳无功的事情,所以不会无目的地将一肌肉带至头上,在这类动物,此肌即使止于较靠下之处,依靠邻近的脊椎的运动,亦能抬起肩胛,而扩展到颈部亦是不必的。第四,肩胛肌运动的证据是有一神经〔第XI脑神经之分支〕自脑下行至此肌,倘若将其切断,肩胛骨的运动即行麻痹,而头的运动则否。然而鲁卡斯的著作主张头是由此肌向下牵至肩的,因他既不知此神经亦不知我们讲到的所有这一切。

但是，批评鲁卡斯或任何我的先辈并非我的目的，只不过附带提一下而已。因为我知道，任何一个热心追求真理的勤勉读者都会发现，其他著者们的书中充满着错误。鲁卡斯确实忽略了运动下颌的一对肌肉。即口内的那一对［翼状肌］，正如他不知颈部的扁平肌［阔肌］，以及刚刚述及的那些肌［斜方肌］。他对于下面讲述的许多事实都不晓得。有些只有他不知，有些其他人亦不知。我因而提醒一切浏览这些书的人，要判断所论及的问题，使自己成为解剖手术的目击者。因我写此书的特殊目的乃是使勤勉的读者能以自修，如果他们缺乏指导者的话。而敦促我写此书以作备忘的朋友们，即使没有此书，也能记起他们从我这里学到的东西，除非他们变得懒惰了。因而我将节制批评我的先辈，只叙述事实，使论证进行得更快。

第二对肌肉［菱形肌，在头部，人类没有］与前已述及的那些［即斜方肌的枕骨部］的长度相当。因它们发自颈部颅骨的同一区域，然后嵌入肩胛骨基底的上角。它们的宽度非常小。与那些甚至不须解剖也看得出很大、在运动员的颈部可肿起一块的肌肉相比起来，它们是既细又弱的。

解剖我们现在讨论的柔弱之肌［菱形肌小头］，其方式与第一类相同，即是自颅的中央区［枕外粗隆］开始。因它们位于前述肌肉之下方，并与它们相似。在此处也有一横的起端，也是在整个颈部沿椎突伸延，容易从下面的组织将其剥下。但前者［斜方肌的纤维］乃是贯穿全颈直至肩胛骨，而后者当其接近肩胛骨时，刚好与位于其两侧的肌肉相融合，并且在达到肩胛骨之处形成一圆形肌腱，此腱循肩胛骨基底的内侧部［脊椎］而行，直达中央，它们也将肩胛骨的底向上牵至枕外粗隆的最突点。

此前论述过的那些肌肉不仅拉动肩胛骨底，而且是整个肩胛骨，当将它们移去时，倘若你的观察如同鲁卡斯一样不仔细，你会以为你看到了所谓的"椎骨肌"，均匀分布在整个颈部。但是如果你仔细地看一看，会看到此处还有许多对其他的肌肉，与椎骨肌有非常明显的不同。不仅猿如此，其他动物亦如此。

它们［椎骨肌］发自与之对应的上一节的脊椎，有强韧的韧带。它们附着于邻近的脊椎，纤维束路径很短。另一方面，前面述及过的那些成对的肌肉［斜方肌和菱形肌小头］，和贯穿颈部的肌肉，完成伸展头部的运动。大多数动物的这部分肌肉都不太长。肌肉自下而上行，好似止于头部，而不是始于头部。

这些肌肉中的第一个夹肌是扁平的一对，横着起自颅骨枕外粗隆的最突点，与先前述及的那些相同。我们称它为长入或长出都没有什么不同。它们是三角形的：一边是述及经过枕外粗隆的最突点之上的线，一边是脊椎之垂线，另一边是联结此二边之线。它们的纤维是斜行的，自枕外粗隆的最突点斜向脊椎［猿此肌与人的很不同，且强韧得多］。

在这些肌的相反方向之下，肌肉纤维斜向前方走向椎骨的横突。这些斜向的肌肉纤维都走向枕外粗隆区，就在每侧形成一个薄层。它们的外形通常是三重的，有时是二重的，会使你以为这不是一条肌肉而是三条或两条肌肉。而当似乎可清楚看到三重时，你会看出一个伸向骨棘，一个伸向横突，另一个在中间。［这好像是描述由头上斜肌、头下斜肌和头后大直肌所形成的三角。］

至于这些肌的活动，当然能够由它们的纤维走向推断出，但可以自颅剥下四周的组织，并以这些肌肉将颅向后拉。显然颅是由所有这些肌肉来向上抬和向后弯的，而向侧面倾斜是由刚述及的其中每一条肌肉的作用。另一方面，这些肌的联合倾斜运动构成直向合力。当一对肌肉，不论是位于上面的或位于下面的，同时伸张时，你会看到头部保持平衡状态，伸张力较小则处于稳定的直立状态，伸张力较强即引致向动物脊背的后方收缩。我已明白讲过，你应在头部和面部的所有皮肉都除去之后再来试图观察这种运动。

我叙述过的这些肌中的三对，你可自颅骨枕外粗隆处开始解剖。它们是长入其中的，从这里解剖较为容易。然后继续解剖到它们的下端，这下端称之为"肌起"或"肌止"都是正确的。

7. 颅后及最上二椎骨上的四小肌

当围绕头部关节的这些肌被移去之后，另外三对小肌即可看到了。我在解剖位于咽部下方的肌肉时，将要讲到这些。

实际后面的肌肉不是三对而是四对（另有一对小的在第一椎骨之旁，为关节所掩，因而不为人所注意）。后部有一对小肌之所以为解剖学家们所忽略，是由于下述原因：第一椎在背面无产生椎突的构造，而且又是最柔弱的椎骨，因此它以第二椎骨环绕自己，形成紧密的联结。因此等原因，再加上将第一椎固定于头部之肌［头后小直肌］甚小，有另一较大肌居于外侧，将第二椎固定于头部［头后大直肌］，这样小肌就隐蔽起来了。在后面覆于其上之肌，始自下面的椎骨轴突，终于颅上枕骨粗隆的中央附近［猿的此肌较之人的相对大得多，并在枕骨部有一宽阔的肌止］。因此肌之故，两条直的大肌亦相互接触，并覆盖整个关节。除非它们除去，否则小肌是不能看到的，但它们都很直地同样自颅发生，而且也是与其他肌相接，与位于其上之肌相同。它们嵌入第一椎的背部，正如它们上面之肌是嵌入第二椎的背部一样。

第一椎之所以没有后突，自然是因为颅必须附着于第二椎，以使头部能向后倾。因此，此处不能有椎突置于下面肌肉之间，像其他椎骨那样，因假使有，也要为其所贯穿或压毁的。解剖这两对肌肉，必须用两种方法操作。或是自第二椎切断肌肉，然后将其拉上，用柳叶刀跟踪至头部，此法比较容易。或是自头部开始而至椎骨。倘若你未触动下面小肌之束，你可看到它们本身，但若在某处触及它们，且将它们切断，你可想到这些小肌肉是同它们上面的肌肉连在一起的。然而无论哪种操作都会清楚看出第一椎的附着情况。

此两对肌肉仅将头向后牵拉。第三对肌肉［头上斜肌］则将头固着于第一椎的横突。它是斜的，其肌起在颅，与第一椎的横突相连接，但斜向旁侧。这样比较小之一对与整个第一椎一起为解剖学家们所忽略，因前二对使人有它们起自一个椎骨的错觉，这是由于第二椎之棘与第一椎的横突在一线上之故。

恰如第一椎的中部是隐而不见的，一则因为它没有棘，二则因为它此处较柔弱，三则因为它上面叠着四条肌肉，同样，第二椎的侧部也几乎被掩蔽，因为第一椎发出的肌肉纤维在此处以横向走势强劲地环绕住它。

第三对肌肉引致头部沿其纤维方向的侧向运动，因所有肌肉的性质都是收缩时接近它们的末端所附着的组织。我已在拙著《论肌肉类型》（*De motu musculorum*）中更为详细地讨论过这些。我劝告愿意从中取得收获的人，要将这些完全弄明白。

尚有第四对肌肉［头下斜肌］需要讨论。它们与第三对成一角度。它们将第一椎固着于第二椎，它们在末梢抵及第一椎的横突和第二椎的棘突。这三对肌肉［头上斜肌、头下斜肌和头后大直肌］形成一等边三角形，即在讨论中的第一、第三及第四对。第二对在第一对移开后才能见到，其他三对都是显而易见的。

我时常不解，为何这位鲁卡斯的著作在其刚故去后出版，他在肌肉解剖中仅仅认出其中将头固着于第一椎的那一对。我适才讲过的那些，明白地证明大家都忽略了第一椎，在以后解剖神经时我还将指出这点。奇怪的是，他们精密地观察了第一对肌肉，却没有观察第三和第四对肌肉，因为在解剖颈和头所共有的肌肉时，这三对肌肉都是一样可以看到的。不过由于他们实际上写下了这样的观点——颈部肌肉是属于棘肌的一部分，故我想，他们不会企图解剖这些肌肉。他们先已判定有一些肌肉为颅关节所特有，然后就完全依赖推理而不去进行解剖。于是他们就笔之于书，好像真是从实际观察得来似的。因为谁也不可能已看到第二椎和头部的共有之肌，却看不见其他之肌。他们不仅不去观察，而且认为头部在最上二椎上的运动是无意义的。

8. 第一及第二颈椎的运动

这些运动的性质及其相互关系，以及与头部关节的关系，我已在拙著《论骨骼》中加以论述。在得到这些经验之前来读此书是徒劳的。假定我的读者们对此已熟习，现在我将讨论有关第一和第二椎的运动。

我讲过的四对肌肉中的第一和第二对只是将头部向后伸展。当它们工作时，颅的髁夹在第一椎的各面中，枕骨牢固着于其上，但是丝毫也不触及第二椎，第二椎是头部向后屈的最大限制。

当头部向前时，即向前方移动而停留在第一椎的前弓，各髁自由浮在各小面上，离开了第二椎的后部。假若头继续前倾而越过第一椎，那么大自然还没有提供过这样的帮助。不仅将头部向下拉的肌肉在弯屈头时会带来此种危险，而且头部本身重量亦使其下沉。然而有一个保障：第一椎的前弓会防止头部向前滑得太远，在头部走向太远之前即将它抬起并固定起来。这样大自然给予的保护还是不太够，于是在第二椎上还设有一更大的保障：形成直立的第一圆锥形突 [齿状突]。因大自然在此处以前部的肌肉固定下面的椎骨，在第一椎上刻划出一小凹穴 [齿状小面]，其前弓即位于此。在此之后，有第二椎的突起。自此突发出一强韧的尖韧带，插入颅中。另一韧带与此相交，乃自第一椎。此韧带恰好包绕着第二椎的圆锥形末端。

你若想观察这些现象，移去各小肌会更容易些。你若切断第一椎的后弓，会清楚看到我已讲述过的为颅所用的该二韧带。其一使其向后，它发自第二椎上的齿尖或桩尖，或无论称它为什么都可以。其横韧带使此齿固定，使其不屈曲。

头的侧向屈曲来自斜肌的作用。斜肌使头斜向这一髁或那一髁，连接髁上的肌肉完成伸展头部的动作。此时头被牢牢固定在第一椎的小面，压迫同侧髁入于同侧的肌肉中，而对侧髁则浮于较高的寰椎面之上。在此运动中，头借助于韧带使第二椎与其一同向其运动的方向转动。这样，大自然十分有道理地用另一对斜肌将它 [第二椎] 附着于第一椎，此对斜肌［头下斜肌］的功能是校正它的转动，并使其回到原来的位置。

9. 联结颅骨、胸骨和锁骨之肌

关于头部枕骨粗隆和颈的肌肉已讲得够多了。下面要讨论将头部屈向胸骨和锁骨之各肌。所有讨论过的肌肉都已移去，我们现在就能进行这些肌以及将肩胛骨屈向脊椎骨的诸肌的解剖了。但既然我已讲过起自头部的许多肌肉的解剖，就最好也讲一讲使头向前方运动的那些肌肉。

我想大家都很清楚，这些肌［胸乳突肌和锁乳突肌，此二肌猿是分开的］自二起点下行，抵及胸骨和锁骨的第一部分。一个起点在耳后，一个在耳下，它们或是与胸廓一起向头侧运动胸骨和锁骨，或是将头扬起。它们不能将此运动给予胸廓，这也是很清楚的。所以被它们所扬起的乃是头部。

你必须知道适用于所有肌肉的普遍原则，凡是直行的肌肉都引发简单运动，凡是不直行的都引发混合运动。所有前述起自头部的肌肉都是直行的，都产生简单运动。那些下行而入肩胛骨的肌肉，将肩胛拉向上。进入颈部的那些，有的将颈直向后弯，有些将颈稍斜拉向侧方。发自耳后部、下行至胸骨处及锁骨末端的肌肉［锁乳突肌］并非为一直线，它的形态既是这样，它产生的运动也就是这样的。在此肌之后附着于胸骨之肌亦是如此［胸乳突肌］。你可发现它们的附着处是我讲过的区域，其一［胸乳突肌］与颈和头共有的第一肌［夹肌］相连，沿一横线抵及耳部，另一［锁乳突肌］在耳根。此肌腱窄而硬，呈现圆形；另一腱是肉质的，与我说过是起自枕骨粗隆处的颅骨的所有肌肉一样。

这些肌肉对上述部位的附着有两个末端。在耳根下之肌，向前时即变成双的了，然后以其一个末端插入胸骨，另一末端插入与它相联结的锁骨之处。肌肉的末端是肉质的，进入胸骨之末端较少血液、较硬，为韧带性的。另一肉质肌附着于锁骨，与附着于颅者的附着情形相似。它与上述肉质附着相连并相延续。然而它并非与整个锁骨相附着，如有人想象的那样，而是停止在近中央处。这我已不断地观察过，但这三个附着并非每个在所有情况下都具有其自身的轮廓，只是有时可看到它们的末梢是双的。或许这样更恰当些：将它们在锁骨上的末端不称为"肌止"，而称为"肌起"或"肌头"，如果它们的确运动颅的话，将它们在颅上的末端称为"终端"。但为了系统起见，我仿照解剖学前辈，将上面在头部上的附着取名为"肌起"，将下面锁骨上的取名为"肌止"。

10. 运动肩胛骨之肌

这些肌除去之后，我们再来考察肩胛骨的肌肉。脊柱旁有二肌〔菱形肌〕。我认为，唯有这二肌将肩胛骨向后牵拉——鲁卡斯对它的其他运动了解很少。还有第三条肌〔寰椎肩胛肌，人类没有〕，它起自第一椎，终于肩峰之末。还有第四条肌，长而细，它将肩胛骨固定在喉的起始处，即被称作舌骨的骨上〔肩胛舌骨肌，猿的肩胛舌骨肌带有非中心腱〕。

掌握了这些肌之后，再继续进行考察。在动物的头后，当你考察过棘突之后，即由第二椎转到第三椎。从侧面察看一条肌肉的附着，你若找到它，即可发现，因各附着自下面各椎发出，很容易追踪〔头最长肌〕。

当你已察看过颈的五椎后，如我所指出的，你会在胸口附近找到一表层肌肉。此肌掩盖着其余起自颈部五椎之肌，也掩盖了起自胸部七椎之肌〔头最长肌及颈最长肌〕。故此你必须先移开位置较低、在表层的肌肉以观察自颈部下行的肌肉。先自低位肌肉切除在十二胸椎的附着，然后将其剥离，直至它在肩胛骨的肌止，然后以同样方法处置另一肌。［这只能是指斜方肌，此肌起自颈椎之下，被作为一单独的肌肉处置。］当插入肩胛骨突起的根部的、在表层的低位肌肉［小菱形肌］及另一长入整个基底部的肌肉［大菱形肌］都可看到时，即沿纤维方向将它们分别拉住肌起，以了解它们的功能。你可看到肩胛骨由此二肌共同拉向脊椎，较高者［小菱形肌］使其倾向颈部，另一肌［大菱形肌］的走向斜向脊柱的下方。若二肌同时向上拉，则肩胛骨向后移动，无偏斜地直指此二肌所附着的胸部最靠上的前七椎。

在此之后，再进行起自第一椎的肌肉解剖。此椎［第一颈椎］有二横突，许多条肌肉即自此发出。其中两条我们已经讨论过［头上斜肌与头下斜肌］。一条向上进入颅，一条走向第二椎，彼此相交。在这之外，在横突之末端另有两条大肌，其一伸至肩胛骨［前寰椎肩胛肌，人类没有］。它通过颈的高处，不很牢固地附着在另一条上，也不是长在另一条上，而却邻近早先述及的扁平大肌［斜方肌］，此肌我讲过是附着在肩胛棘上的。另一条肌肉，其肌起自第一椎横突，将在第五卷中述及。

当你将此肌［前寰椎肩胛肌］自第一椎切至肩胛骨之后，将它解剖开，直到你发现它插入肩峰处、肩胛骨角的末端的肌止。顺着其纤维牵动它的肌止，你便可看到肩胛骨的上部被拉向前，并向上拉向颈的一侧。此肌为肉质，稍圆。它插入肩胛骨角的第三部分，近肩峰的最高处。

论述肌肉解剖的著者们把此肌［前寰椎肩胛肌］讲错了，也把许多别的肌肉讲错了。鲁卡斯就是如此，他的一些解剖学著作我们现已可读到。他在世时我未见过他，但我同魁恩图斯的门生们相熟，并且不远千里跋山涉水去求见他。鲁卡斯活着时在希腊人中间并无名望，现在人既已死去，一些流传着的著作于是大受赞赏。对于一些人我无话可说，我未曾同他们会过面。但是解剖学的各种著作，至少我迄今读过的那些，其中我发现有许多错误。然而如我说过的，我的目的不是要批判我的前辈们，除非顺便提一提，我只是要记录下解剖学的观察。马里纳乌斯曾经编写过一部巨著。此书解释不明，观察有误。现在让我们继续我们面前的工作，不要去管前辈们的错误吧。

有一细长之肌，自喉附近之处伸延至肩胛骨［肩胛舌骨肌］，将它向颈前方牵拉。此肌达到的那部分骨骼之上缘接近喙状突的根部，但各类不同之猿其附着亦不同。它的上方附着在喉的稍上方，我将在论述喉部解剖时提及。当你切除此肌时，要知道还有一运动肩胛骨之肌［前锯肌］留在那里，现在不能看到。

那么暂且不去管它，但是我要说明一点，排列在肩胛骨周围运动它的肌肉中，有一些是它特有的，有一些是与其他部分所共有的。以前提及的六条肌肉是独属于它的：其中两条在脊椎之旁［菱形肌和斜方肌］；另两条伸展至头部［夹肌和斜方肌上部］，起自第一椎的第五条也伸展至头部［前寰椎肩胛肌］；第六条固着于舌骨［肩胛舌骨肌］。此外还有一条，与肩关节所共有，将肩胛骨拉向下［前锯肌］。关于此肌我将在适当的时候再讲。

11. 张口的肌肉

我们的工作是要讲解动物体各部应如何剥露，既然如此，让我们再来考察与以前述及的那些相联结的各个结构。讲授的先后以解剖过程中各部分的次第为准。

将讨论过的各肌移去之后，使颌张开之肌即可看到了［二腹肌］。它们起自颅的石状骨［颞骨岩部］，一直延伸到颌末端［即颏］，两侧的肌肉在此相遇。它们有一特殊性质，就是肉质物质在中途消失而变成无血管的，好似是最纤细的肉质纤维交织在一起。你若切断它们的肌起，将肌肉体解剖到颏，同时保留颌的关节，然后将它们拉向其肌起，这样颌即随之而动，口即张开。

当然所有这些手术都应在移开皮肤之后进行，同时，关节周围的韧带及肌肉都要仍然新鲜，只留下其运动与你正察看的肌肉相反的肌肉时，就可能对此肌肉的作用看得十分精确。肉质构成肌肉质的最大部分，腱与神经相混，即形成肌肉。我在拙著《论肌肉类型》中曾讲过此点。那些打算追随这本书的读者一定要将该书通读一遍。

我讲过的这对肌肉的功能和用处已经搞清楚了，那么我必须说明，没有必要再去找寻另外一对张口的肌肉，大自然已满足于我刚述及的这对肌肉，她使单独这一对同闭口的三对肌肉相对。此中的道理以及相关一切现象在拙著《论局部解剖》中已加以阐明。

第五卷　论胸、腹、腰及脊之肌

1. 联结胸与肱骨及肩胛骨之肌

我们下一步工作是将肩胛骨自胸廓分离，以显示出呼吸肌。我只论述一侧，因两侧是完全一样的。

将四周的皮肤自下面的组织上除去。首先察看一条位于最上面的表层肌肉［肉膜的胸廓部分］。它起自乳头区域，向上斜伸至肩关节，此肌以"表层剥脱"与下面的组织相脱离。人们应用这一名词来说明组织间以许多柔细的网状物相联系的情形。这些，如果是从活动物身上分离的，需保持着它们平滑的外形，一点也不要撕裂或划破。然而在自然联结着的组织，特别是肌肉中，切开的地方常产生裂缝，常需用柳叶刀做此项分离手术。另一方面，那些以网状纤维连在一起的，用手指就可分开它们了。然而对你们说来，也还是用柳叶刀为妙，因为这样可以清楚看到你所做的，又因手指会妨碍仔细观察组织。像桃叶形状的刀片是最适用的。

你解剖此自肋骨上行之肌，必须用一钩拉直它的纤维，然后轻轻地解剖。它的肌起较之其他肌肉更为紧密地附着于上面的组织。当将其松解之后，你能有把握地将它上拉。将它解剖到肩关节，观察此肌在关节处的组织上是松弛地挂着，还是附着在那里。

现在再考察另一更大之肌［胸大肌胸骨部］。它也伸至肩关节，但起自整个胸骨，并且乳头即在其上。此肌是两条合成一起，其纤维相互交叉为字母 X 形状。有些纤维自胸骨的下部上行，至关节的上部。另一些自胸骨的上部至关节的下部。它们在腋窝的肉质部分穿过。此处之凹窝为两条肌肉所产生，即此肌及另一循肋骨伸展之肌［胸腹肌，人类的一般甚微小］。

此肌我即将讲到：由于纤维交叉，从而其作用亦不同，故可以说，起自胸骨之肌［胸大肌胸骨部］实际是两条肌肉联结在一起的，因自胸骨上部发生的纤维将肱骨牵向胸廓而不将其向下拉，而另一些纤维则使其产生向下的斜侧运动。

想一想你们常见我展示的四个连续运动：第一个，也是最主要的，是我所讲的此肌所引致的肱骨内收向胸廓的运动。第二个是将肱骨与四周的肌肉一起牵向胸廓，并渐使其向下弯曲。第一个运动是此肌的上部纤维［胸大肌锁骨部］起的作用；第二个运动是下部纤维［胸大肌胸骨部］起的作用。第三个运动是起自乳头附近的第一条肌肉［肉膜］起的作用。第四个运动是拉牵肱骨至肋骨上。这一运动也是两重的，因它继续着第一条肌肉的运动并具有第二条肌肉的性质，是肱骨内收与肱骨置于肋骨上的复合运动，又因它在肋骨之侧直上直下地拉动肱骨（图 10）。

各有一条肌肉引起每一个运动。运动之一是由我所发现的表层小肌［肉膜之一部分］所引起的，即将对它进行讨论。另一运动是由最大之肌［胸大肌之深部］引起，此肌我讲过，乃是与胸骨处之肌［胸大肌胸骨部］共同产生腋窝凹之肌。此二肌发育得非常好，特别是在运动员中，此二肌明显可见。

在适当时机，我将讲述自下上行之肌［胸腹肌］。然而，目前我将回过来讲解自乳头通至上臂之头之肌。这些肌中之第一条，我讲过，起自假肋近季肋部，距乳头不远处［肉膜的胸廓部］。挨着它是

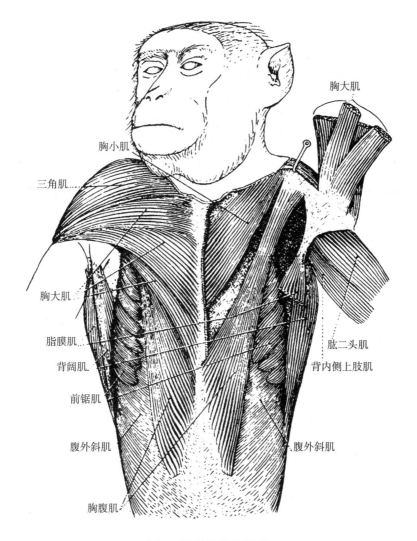

胸大肌

胸小肌

三角肌

胸大肌

脂膜肌

背阔肌

前锯肌

腹外斜肌

胸腹肌

肱二头肌

背内侧上肢肌

腹外斜肌

图10 猿的胸肌和腹肌

一颇大之肌，此肌之纤维相互重叠，有如两条，所以人们可以合理地认为，这是两条连续的肌肉［胸大肌胸骨部的深层及浅层］。在以后几章中，此肌要被称作"胸肌中之最大者"。

尚有第三条肌，当此肌［胸大肌］移去该肌即可见。它也起自胸骨，与第二至第六肋相连接［胸小肌］，它是内收肱骨的最高的肌肉。在它之后是一明显地牵动肱骨至肩胛骨上角之肌［三角肌的脊柱三角部分］。

你若选择第一个建议，自胸廓分离肩胛骨，则必须首先解剖自假肋上行至肩关节之肌［肉膜的胸廓部］，然后解剖那一大的胸大肌，它起自全胸骨，其一部分为腋窝附近肉质的一段［胸大肌的尾部］，然后解剖第三条，此肌我讲过是隐蔽在第二条之下［胸小肌］。第二条是发自全胸骨，而第三条却是发自除去第一和第七肋骨以外的所有胸肋关节。

第三条肌［胸小肌］在整个锁骨上伸延，形成一个三角形。此肌为此地三角形最高之边，与胸骨肌起形成直角，胸骨肌起为三角形的垂直边，而第三边联结此二边。在此之上之肌远较第三肌为强韧，其本身为一个三角形，但不是直角的，而是钝角三角形［胸大肌］。

此三条肌最后都变为扁平之腱插入肱骨。但属于大肌［胸大肌］之腱，其肌止较低，与肱骨同一方向。在肱骨头之下，此腱也是双的，与肌相同。其第一部分自肌的较低部分变来，插在肱骨内侧，自肌的较高部分变来的第二部分是插在外侧，自最早述及的更具腱性之肌［肉膜］而来，变为柔细的膜样而达到关节处，此处有上臂前肌［肱二头肌］的内头所据之凹穴［二头肌沟］之脊。第三肌［胸小肌］之腱向上行至上臂头之最高部，插入围裹关节的膜性韧带［猿如此，人类则仅或有之］。

你若将此三条肌肉自关节处切除，肩胛骨即会自胸腔分离开来了。然而，它仍由一条自下而上的肌肉缚于胸廓之两侧。

一条在表层，颇细。它由附着于髂区筋膜之膜所产生。这些膜最初始自腰椎。自此处肌肉［背阔肌］起始，其纤维向四面分布，渐变为肉质的。

自下方而来的另一肌［斜方肌的下部］亦始自脊椎棘突，特别是假肋的棘突，它与肩胛骨之底缠结之处很多。用表层剥脱的方法剥开之。它在全部剥露出之前，一直同该处的另一些肌肉相附着，因而被认为是同这些肌肉自然相连的。有些解剖学家在提出此种见解时曾经引用我的话。然而此肌能自这些肌肉分离开，因其结合仅为一种联合。因纤维柔细，被层层剥下的结构完整地保持着原形。由于这种联合的关系，此一大肌被称作是与胸廓和肩胛骨底自然联结的，尽管它能够从它们上面剥离。

此肌在脊柱的肌起与另一在肩胛骨后的较大之肌［背阔肌］相连。前一肌［斜方肌］停止之处，有后一肌最大的肌起，此肌起于其下的脊柱肌之一部（图11）。

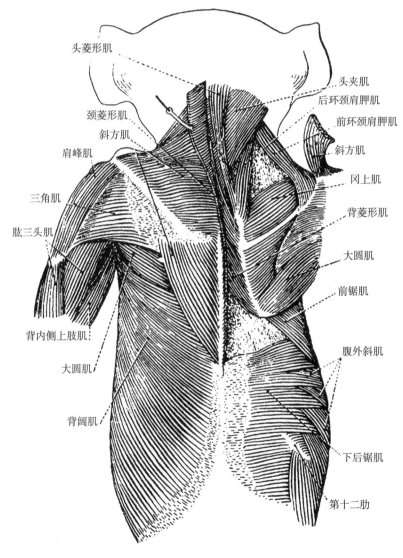

头菱形肌

颈菱形肌

斜方肌

肩峰肌

三角肌

肱三头肌

背内侧上肢肌

大圆肌

背阔肌

头夹肌

后环颈肩胛肌

前环颈肩胛肌

斜方肌

冈上肌

背菱形肌

大圆肌

前锯肌

腹外斜肌

下后锯肌

第十二肋

图 11 猿背肌

2. 肩肌

照我上面解释的那样去解剖通向肱骨的两条肌肉［胸大肌和胸腹肌］。自下面开始，即"自胸腹肌"，解剖至大肌［胸大肌］以一扁平之腱在肱骨上形成的肌上。将其撕到其肌起，以便清晰观察它的活动。它插入肱骨头稍靠下之处，将肱骨头向下牵向肋骨。此肌既这样大，其肌腱也是很大很强的，在大肌的附近插入。

那一小肌［胸小肌］有一相当小的腱，在腋下位于其他腱之上，以一很短之柄插在肱骨上。要留心在胸骨上的肌起，否则你即会将膜撕掉，重犯你们的先辈们因其小而忽略此肌的错误。

在解剖完通向上臂的肌肉之后，肩胛骨仍然与一起自肋骨下弓的大肌［前锯肌］附在一起，而且它还为此［即锁骨］所系，同时也为另一来自锁骨下、通向第一肋骨的小肌［锁骨下肌］所系。此小肌由于隐于锁骨之下，你容易忽略，或将其撕掉，故要按下列手法进行：

首先自锁骨切除属于肩的肌肉［三角肌］。它与位于"肩静脉"［头静脉］之上的、自胸骨而来的最大之肌［胸大肌］缠连在一起，故而此两条肌肉看来似为一条。它们的纤维方向表明其第一个相异点，其次是它们的腱，再次是肩肌的肌起在肩胛骨。二直线［一为锁骨之长，一为肩胛棘］规定着与上之肌［三角肌］的界限，其角度近似希腊字母 Λ，而另两条直线以希腊字母 Γ 的形状，如竞赛时所使用的，形成另一肌［胸大肌］的界缘。肩较高处之肌［三角肌］的肌止位于下方［肱骨上］，而二肌相会之顶点则在较高处肩峰之下。

如此在你达到肩的顶峰，要自锁骨解剖肌肉的其余部分时，应改变切割的方向，再解剖肌肉。用钩将其钩起，跟踪所解剖部分的物质，因你若对此不加注意，而直切向肩胛骨的深部，就会搞错，因该处有另一肌［脊三角肌］位于下方，有其自己的外形。此肌可由表层剥脱，自肩峰突之肌［肩峰三角肌］剥离。如此在解剖过程中，以钩依次钩起在肩峰的此肌之各部分时，便可清晰观察下面肌肉的轮廓分明的形状。一旦你看到它，即可轻松地松解和分离肩峰三角肌上方的这条肌肉。再有，还有另一肌［大圆肌］沿肩胛骨边缘伸展，如果你先很好地将它同前述之肌分开，就可毫不为难地将它同肩胛骨分离。此外还有一肌［小圆肌］，此肌通至肱骨，肌止在肱骨前方关节之下。

大的胸骨肌［胸大肌］的附着也在肱骨上，自中央部分伸展。然而它是将臂向内弯。而肩峰之肌［肩峰三角肌］却是将臂上拉，不将上臂斜拉向任何其他方向。这一动作属于此肌的作用，因其有两个肌头围绕于肩，故而若牵动其一，肱骨或是被向前拉向锁骨，或是被向后拉向肩胛骨。

与这些肌相仿的，有两条循肩胛骨自身而伸展的肌肉［冈上肌及冈下肌］，一在肩胛棘之上，一在肩胛棘之下。当照我讲过的那样，解剖过肩上之肌［三角肌］以后，即可看到它们。解剖此二肌时，还是要自肩胛骨底、椎骨缘处开始，它们的肌起都在这里。在它们在肩胛骨起始处切开，从这里进行到肩关节，直至你看到它们两个都扩大成扁平腱，它们以此扁平腱斜向运动肱骨，其一使其外斜向锁骨，另一使其内斜向肩胛骨下部。若是两个同时伸张，即如二斜肌之间那样产生直向张力（如讲过的三角肌对于肱骨的作用）。其中较靠上之肌插入肱骨骨头突起之处，此处前肌［肱二头肌］的大头从外部限定之。较靠下之肌产生一腱膜与前一肌相连，也进入肱骨骨头，较为向外一些。

如果你将臂的解剖学作为一整体来考虑，按照天然的顺序，你便可尝试将这些肌肉连同它们附近的肌肉一同解剖。但你若是急于达到胸廓，那么就将这些肌肉留于此处不动，而将锁骨自胸骨上切除，切断关节束纤维层，将它们提到肩峰突，将它们弯向后，再依次切去锁骨所附着的其他膜和韧带。这样进行到你看到那一斜行的小肌，它起自第一肋骨的内侧下部［锁骨下肌］。当锁骨抬起时，它的头部接近肩胛骨。它的末端是它通向胸廓的那一部分，它以此末端附于第一肋骨。

3. 运动胸廓之肌

当你将此肌亦自锁骨切除之后，要留意紧依第一肋骨的一条肌肉〔胸肋肌〕。因当胸廓一经剥光，你将锁骨向上拉向其头时，也会将第一肋骨拉上去。你应该不仅像我刚讲过的那样，自胸骨分离锁骨，而且要切断将其附着于肩胛棘的韧带，自肩峰分离开它。

你不必在猿身上除已述及过的二突起之外再去找寻第三个骨。希波克拉底就说："除了人类，任何其他动物都没有第三个骨存在。"他还指出："在这方面，人的性质是不同于其他动物的。"你若在此切开肩胛骨，并切开将其系附于邻近部分的膜，即可再将其向后弯向胸骨。

现在你可以看到第一肋骨的肌肉〔锁骨下肌〕了。如我讲过的，自锁骨上切开它，然后或是将锁骨完全移去，或是将它弯向胸部，放在那里。这样做时，要将腋窝中的血管和神经连同筋膜一起切断。

这样，臂就能同胸廓分离了，因为除去我说是附着于肩胛骨椎骨缘的大肌〔大菱形肌〕之外，再没有什么别的将它附着于胸部了。此肌起自第一颈椎，然后经由全颈，进入肩胛骨的上缘与底〔椎骨缘〕相会合这部分，此外这肌形如一凹角。

我以前讲过，有一细肌〔头菱形肌，人类缺如〕抵及此处。它起自枕骨粗隆，插入上述肩胛骨角附近两侧之肌，在它后面是肩胛骨的后肌〔斜方肌的椎骨部分〕的上部。在它前面是讨论中的肌肉〔菱形肌的其余部分〕。达到肩胛骨底〔椎骨缘〕的起始部时，它完全插入其中。

这部分为另一肌〔前锯肌〕所占据，讨论中的肌肉即是以表层剥脱与其分离。它仅与肩胛骨的底〔椎骨缘〕相连，它插入肋骨的中央部分最大凸起处。它的作用是将胸廓，除去下部整个拉向上，胸廓的下部是由膈司运动的，这我即将讲到。有时在剧烈用力时，下部与上部一起运动，正如膈上的一些部分不易觉察同下部一起运动一样。此肌的全部活动在它所插入的那些肋骨上可以看得出。它裂成齿状突附着于肋骨，故其肌止既非连续的亦非同形的，如大多数肌肉那样。它抵及假肋，能将假肋上的所有肋骨牵向上。

在它［即前锯肌］的两侧各有一肌。一在胸廓前方［长斜角肌］，一在后方［上后锯肌］，两个都将肋骨向上拉，这样有较胸廓为高的三条肌肉。我将它们分别称作"后肌""前肌"和"中肌"。其一对中肌［前锯肌］，自身即能对胸廓产生足够的作用。你要学会在解剖活动物时如何掌握它们。

前方的一对［长斜角肌］始自第二颈椎，但依次发自所有其他之椎，它以强韧的韧带插入最靠上的五条肋骨。

这些膜性肌肉中的第三对即最后一对［上后锯肌］亦是如此。它们始自最下三颈椎及第一胸椎。它们每一个都有一膜性韧带作为其头，与脊椎肌相交织在一起。当你分离开它，首先可看到附着于韧带的纤维，肌肉即从此韧带产生出。这些纤维在猿身上很弱、很细，在别的动物身上是比较强的。特别是猪、狗、熊及一切锯齿状齿的食肉类动物，此肌都较猿的强得多。它们附着于第3—7肋骨，如果你牵其肌头将其向上拉，即可看到肋骨被拖向上，胸廓扩大。你若对中肌和前肌也如法实施，即可看到胸廓按肌肉大小的比例扩张。胸廓上部肌肉中的这三对乃是司呼吸之用，还有属于第一肋骨的第四对前短斜角肌。你若在其起始处伸展它们，则见第一肋骨提上，胸廓上部扩张。

若胸廓剥露出，你将看到有另外两对肌肉伸延于全胸廓。一对属于脊椎，一对属于胸骨。属于脊椎者全由肉质组织所构成，位于近脊肌处胸廓的全部肋骨上［脊背髂肋肌］。属于胸骨者［腹直肌的胸廓部］为膜性组织，只有上端是肉质的，而甚至这上端，实际说来也很少肉质。它们的膜性部分在强度方面与别的不同，是一种韧带或扁平腱，十分有力，显出一条白线。在它们的起始之外，离开直肌的腹部，此区分的白线为多条横行之线［腱划］所分割，并循剑形骨而伸至该处左右假肋的软骨。我以前曾提及此点，命你们自胸骨解剖肌肉时分开它，因它在下面附于这些肌肉，并与它们一起运动，故而解剖学家们将它忽略了。

此腱我讲过，在腹区与直肌相接，并覆盖于肋骨与胸骨相连的末端。在所有的动物，它都是上行至第一肋骨，在此处它的肉质很明显，并变得更宽些。此腱缓冲柔弱之肉，特别是在侧面，此处第一肋骨由脊椎的活动关节通向胸骨。

另一肌［脊髂肋肌］有相似的作用。它是独立的，循脊柱而伸延，所以可以认为它是某一其他肌肉的一部分，正如循胸骨而行的肌肉被认为是腹直肌的一部分。可是它以自己的外形起始并终止于胸廓，它的形状近于圆形而非扁平，其下端插入脊肌，以一斜面向后转，所以当绷紧时，它既保护肋骨又将骨缩进。大自然似乎需要这样，以便必要时，如腹肌也很明显地活动时，有力地收缩胸廓，但我以后再讲这些。

还有一对肌［下后锯肌］在胸廓外侧，沿最下肋骨插入，向下拉胸廓的这一末端，此对肌之头也与腹区的一条肌肉相结合，我将在解剖腹部诸肌时再对其详加解释。目前所要知道的就是，在许多动物，特别是食肉兽，它是将胸廓的最下肋骨连同倒数第二肋骨一起向下拉的，它有时抵及第三肋骨。我说最下肋骨，现在并非指那真正的假肋（假肋是同其他肋分离，附着于膈上的肉质部分的），而是指挨着它的肋骨，在此肋骨下面有一柔弱之膜，现在显然可见，它同自下面系着所有肋骨的膜相连，稍后我将更清楚地讲解这些肌肉。

4. 肋间肌

现在应来解释所谓的"肋间"肌了。解剖学专家们无论对它们的性质，还是对它们的功能，都知道得不比前述运动胸廓的肌肉为多。然而，他们对于肋间肌研究甚深，甚至知道它们的纤维不是自脊柱至胸骨伸延，而是相互交叉。可是从未有人说过它们是倾斜的或者它们是双股的，外侧的纤维以一定距离斜对着内侧的纤维。

既然不知这些，显而易见，他们就对它们的功能毫无所知了。在目前，只需理解它们的性质就够了。当我进行活动物解剖时，我将稍讲一下它们的作用，且拙著《论呼吸灼伤》中已阐明运动胸廓的所有肌肉的功能。现在我只讲一点：当所有前述肌肉都已切去时，可清楚看到其纤维的位置，是斜生在肋骨中部的。

必须自背肌开始察看它们。要观察：每条纤维都有二头，其中上者接近脊肌，下者远离脊肌。每个都是在前方倾斜着，而非向上伸。你若将脊肌也割掉，也同样可看到其下倾斜着的纤维。要选最好的纤维观察，动物应当是瘦而老的。光滑的年轻动物，既湿润肉又多，能将其隐蔽住。有了这些条件，你可清楚看到纤弱的纤维韧带发自骨骼、供养着肉，它有如将牛乳凝固［做干酪用］的柳条篮。发自骨的纤维，即我称作"韧带"的，可比作篮的茅草，血液可比作牛乳，肉可比作干酪，因肉源于血液，正如干酪源自牛乳一样。

于是自脊柱开始追踪纤维，细察其每一条并观察其如何倾斜。你若追踪至胸骨，可在一点上看到纤维如肋骨那样改变其方向。因肋骨抵及胸骨时，并非如它起自脊椎时一样地自上向下倾斜。当它接近胸骨时即变成肋软骨，而不再是骨，并采取与前相反的方向斜着行至胸骨，与胸骨相连接。

在肋软骨开始产生之处，肋骨有一弯曲部［前角］，此部成曲线形而非一角度。软骨在此处反转方向，自下向上斜行。所有肋骨都是如此，只有其末端不抵及胸骨的肋骨除外。那些浮肋的方向，自起点至终点是一致的，不像与胸骨连接的肋骨那样有一个弯曲部。

人们称那些肋骨为"假肋"，它以一颇大的软骨终止，与膈相连接。这些肋骨的软骨是其附着的保卫者，因大自然行事总是具有先见的，她使膈不自每一肋的外侧部发出，也不自末端发出，而是缩短它，使其自内侧部发出。这些肋骨的纤维循一斜线向下倾斜。那些与胸骨连接的肋骨使其纤维适应于方向的改变。

肋间肌的外侧纤维，按其本性，其方向与内侧的相反，相互交叉如 X。将肋骨自胸骨卸下，以便观察它们，因这样整个胸腔以及纤维的方向都可一目了然。为了察看方便，要将肋骨全部向后弯曲，贴近脊柱。你可从内面看到假肋，以及它们在内面和外面的方向相反的纤维延及它的全长。所有其他肋骨都在软骨处有一分界，整体都与假肋相似，但是软骨与胸前的胸骨完全相反。

5. 膈

此外还有一块胸肌，且并非无足轻重的，称作膈。柏拉图认为膈仅为灵魂的两部分——食欲的和暴躁的部分的分隔物。但膈非仅为如此之物，而是如在拙著《论呼吸灼伤》中所说明的，是在所有肌肉中对运动呼吸最有用的肌肉。

此肌的起端与我描述过的肋肌的起端相似，有起自骨的许多柔弱韧带，韧带周围凝结着少许肉。膈本身可比作一个大的圆，其正中央首先是一个稍小的腱质圆盘，此处的纤维失去其肉质。

当胸肋骨自上部卸下后，即能进行膈的各部观察。然而，不将八条腹肌先行切断，就不能清楚领会其全部性质，因而我们必须继续进行解剖。

6. 腹肌

尽管我知道你记得，我还是要你追忆我接着进行的步骤。因为此书不仅仅有朋友阅读，它还将流传于很多人的手中，有些人预备对一切吹毛求疵，有些人则要吸取其精华，正是为他们这些人，我才要对我的朋友们已晓得之事，再重加叙述。

我时常是使动物窒息之后立即解剖腹肌的，然后解剖肠、胃、肝、脾、肾、膀胱，雌性动物再加上子宫。为了避免动物体腐坏，我习惯在第一天只为了方便我的朋友观看而解剖这些部分，第二天再去解剖其他部分。按照这样的次序，我将稍后解释如何处置腹内各部分。现在我将接着前面的部分继续往下讲。

自胸骨卸下肋骨，我前面曾要你将其向后弯曲以观看其内面，现在必须复其原位。然后，将腹上残余的皮肤完全剥净，即开始解剖其下的肌肉。

首先解剖其中最大的也是最外部的肌肉［外斜肌］。它起自胸廓，而分布于腹部诸肌之上。当前述肌肉解剖以后，你即可清楚看到其肌起。它位于胸部高肌的最大者［胸大肌］之近旁，有指状末梢插在肋骨上。这些突起的末端相当于此肌的肌起，是左右对称的。

第一个附着靠近第六肋骨，在运动胸廓诸肌中的前肌［前锯肌］的肌止之下。第二个起自所有其他肋骨，在近骨端逐渐变为软骨之处［肋骨软骨结合］。第一假肋与此弯曲部也有某些相似，因此自上往下数的第八肋骨上行向剑形软骨，而其他假肋则达不到该处，下一个总较上一个为短。

腹肌中的第一对肌肉［外斜肌］起自所有这些，它的斜纤维通向腹前方，延及全腹壁，抵达耻骨处的无名骨，各在其旁，以一膜性强腱插入其前方。

此腱之强度有时在腹股沟处减弱。由于这个原因此处变得松弛，而使得下面器官的一些部分（肠或网膜）进入其内——现在称之为疝气。此膜性腱位于腹股沟稍靠上处，故而有腹膜与其周围组织一同通过，对此我后面还要讲到。在腹前方伸延的这些肌肉的各部，以一柔弱之腱终止，覆于直肌的表面。

腹上第二对肌肉［腹内斜肌］之腱亦是如此。此肌之纤维斜行，与第一对肌成直角，变为膜质，位于前肌之上。每一腹斜肌都始自侧面之骨［髂骨］，各有一肉质肌起。自此处它们斜而上行，（以直角）跨过横向的肌肉，然后像肉似的插入四个假肋之末端。它们的腱（那柔弱的腱，据称它们是以此终止的）在直肌与以前我们讲过之肌的腱的中间，此二肌之腱你可认为是一条，因它们难以分开，特别是我们从这些部分开始，解剖整个动物时。在这一操作中，当我们开始时，如果追踪每条肌肉到底，还是比较容易分开两腱的，因腱是同肌止之处的肉质部分相连的。

如果观察到此膜性腱是以其自身的边缘为界，你即会毫不困难地发现它起自的每条肌肉。此腱产生于直肌之侧、肋骨处。在前方，各直肌与它们的前侧相互接触。它们左右都有膜性腱位于其上［如直肌鞘］。它们纯为肉质的，绝非真正之腱，因而它们甚像肉似的附着于二耻骨处。在此处它们如在脐下那样毗连着。它们较靠上的部分，如我讲过的，各在一侧，但不相连，可将它们视为八条腹肌中的第三对。

余下第四对［腹横肌］自髂骨与腰椎横突之直线伸展。此肌不是一下子产生的，而先是以一强健的膜性韧带发自上述之骨，在前进中，获得横行纤维，具有了肌肉的形状，伸展于每一假肋末端的内侧之下。正如它们获得纤维而变为肌肉那样，后又在前面放弃纤维，以一扁平之腱终止。

此腱，如我述及的很多现象那样，许多医生也是对其不加注意的。它是膜质而且轻的，附着于腹膜之上，而此合成的组织就不被认为是混合组织，而只被认为是一个膜。但实际上和看起来，都是混合组织。你必须试图在腱刚由肉质变来，行至腹膜之处，细察它的联结，除非你对二者的性质有理论知识和实际经验。

在对腹部创伤作所谓的"缝合"时，人们将此二部分，即腹膜本身及膜性肌肉的末端［腹横肌］形成的混合组织，拉出并缝在一起。腹膜本身酷似张开的蜘蛛网，质地单纯且非常柔弱，不似有些肌腱，虽缩小成膜，但看起来（若在光线充足之处察看），其中有柔弱交织的纤维。但腹膜不是如此，因它是单纯的（如前所述），拥有相同成分，实为一原始的组织。按其本来面目，你可清楚地看到，它位于下部［即在半环线之下］，它在此单独存在，各斜肌与其相离。因斜肌是离开腹膜与各直肌相混相连的。

对于腹部的八条肌肉，至少关于解剖手术的初步温习，已然讲得够多了。

7. 腹肌 [续]

以下讲解如何最好地自此处进行解剖。移去腹部皮肤，此处没有割断或伤害任何下面组织的危险，因皮下组织在这里是与肌肉分开的，只需按照组织的性质行事，就能做此手术。

在侧向假肋时，你若不小心，可能撕掉那一小肌之头，这是我讲过的进入腋窝，并未曾为解剖学家们所注意到的 [肉膜]。因与皮肤相连之膜断续地具有肉质纤维，先较大，随后较小，然后又变得粗大。它们向前伸展而成一既细又扁的肌束，上行至腋窝，在此处纤维集中成一细的肉质束。你若与皮肤一起剥去它的膨大的下方肌起，即可发现伸展至腋窝的肉质部分被撕裂。一方面，如果你辛勤寻找其被撕裂之处，将无所发现，脑中还会充满疑团，像我当初一样，但另一方面，如果你不加谨慎，随意而为（我们的解剖学前辈在他们的许多手术中确实如此），认为此肉质鞘无关紧要，则你即会将其自下面的组织上割断或撕掉，而将其抛弃。关于移去此处之皮肤必须注意精确，迄今已讲得很多了（图 12）。

当整个腹区已然剥露，你必须依如下指示解剖八条肌肉。尸体是以一直线自上经过胸部平分为二的。你若得到关于此线的明白的指示，我现在就要述及，你即可在许多地方获得有益的概念。第一个标志是剑状软骨的末端。自此上行，经过胸骨中央，你可以胸骨之顶作为最后的标记。这部分是凹陷的，以锁骨及自头部下行之肌为界。当皮肤移去之时，便可清楚看到这些。将此线向

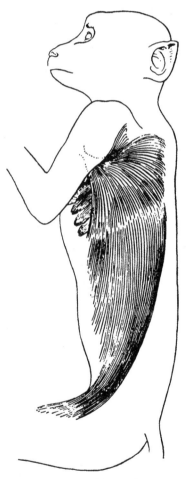

图 12 猿体侧肌肉

下延伸，直至耻骨联合为止。在中点，剑突与耻骨之间，乃是脐。在皮肤除去，解剖第一对腹肌时，要自剑突开始，围绕脐四周作表层切开。你可看到下面有一线，其色较两侧组织为白［白线］。此为作了满意的切割手术的最确实的表征。因我称之为直肌的肉质肌肉，即以此为分界，它之所以较白，是因为其下无肉之故。

在直肌四周，产自斜肌的膜质韧带，沿此线相会。因而要轻轻切之，以便不切断下面的任何组织，而只将各腱各自切开。你若做得好，便会发觉，正如俗语所说："良好的开端就是成功的一半。"这个谚语以每项工作的开端作为它的一半。有许多事情开始是容易的，但解剖肌肉的开端确确实实是这项工作的一半。因为只有开始做得好，以后的操作才不会紊乱无序了。然而即使按照我指示的那样做了，也会遇到很多困难。

最好先选二者之中易者进行，由此可望在以后你遇到较难者时不致失去标记。用钩将直肌拉上，再用左手将其拉到一旁，这都是简单易行的。然后轻轻地切开，将其与下面的组织分离。（在进行此解剖时，你用左手协助切开之手。通常来说在第一次进行解剖时，也是照这样做为妙，因这样你可更好地自剑突直接切开。）

左手四指应沿着肌肉放置，稳固地、轻轻地将它牵到一旁。倘若对两条肌肉都做得适当，则它们之间的空隙，即我令你开始切开之处，便可看得更为明白。若是你已正确地将它分开，则用一只手就够了，将正在解剖的肌肉轻轻牵到一边。

你须将此操作一直做到肚脐位置，待确定肌肉的大部分已剥露，再停止。腹膜位于其下，还有肌的腱膜，大肌［腹直肌］自这里自然离开，故而我用手指将它们分离。你不可一开始切开时就这样做，而是要在手术的过程中来做。

当它们已清楚分离开，工作很快就可完成了。将你的手指放在下面，剥去下面残留的肌肉。然后，或（a），切开它们的上端彼此相连之处，将肌肉稍移开一些，以使其外形可以看到，在外侧，斜肌的所有之腱位于其上，掩盖着它们的联结；或（b），如果你不愿切断它们的头，而要保持它们完整无损，则试行剥去其上之腱，此腱在那些不加谨慎进行解剖的人看来，会以为是这些肌肉所特有之鞘，但这是大多数腱所具有的性质，因为腱膜常常是联结在一起的。先将其作整个剥离，于是腹直肌的外形即显出。然后将其分为两部分，以其一部分分配于最大的第一肌［腹外斜肌］，此部分下面者分配于第二肌［腹内斜肌］。于是将这些命名为斜"肌"，以及这种肌的"第一"和"第二"肌。在它们之下为"第三"肌，纵行伸延［腹直肌］。在其下为"第四"肌，此肌横行并附着于腹膜［腹横肌］。

当你在上述过程中，有了足够的实践之后，就可以在最初的直切以后，试行自直肌先将"第一"肌的表层腱分离，然后再将来自"第二"肌的腱分离。在表明此二者为相互连接［腹直肌鞘的前层］以后，开始解剖腹直肌。如此你将对全部事情心中有数，并可在将肌肉与它们自身的腱膜分离时不致产生混乱。

照你起初自上方开始解剖胸廓第一对肌那样，现在自相反方向处理膜性腱。慢慢将其拉上来，并试着剥开第一个也是最大之肌［腹外斜肌］，直至其起端。你不可能这样一下就见到其全体，因有覆于其上的胸肌之故。对其进行足够的解剖以观看其肌起，而其余三条肌肉，你却能不移开任何上述之组织而将它们切开，正如解剖第一肌那样。自其腱开始而至上方之肌起，并追踪连续的纤维质，对于第二肌［腹内斜肌］也要自腱而至纤维，并保持其连续，直至肌起。你已经将第三条肉质肌［腹直肌］解剖至脐。稍靠下一些，你会看到有一条肌［第二肌］和另一肌［第一肌］相联结，并且下面的一对横肌［第四肌］的下部亦和它们相连在一起。后者是自腹膜退离，使其裸露在半环线。

现在关于腹部诸肌已讲得够多了。

8. 再论膈

让我们接着前面关于膈的讲述，讲一讲我们未讲的膈的性质。因只有当腹区显露出之后，其性质才能完全揭示清楚。显然，除非我们要在一个动物身上作许多的展示，否则，在每次解剖中我们都只有先切掉前面所有的部分，方能接触到我们要考察的对象。

倘若有人只想单独展示膈的性质，或者有一些关于它们结构的问题需要个别的解剖手术，这时该怎么办呢？如果径直切通腹壁，则其肌不能与脊柱相连。

因为大自然对其创造早有准备，无时无地不关怀动物的创生，故在下部以两个很强的弓状韧带将膈连于脊椎。而围绕动脉和贲门的膈的各部延伸于相邻的脊椎之上，在胸部强健的其他动物则延伸得更远。猿虽是延伸得较远，但却是用弱的韧带相连的，以后我将讲述这些不同点。

9. 腰肌

既然我们的计划是初步地展示猿，你就应该解剖并观察它的膈。你还将观察到食道下的肌肉，当接触到这些肌肉时，按照解剖上的适当规则，向下移到第四胸椎。因整个脊椎虽在内侧都有肌肉，但唯有胸部的第六胸椎是没有的。

有些起始于头部的脊肌屈曲脊椎的上部，而腰肌只屈曲下面的部分。至于这之间的脊椎，则由两侧的脊椎内肌屈曲。

现既已将膈下面的肌肉大部分剥离下来，那从腰肌移去覆盖其上的膜就没关系了。此膜乃是腹膜，以后我还要阐释。

腹膜剥离之后，就可看到腰大肌。

……

罗马人重视卫生设施的建设。从共和国至帝国时期，罗马各地建造了许多输送河水的渡槽，以保障居民的大量日常用水。此外，各地还建造了为数众多的公共浴池，这些浴池不仅体现了对于个人卫生的重视，其宏伟的建筑风格也使其成为罗马建筑的典型代表。罗马的文明进步由此可见一斑。

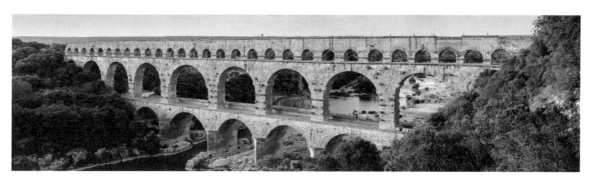

⬆ **罗马渡槽遗址**。位于法国南部的这座渡槽建造于公元前不久，现已列入世界文化遗产，被一些旅行者誉为"最美的罗马渡槽"。

▶ **罗马公共浴池遗址**。该遗址位于英国。

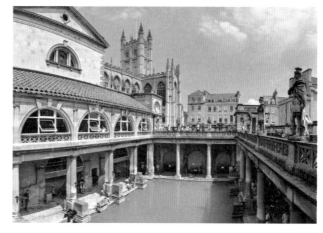

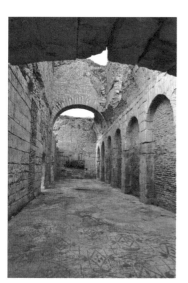

◀ **罗马公共浴池遗址内景**。

▶ **罗马公共浴池地面上的马赛克图案**。图案中描绘了沐浴穿的拖鞋，文字 SALVOM LAVISSE 的意思是"沐浴对你有益处"。

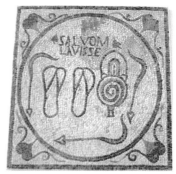

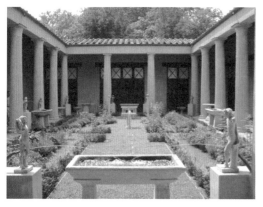

◀ **据庞贝古城遗迹重建的罗马人家长廊花园**。

▶ **出售面包的摊位（庞贝古城壁画）**。

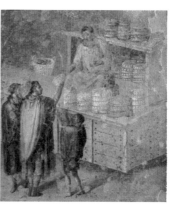

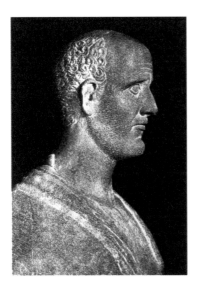

◀ 在罗马行医、有"医生之王"之称的希腊医生阿斯克勒皮亚德。阿斯克勒皮亚德的微观粒子学说与伊壁鸠鲁的原子论学说联系紧密，构成了其医学病理思想的基础。

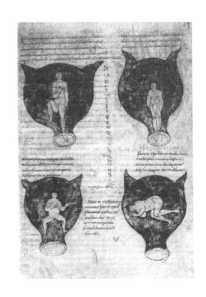

▶ 一份中世纪手稿中的插图，展示了胚胎在子宫中的位置。这个插图大约基于罗马医生索兰纳斯的绘画。索兰纳斯对产科医学产生了重要影响。

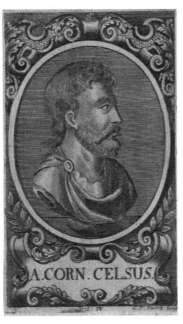

◀ 罗马百科全书家、医学家塞尔苏斯。塞尔苏斯是最早试图从事医学史研究的人，他的著作《论医学》中提到大约 80 名不同时期、不同学派的医生。

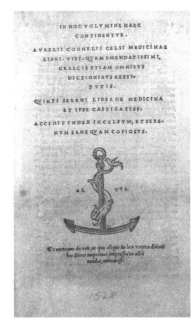

▶ 塞尔苏斯的著作《论医学》1528 年版扉页。《论医学》是塞尔苏斯的百科全书式作品中仅存下来的一卷，其中包含了大量医学内容，是西方世界医学知识的重要源头。

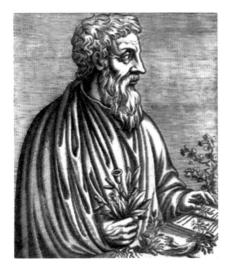

◀ 罗马药物学名家迪奥斯科里德斯。他的著作被奉为中世纪的药物学经典。

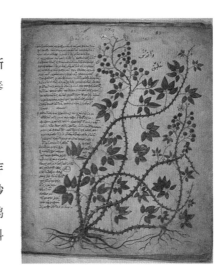

▶ 迪奥斯科里德斯的著作《医药全书》6 世纪手抄本页面。该书中提到，鸦片和曼陀罗可以用作外科手术的麻醉药物。

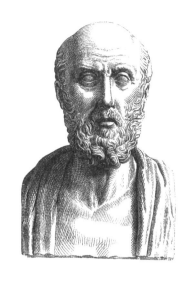

➲ **希波克拉底**。希波克拉底在西方被称为"医学之父"，在他的影响下，医学脱离了神学和哲学的范畴，成为独立的学科，医生也成为一种独立的职业。

教条主义学派是古希腊罗马的医学流派之一，也是西方最古老的医学流派，由希波克拉底的儿子塞萨卢斯和女婿波利布斯创立于公元前5世纪前后。希波克拉底逝世后，他的追随者们致力于解释和评注他的学说，从而形成了教条主义学派。教条主义学派认为，医生应该尝试用理性去了解疾病后面的隐藏状态与原因，只有认识了这些原因，才知道如何治疗病人。

公元前3世纪中叶，经验主义学派在亚历山大城创立。经验主义学派是一个放弃假设和理论的医学流派，坚持将经验作为获得新的、积极的知识的唯一手段。他们与教条主义学派对立，认为重要的不是什么原因造成了疾病，而是用什么方法去治愈疾病，认为疾病与其治疗之间的关系是经验问题。

➲ **迄今仍屹立于亚历山大城的罗马凯旋柱"庞贝柱"。**

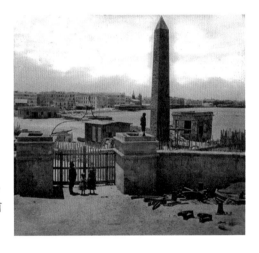

方法论学派与经验主义学派一样，拒绝隐藏状态的概念，认为没有必要推论隐藏状态，疾病所表现出来的症状就能使医生明白需要做什么。和经验主义学派相比，方法论学派强调对疾病的治疗，而不是个别患者的病史。

☑ **老底嘉城（今叙利亚城市）古建筑遗迹。**多数学者认为，阿斯克勒皮亚德的学生、来自老底嘉城的塞米森在公元前1世纪创立了方法论学派。

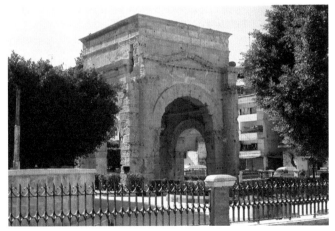

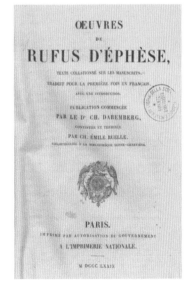

OEUVRES
DE
RUFUS D'ÉPHÈSE,
TEXTE COLLATIONNÉ SUR LES MANUSCRITS,
TRADUIT POUR LA PREMIÈRE FOIS EN FRANÇAIS
AVEC UNE INTRODUCTION.

PUBLICATION COMMENCÉE
PAR LE Dr CH. DAREMBERG,
CONTINUÉE ET TERMINÉE
PAR CH. ÉMILE RUELLE,

PARIS.
IMPRIMÉ PAR AUTORISATION DU GOUVERNEMENT
À L'IMPRIMERIE NATIONALE.

M DCCC LXXIX.

➲ **以弗所的卢法斯的著作集（1879年版）。**以弗所的卢法斯是折衷学派的代表人物。

作为罗马帝国时期的著名医生、解剖学家，盖伦是古代西方最有成就的医学理论家之一，他影响了解剖学、生理学、病理学、药理学、神经科学等诸多领域的发展。在解剖学领域，他的影响尤其深远。

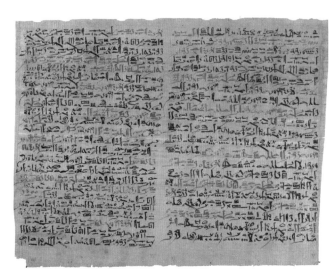

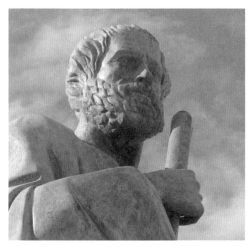

◀ 书写于莎草纸上的古埃及医学文献。其创作年代可追溯至约公元前1600年，是已知最古老的医学文献，其中描绘了心脏、肝脏、脾脏、肾脏、下丘脑、子宫和膀胱等部位。

▶ 亚里士多德雕像。位于希腊亚里士多德大学。古希腊哲学家亚里士多德重视心脏在动物体中的独特地位，将心脏看作灵魂与智慧的中心。

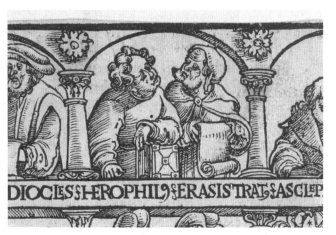

◀ 希罗菲卢斯（右）和埃拉西斯特拉图斯（左）（木刻画）。这两位医生在埃及托勒密王朝时期的亚历山大城开创了用于医学研究的人体解剖学。他们已能够区分大脑和小脑、神经和血管、动脉和静脉等。他们的著作已失传，但在盖伦和其他医生的作品中常有提及和引用。

▶ 19世纪画作中的巴巴利猕猴。因罗马帝国禁止进行人体解剖，盖伦以接近人的巴巴利猕猴（也称直布罗陀猿）、恒河猴和其他哺乳动物如狗、猪、牛、大象等进行了大量解剖。

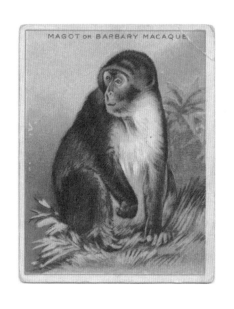

盖伦对于人体运动系统的叙述，与现代的解剖学教材已经非常接近。他以动物实验证实了动脉也包含血液。他对心脏的形态和构造作了准确性相当高的说明。他对于脑的大体构造的了解，和今日医学的认识大体相同。

盖伦被誉为"实验生理学之父"。他做的最精彩的生理学实验是对呼吸和发声机制的演示，通过切断动物的喉返神经、膈神经、肋间神经或肋间肌肉等不同部位，证明它们对于呼吸和发声所产生的影响。他说："（猪）这种叫声响亮的动物最容易进行发声损坏的解剖学实验……当神经被切断后，它突然就变得安静了。观众都会感到惊奇。"

⏬ 盖伦以猪为实验对象，当众演示发声损坏的解剖学实验。

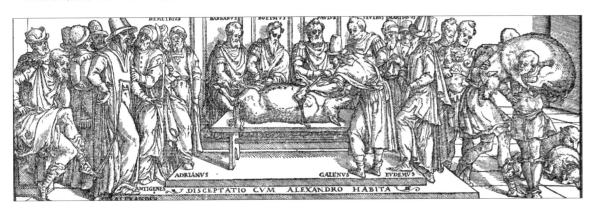

由于教会对人体解剖的严厉禁止，加上盖伦的"灵气"理论与教义相合，因而他的解剖学和生理学研究成果得到了教会的支持，成为数百年间不容辩驳的权威。文艺复兴以来，随着人体解剖禁区的突破，盖伦当初以动物解剖与实验推论人类所得出的一些错误结论被推翻，但正是站在盖伦影响深广的众多著作的"巨人肩膀"上，后来者才有了进一步深入探索的基础。

▶ 13—14 世纪一些医学著作中表现静脉和内脏的人体结构图。这些著作的理论基础基本都来自盖伦的研究。

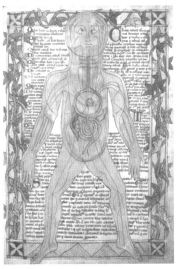

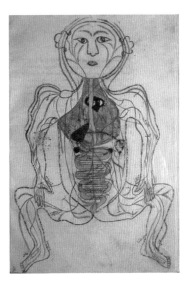

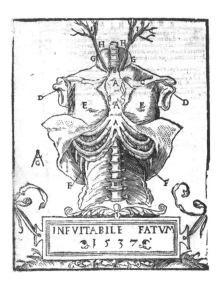

◀ 卢齐的著作《人体解剖》。意大利医生、解剖学家卢齐是第一个将人体解剖研究纳入医学课程的人，他于 1315 年 1 月在博洛尼亚大学进行了他的第一次人体解剖展示，中断千年后的人体解剖研究自此重新进入研究者的视野。

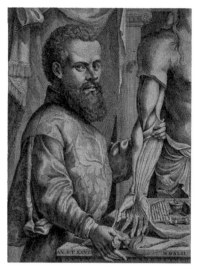

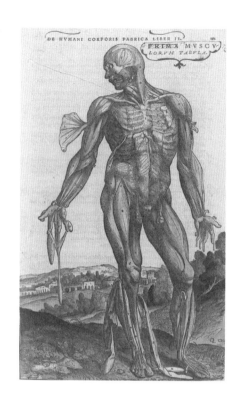

◀ ▶ 维萨留斯及其著作《人体构造》中的页面。比利时医生、解剖学家维萨留斯常被称为现代人体解剖学的奠基人。他基于人体解剖所著成的《人体构造》出版于1543年，该书对此前长期占据统治地位的盖伦学说进行了大量修正和完善。

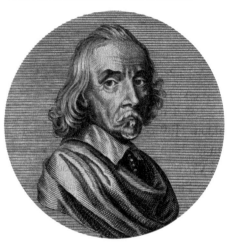

◀ 英国医生、生理学家哈维。哈维通过动物活体解剖和实际观察，为血液循环提供了证明。他于1628年出版的《心血运动论》，首次详细阐述了血液循环理论，开创了生理学、解剖学的新时代。

⬇ 意大利画家达·芬奇。达·芬奇也曾接受过人体解剖训练，进行过人体解剖研究，他的许多画作都体现了他的解剖学知识。

⬊ 达·芬奇对手臂的解剖学研究手稿。

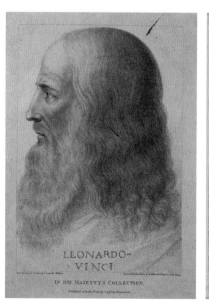

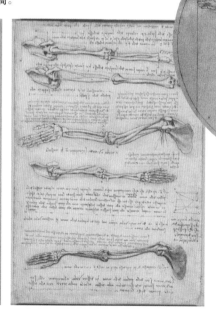

⬆ 达·芬奇作品《维特鲁威人》。

在生理学和病理学领域，盖伦基于古希腊的"四元素论"和希波克拉底的"四体液论"，发展出"体质论"。"体质论"影响深远，后来还被移用至心理学领域，成为"气质论"的源头。

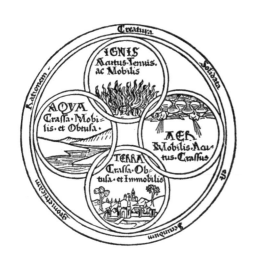

◀ "四元素"示意图（15世纪插图）。古希腊哲学家恩培多克勒斯是第一个提出四种物质的人，即火（ignis）、水（aqua）、空气（aer）和土（terra），并称它们为"四根"。柏拉图将它们称为"四元素"。亚里士多德将四元素分别与冷、热、干、湿这四种可感知特质中的两种联系起来：火既热又干；水既冷又湿；空气既热又湿；土既冷又干。

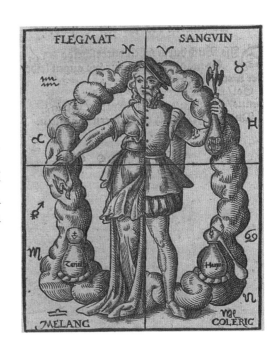

▶ "四体液"示意图（16世纪插图）。希波克拉底提出了解释生命现象的"四体液论"，即黏液（Flegmat）、血液（Sanguin）、黄胆汁（Coleric）、黑胆汁（Melanc），他认为影响人体健康和疾病的是体液之间的关系，体液不平衡是疾病的直接原因。

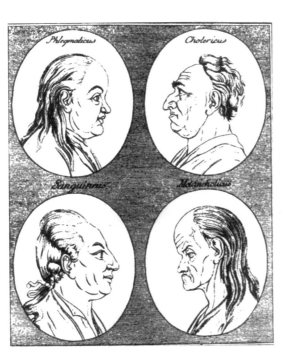

◀ "四体质（气质）"示意图（18世纪插图）。

　　盖伦在"四元素论"和"四体液论"的基础上提出了九种可能的体质，包括均衡的理想体质，以及黏液质（phlegmatic，既冷又湿）、多血质（sanguine，既热又湿）、胆汁质（choleric，既热又干）、抑郁质（melancholic，既冷又干）等，认为不同体质决定了对特定疾病的易感性以及行为和情感倾向，而食物的摄入及季节等环境因素，都会对体液的平衡产生影响。

　　黏液质、多血质、胆汁质、抑郁质等术语后来被应用于心理学领域，分别与平静、乐观、易怒、忧郁等性格类型联系起来。

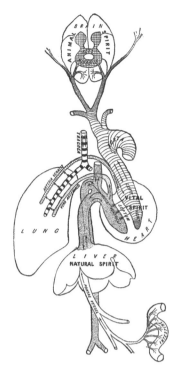

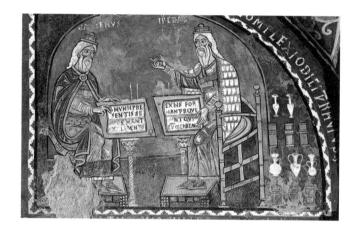

◀ 辛格（C. Singer）《人体生理学》（1925）中关于盖伦的人体"生理系统"观点的图示。盖伦发展了埃拉西斯特拉图斯的"灵气说"，认为灵气是生命的要素，共有三种："动物灵气"（animal spirit）位于脑，是感觉和动作的中心；"生命灵气"（vital spirit）是血液运动的中心，也是身体内调节冷热的中心；"自然灵气"（natural spirit）从肝脏传递到血液，是营养和新陈代谢的中心。

▷ 希波克拉底（右）和盖伦（左）（意大利阿纳尼圣玛丽大教堂地下室壁画，13世纪）。希波克拉底和盖伦是西方古代医学史上的"双子星"，总是被相提并论。

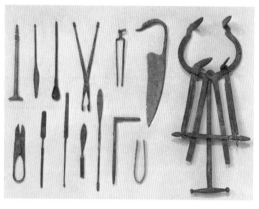

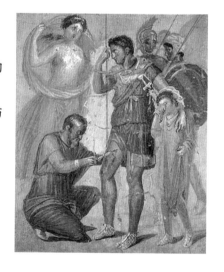

◀ 罗马帝国时期的手术器械。
▷ 医生为战士疗伤（庞贝古城壁画）。

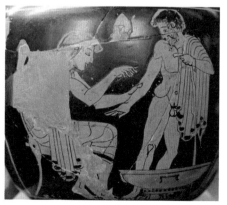

◀ 医生用放血疗法治疗病人（绘于陶瓷油壶上，现藏卢浮宫）。

⬇ 罗马医生使用的青铜导管（公元 1 世纪）。

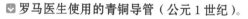

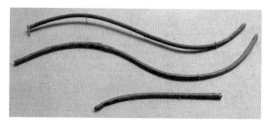

第二部分

论伤口和伤口治疗

· *Part 2   On Wound and Wound Treatment* ·

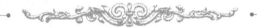

　　如果从事物本质出发能够揭示出什么，那么发现治愈方法的出发点必然是疾病本身。医疗技艺的首要任务是——要知道是否有希望达到预期的结果。这种知识有两个组成部分。一部分是从经验中获得的知识，这显然需要很长时间。另一部分是从事物自身的本质中获得的知识。应考虑每一部分的实质及其功能、用途和地位。

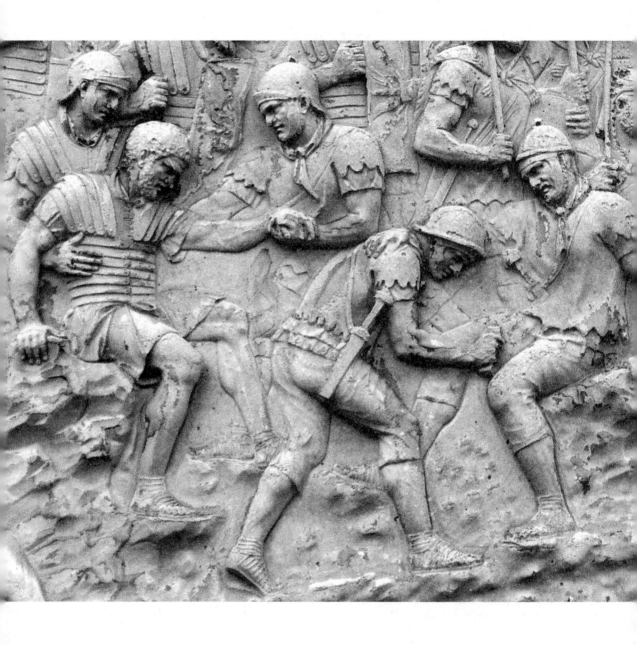

希罗（Hiero），如果从事物本质出发能够揭示出什么，那么发现治愈方法的出发点必然是疾病本身。此外，如果（证据）表明（用于）治疗的（方法）与被治疗的（对象）存在（本质）不同，那便是自相矛盾的，因为每个事物都能够揭示自身的某些特质（nature），而未必能够揭示另一个事物的特质。这一点在接下来的讨论中将会更加清晰。如果每个人都同意从现有条件中获取主要的指征，一旦我表明我的治疗方法是适当的，那么就没有必要（进行）过分长时间的争论。相反，我将试图表明，正如方法论学派（Methodics）所认为的那样，这既非全部论证，也非主要论点，而是论据中的一小部分，而且仅仅是开始。方法论学派认为，这就好比膀胱结石，如果属于"违背自然"的现象，则应该被移除。同样的情况也适用于细颈疣、无梗疣、动脉粥样硬化、脂肪瘤（steatomata）、黏稠物（melicerides）等疾病的治疗方法。由于处于非自然的位置而疝入阴囊的肠道，治疗方法是将其移回到正确的位置，所有那些移位疾病（的治疗方式）也是如此。

1. 医疗技艺

事实上，除了在我看来外行人都知道的技艺以外，目前还没有其他的技艺来处理这些问题。在任何情况下，当外行人意识到自己的肢体脱臼了，他们就会直接将自己的肢体移回到原来的位置。但（例如）切除细颈疣，把伤口变成伤疤以获得治愈，阻止胃液流动，外行人就不知道应该如何去处理这些事情。这就是医生必须要做（的事情）。因此，疾病的指征只是一个开始和起点。事实上，就治疗方法而言，它还不是医疗技艺的任何一部分，或者至少不是一个值得注意的或特定的组成部分，但一些（治疗方法）对外行人来说也是很常

◀ 罗马凯旋柱上的浮雕，表现了医务人员照料、包扎受伤士兵的场景

见的。因此，能够通过任何方法发现并揭示主要病症的人就是治疗这种疾病的专业人士。如果他是通过经验发现疾病，他将被称为"观察者"（Observer）或"经验主义者"（Empiric）；反之，如果他通过某种理论或方法发现疾病，他将被称为"理性主义者"（Rationalist）、"方法主义者"（Methodic）或"教条主义者"（Dogmatic）。

因此，不管怎样，外行人来找医生，（医生）指导他把肢体复位，或将断骨固定，或摘除黏稠物（meliceris），完成这些事情所必要的手段是医疗技艺的发明。经验主义者说所有这些都是通过实践发现的。我说有些治疗方法是通过经验发现的，有些是通过推理发现的，因为只有经验还不足以发现一切，推理也是如此。

然而，我认为重要的不是搞清教义，而是要把经验和理性分开，这样才能清楚地显示出每一种方法的力量。现在摆在我们面前的任务是谈谈理性的发现。那么，我们是否有某种方法来发现前面提到的每一件事情呢？我认为，这是把过量的东西去除，转移处在不当位置的事物，联结那些本该保持连续性的断裂的部分。我们应该引用这些经验主义的［方法］（来解决这些问题）吗？我也非常相信，有一种方法可以发现我们所寻求的东西，而这种方法的出发点就是每一种疾病所带来的指征。

因为本该连续的断裂现象需要（再次）联结。在骨骼中［这种断裂］被称为骨折（fracture），在肉质中［这种断裂］被称为溃疡（helkos），就像实际上也被称为损伤（trauma）、破裂或撕裂一样。当损伤发生在肉质部分时，它就是溃疡；当破裂或撕裂发生在伤口之外时，前者是指（本该）连续的部分在肉质撕裂处发生断裂，后者是指（本该）连续的部分在肌肉发达处发生断裂。这一切表明（目标）是（将断裂部分）联结起来。这种情况是否在任何地方都有可能发生，或者在许多地方都不可能发生呢？这主要是医学专家应该知道的事情。外行人不知道，无论是横膈膜的肌肉部分，还是小肠都不能"承受"这些损伤，外行人更不知道包皮或脸颊上薄的皮肤部分也不能

"承受"这些损伤。

此外，外行人不知道骨溃疡是否可以得到治疗。同样，外行人也不知道腐蚀的肉体是否可以得到治疗，骨折是可以得到治疗的，伤口是可以得到治疗的。类似的，外行人也不知道老茧是怎样越来越硬的。同样，外行人也不知道，关于头部骨折，是否有必要等待骨痂形成，或是以另一种方式进行治疗。然而，更重要的是，当心脏、肺、胃或肝脏受伤时，外行人不知道是否应该寄希望于（能够被）治愈。一般来说，除了首要目标之外，外行人什么都不知道。

因此，医疗技艺的首要任务是——要知道是否有希望达到预期的结果。这种知识有两个组成部分；不可能有第三个部分。一部分是从经验中获得的知识，这显然需要很长时间。另一部分是从事物自身的本质中获得的知识。应考虑每一部分的实质及其功能、用途和地位。从这些因素出发，不仅会预先知道什么是不能治愈的，什么是可以对治疗产生反应的，而且也能充分考虑补救措施。很明显，我们应该从最简单的疾病开始。有什么疾病比肉质部分的表皮伤更简单的呢？如果伤口的情况很简单，治疗的目的就是联结伤口。如果伤口有一个空洞，（治疗的）目标是双重的，治愈的条件也是双重的——伤口是（原本）连续性的断裂，而空洞则是一种对机体固有的物质的破坏。

2. 伤口与增肉药物

在这种情况下，往往会发现其中一个目标是不可能（实现）的。例如，如果不仅是肉体被破坏，下面的骨头也被破坏，这种空洞是无法完全填补的，但它可以结疤，这是一种治愈伤口的方法，虽然会留下无法治愈的空洞。通常来讲，这本身就是我们必须通过经验或理性的方法才能了解的东西。然而，塞萨卢斯（Thessalus）[①]既没有使用

---

① 公元前4世纪人，生于科斯岛，是希波克拉底之子，追随其父教导，成为古希腊著名医生。——译者注

这两种方法中的任何一种，也没有添加第三种。他并没有为自己的骗术感到尴尬，而是承认了这一点。让塞萨卢斯学派的医生站出来告诉（我们），在没有涉及任何潜在的有利因素的情况下，如何治愈肉质中带有空洞的伤口。塞萨卢斯学派的医生会说："通过使用一种增肉药物（sarcotic）来治疗。"如果他在提到"增肉"（enfleshing）一词时，认为自己可以从冥思苦想中解脱出来，那么最好还是谈谈他的鲁莽或者也许是他的愚蠢吧。如果我们已经知道什么是增肉的药物，我们为什么还要看得更远？告诉我，在某个时候，你打算使用何种增肉药物？我想你会说鸢尾花、马兜铃草或者苦豌豆，或紫荆，或人参——因为我首先要提到的是干性药物。塞萨卢斯学派的医生说，"从经验看来"，告诉我，你是从哪里发现这些药物的？你还有什么要补充的？即使是外行人，大概也知道我们必须填补这个空洞。然而，经验告诉我们可以利用哪些药物和通过哪些方法（进行治疗）。然而，塞萨卢斯并不像经验主义者或教条主义者那样了解药物。他不知道经验主义者所知道的药物，是因为他不希望自己成为经验主义者；他不知道教条主义者所知道的药物，是因为他不能成为教条主义者，而经验主义者知道的正是我所知道的。

每一次发现都面临两种"工具"（instruments）——经验和理性。有人知道已经发现了什么，却不能说出原因，这显然是他从经验中发现的。因此，为了让他知道他已犯下多大的错误，让他暂时做我的沉默的听众，因为我希望和有经验的人单独讨论某些事情。

在我看来，那个人还应该说出他是如何发现这种特殊的增肉药物的，这种药物是干燥的，实际上（被）称为脑状膏（cephalicum），是由鸢尾花、马兜铃草、苦豌豆、乳香和甘露混合而成的。除了上面提到的（增肉药物），还有一种放在人参皮里。此外，还有另外一种东西是洗过的锌渣（cadmia），被加入其中。因此，让他说说他们是怎样发现增肉药物的吧。他会说："但是为什么？我有必要谈论这些成分的发现的过程吗？为什么不去讨论如何正确地使用那些已经发现的增肉药物呢？"因此，这些特殊的事物在最初的时候常常是显而易见的，但它们的出现又"纯属巧合"，这些人是用这样的术语来描述的。他们说，这些东西有时可能是从梦中发现的，有时又因为某种偶然的机会，一个事物和另一个事物融合在一起。所以他们说有人有勇气使用这种混合物，但是他们没有提到对这种勇气的期望。这些特定的重复是容易识破的谎言。

第三种了解方法是推理。如果有人尝试把每一种纯质的增肉药物都做单独试验，那么，当他发现有时一种药物并不能（使）肉生长时，他便提供了证据，即并非每一种药物都适合于每一种特质。如果乳香在某人身上使肉质生长，而马兜铃草却没有此作用，或者当某人适合应用鸢尾花增肉，乳香不能满足（产生作用所）需要的条件，（就说明）乳香不适用于某人增肉。我认为这是一个合理的推论，并不是所有人都会以同样的方式受到所有事物的影响。一旦（医生）得出这样的推论，似乎最好的办法是，把大多数相似类型的药物混合在一起，形成同一种药物，这样对每个个体来说都有丰富的适合的成分。然而，我的朋友，在这些形式结合（的混合物）中，特定物质的作用并没有保存下来，就每一单一类型的个体而言，（未保存下来的作用中）有大量对我们治疗疾病有益的东西。在这样的多样性中，如果他们能够发现身体的特质或药物应用的效果，他们也许会什么都不缺，因为他们将会发现一种有用的药物，在每个场合适用于每个个体。但是因为他们也不知道事情的本质（例如身体的特质或药物的效力），当他们想要设计一种适合多种特质的单一药物时，他们把一切都搞混淆了。

我相信这种药物合成的方法是第一批医生发明的，我认为这是一个古老的发现。但事实上，我认为（这种药物混合方法）作为一种真正的治疗方法是有缺陷的，它更适用于将滤网滤过的东西倒入另一处。因为如果他不首先考虑来自类似药物合成的东西，他实际上就没有想到从对立面合成药物的方法。所以，在混合物的许多成分中，可能有一种药物适合病人，尽管也可能（一种都）没有，或者有七八种药物不适合病人。因此，这种含有大量（成分）的药物非但不会带来帮助，反而会（对人体）造成伤害。如果他不把这些因素考虑进去，我想说，他对这个问题的无知掩盖了他的专业知识。

3. 伤口化脓与愈合

无论如何，把油倒在一个空洞的伤口处，是所有药物中对愈合（效果）最有害的。如果你真的希望用这种方法（进行）治疗，你将从经验中知道，伤口会变得肮脏和恶臭。并且，如果（治疗时）恰好处于一年中最炎热的时候，或者如果伤口处有腐败的液体（kakochymous），或这个人更容易受自然变化的影响，或者如果这个（人的）养生方法有什么问题，那么对这个人来说，这些（因素）让（他的）伤口部分腐烂的风险更大。

如果你单独使用蜡或溶解在油中的蜡，都是危险的，这些特殊的东西会使伤口化脓。然而，如果你使用研磨的铜锈粉末（triturated verdigris），（伤口）将不会腐烂，尽管它会带来疼痛和不小的刺痛、侵蚀和炎症。如果你用得多，还会引起抽搐。因此，既然（使用）油、铜锈粉末或是蜡，都不能使有空洞的伤口生长肉质，那些以经验为基础的人显然不会把这些物质混合在一起。

但我将按照需要的剂量，将这些药物和无数其他单独使用时会对空洞伤口有害的药物混合使用。如果（这些药物）不是因为同样的功效而是由于相反的功效而（对伤口）有害，据推测，填充空洞伤口的药物可能是不成比例的。但我们确实在讨论药物成分的时候，了解到用两种过量药物的混合物如何制作成一种合适的药物。因此，用油、蜡和铜锈粉末混合形成一种（使）肌肉生长的药物不再有问题。如果你了解这样的伤口或溃疡需要适度干燥（的条件），而蜡和油都不是干燥的，你就会知道，无论是（将它们）单独（使用）还是两者（同时使用），都不能填补一个空洞的伤口或溃疡。铜锈粉末也不会单独使用，因为它过于干燥。但是，当你把这些物质（油、蜡和铜锈粉末）混合在一起，你就能制造出一种适度干燥的药物。每一种药物的用量应该是多少，我已经在有关药物合成的论述中说明了，如果需要的话，将在讨论中再次说明。我首先有必要把这个"毫无方法"（methodless）的塞萨卢斯排除在接下来的讨论之外，我将向塞萨卢斯表明，他偏离正确的道路有多远。对明智的人来说，现在所说的这些事情清楚地表明了治疗方法应该是什么样的。但是这个争论并不是针对这些人的，所以在这里仍然有必要与他们讨论医学源头（的东西）。

4. 空洞伤口

每一个违背自然的空洞都需要（被）填充，这也适用于肉质部分，而这种填充本身就是发现治疗方法的指示器。为了发现那些用来填充的物质，我们需要进行大量的讨论，需要有许多单独的迹象和一种（符合）逻辑且精准的方法。无论如何，你经常会看到顽固性的伤口或溃疡，无论是那些以经验为主并依赖多种药物的医生，还是那些自称遵循理性的医生，都无法治疗这种疾病。

现在虽然塞萨卢斯学派（Thessaleians）被命名为方法论学派，但谈及真相时，他们却是"非方法论学派"（Amethodics）。就像对牛弹琴一样，他们不能理解这样的理论，当然也不能通过推理来发现所需要的东西。另一方面，你经常看到，在治疗空洞的伤口或溃疡的过程中，那些依赖经验的医生有时会从（使用）一种药物转为（使用）另一种药物，而宙斯（Zeus）却没有为这种转变提供任何理论依据。虽然他们尝试用许多药物去填充有空洞的伤口或溃疡，但他们既无法识别也不能记住每一个药物在哪些方面发挥了作用，正因为如此，他们也不知道应该调整哪一个药物。毫无疑问，他们希望以单个试验发现在某一时刻合适的药物，于是他们从一个试验转到另一个试验，依托于机遇而不是推理去发现有效的药物。一些教条主义者和方法论者一样，即使他们不希望这样；也就是说，教条主义者不能在身体自然起源的论证中，像经验主义者那样取得合理的解释。

因为正如我前面所指出的，他们是"半经验主义者"——他们无法理解基本要素。那么人们会怎么评价这些"非方法论学派"的塞萨卢斯学派呢？只有那些方法论学派的人真正通过方法治疗，才发现了（治愈）每一个伤口或溃疡所需要的药物或疗法，并通过他们的行动清楚地展示了关于本质的论述是多么伟大，以及为治疗方法提供了多少领悟。

当然，我也经常向你们展示，我曾经用一种药物治疗过这样的伤口，这种药物是从那些人之前混合使用的药物中提取的——这种药物的有效性有时被那些不断从一种药物改换另一种药物的人所忽视。很有可能，这种药物的效能被忽视，是因为它是在不合时宜的时候使用的——此时使用药物不仅没有任何好处，甚至是有害的。有时在初次使用时就没有明显的效果。你也看见我用清洗、饮料酒、蒸汽浴、放血或者（直接）清洗的方法来治疗眼睛的剧烈疼痛。在这种情况下，大多数的医生没有别的（方法）可供（参考），除了那些由鸦片、曼德拉草和天仙子合成的药物，它们会对眼睛造成极大的伤害。因为这些药物只能通过破坏（眼睛的）感觉，在短期内减轻疼痛。你知道，很多人在使用了这些药物之后，即使使用过量（剂量），也无法恢复正常，但从那时起，（他们的视力）开始变得模糊或（视物）存在困难，随着时间的推移，他们会患上白内障、散瞳、缩瞳或眼球收缩（等疾病）。

当然，你知道，你从年轻的时候就和我在一起，我从来没有在我的老师那里看到过这样的行为。但我在推论的过程中发现了这一点，而且在很长一段时间里，我仔细研究过一句格言："（通过）喝纯净的酒，或者洗澡，或者洗蒸汽浴，或者放血，或者服用药物来缓解眼睛的疼痛。"基于希波克拉底的权威性，我推测这里没有任何错误或不实的说法。这为我提供了寻找的方向，直到我循着希波克拉底的道路，发现了一种方法，来决定何时以及如何使用上面提到的每一种治疗方法。显然，许多观察到这类事情的人与我一样，这样做了——这表明，治疗方法的力量是多么强大，那些不保留古老的医疗技艺而拥护新教派的人造成了多大的伤害。请注意，在这些事情上，实际上你给我带来了压力，尽管我一开始很犹豫，当你恳求我读完整篇论文时，我向上帝祈祷这篇论文对其他人也有一些好处。然而，我几乎不抱希望，因为当今人们对美好事物的极度蔑视，以及对财富、名誉和政治权力的痴迷，导致那些献身于这些事情的人是不可能发现任何现存形式的真理的。但是在某种程度上，这些事若是上帝喜欢做的，那么他们必定能完成。

5. 空洞伤口与溃疡

那么，让我重温一下过去医生们所使用的、如今被轻视的医学方法，在我所能做的范围内，再次开始讨论我们目前面临的感染问题——空洞伤口或溃疡。关于首次发现治疗这种损伤的"增肉"药物（如果你愿意那样说的话），早些时候经验主义者所讨论的内容已足够多，并且被承认。至于这些发现的用途，我曾在很多场合向你们展示过药物的作用。同样，我将不遗余力地通过理论来证明，在这些疾病中，一种常用的药物是如何不能对每种［疾病］都起作用的，以及经验主义者如何在没有足够经验的情况下，根据治疗方法的规则熟练地转用另一种药物。这是意料之中的，因为如果经验主义者不知道第一种药物失败的原因，他们就不能在使用第二种药物的情况下找出原因。当药物起作用的原因尚不清楚时，他们也无法识别药物失效的原因。由于病因尚不清楚，（他们）不可能再以任何合理的方式改用另一种药物，在这种情况下，他们也将无法找出真正的病因。

现在让我谈谈希波克拉底的学说，同时，我们也谈谈治疗空洞伤口和溃疡的真正方法，很明显，有必要从问题的实质入手。由于在空洞伤口和溃疡中，我们的任务是再造已被破坏的肉质，就有必要了解肉质的产生，（产生）肉质的物质是有益的血液，（就像）自然的本质就是"造物主"或"工匠"一样。但我们一定不能简单地说"本质"，而要加上什么样的东西的性质。很明显，这些伤口下面隐藏的肉质将会促进生长，而这些肉质的本质是再生肉质的"造物主"。但每个个体的本质都显示出（是由）一定程度的热、冷、干和潮湿混合组成的。很明显，这些体液平衡（eukrasia）潜在部分的［特质］将拥有"造物主"的基础，如果缺乏将影响（个体）所缺乏的肉质的生长。那么，首先，我们必须考虑空洞伤口和溃疡的这两件事：是否其本质为体液平衡的，也就是说，是否符合内在规律，同一体内的健康取决于四种体液的平衡。此外，（机体的健康也取决于）血液流动的质量和数量是否正确。如果其中任何一种性质处于不良状态，就会出现许多异常情况。

首先，我认为，人体肉质部分是中空的。假设一个部位是健康的，血液流动在数量和质量上都没有问题。如果事情是这样，没有什么可以阻止肉质的原始起源在不需要任何外部药物的情况下完美生长。如果这两个原因都存在，并且没有外在的阻碍，那么肉质的生长是必然的。但是在肉质的实际生长过程中，必然会产生两种多余的东西，在有关特质的记载中已经说过，在营养物质的每一次变化中，无论它们是厚是薄，都有多余的东西会暴露出来。

当这些多余的物质在全身出现时，其中较薄的物质，蒸腾作用是难以察觉的。然而，当它使固有的热量变得微弱，或者当它消耗了过多的营养，或者由于某些过于剧烈的运动给机体带来负担时，它就会变得可以察觉。另一种是身体内生长的污物。在伤口和溃疡中，薄的多余物质叫作"脓液"，厚的多余物质叫作"伤口的污垢"。伤口会因为太薄而变得潮湿，（或是）因为太厚而变得污秽。正因为如此，我们需要一种双重的治疗方法：既要使潮湿的东西干燥，又要使污物得以纯净。相应地，由于自然界没有（任何）一段时间是静止不动的，因此这两种物质（即湿气和污秽）在任何时候都不会（同时）聚集在空洞伤口或溃疡中。因此，不存在需要同时使用有干燥和纯净作用的两种药物的情况。这已经表明药物必须依据（实际情况）分类使用。但这些还不够，有必要去发现哪些特定的药物可被应用于哪些特定情况，如何以及通过什么方法来发现药物。当然，这可在我的关于"［混合物与］简单药物疗效"（［Mixtures and］Potencies of Simple Medications）的论述中，从药效的论述中得出吗？因为我在其中指出了哪些药物会分别导致干燥、润湿、冷却和发热，或者通过两者的结合，导致这些药物既能发热又能干燥，或冷却和润湿，或发热和润湿，或冷却和干燥。

然而，四元素之间的关系，从医疗用途来说，存在数量上或多或少甚至无限的变化，这是由第一、第二、第三和第四的不同顺序所界定的，它们有一定的顺序。我刚才说的使肉质生长的药物需要按照什么顺序（使用）才能适度地（使伤口）干燥和清洁呢？很明显，这是第一顺序的，同时，当药物不仅消耗了过多的流出的水分，而且破坏了体内的血液，阻止肉质的生长，消耗了所有的物质时，它也被提高到一个更高的水平。显示出这种特性的物质包括：乳香、大麦粉、苦豌豆、鸢尾花、马兜铃草、锌渣、人参。所有这些东西被证明或多或少是不同的。研究还表明，一些物质具有简单的普遍功效，而另一些具有复合功效。马兜铃草和人参，它们比其他药物干燥得多，而且在性质上更热。大麦粉和大麦麸皮干燥属性小很多，而且消耗的热量最少。乳香具有适度温热的特性，但干燥属性比较少，所以它一开始不作为干燥属性的药物。苦豌豆和鸢尾花的属性介于马兜铃草和人参之间。

6. 乳香与伤口愈合

让我重申讨论所产生的有益的结果。乳香当然可以在潮湿的机体内使肉质生长，但不能在干燥的机体里使肉质生长。

你必须知道的是，在主要指征中有两个不同点，与自然相符合的东西要保存，因为自然需要类似于它自己的东西；与自然相反的东西则要去除，因为自然不需要那些与它相反的东西。一切破坏都是对立的东西造成的，都是通过对立的东西而实现的。因此，伤口或溃疡更需要干燥的药物，因为（伤口本身）更为潮湿。（相反地）如果某种程度上身体本身的性质碰巧更湿润，那么它就不是非常需要干燥的药物。所以，对于有同样湿润度的伤口或溃疡（的病人来说），干燥混合特质的病人需要更多的干燥药物，而湿润混合特质的病人不需要那么多干燥药物，因为一种特质和另一种特质不同。因为新生的肉质和先前的肉质是最相近的，所以，当原来的肉质变得干燥了，新生肉质就必须变得干燥，这样就需要更多的干燥药物。在更干燥的程度上，正在使用的药物也需要同等程度上更加干燥。但是，与之相反，在更潮湿的环境中，肉质本身不太干燥的程度决定了更需要那些干燥程度较低的药物。

因此，乳香具有一种与人的肉质本性相一致的混合特质。对于气质（krasis）（体质）以温和［特质］为主导的人来说，乳香是令人愉快的；对于比较湿润的［特质］，需要稍微有点干燥（的药物）；对于那些极度干燥的人来说，需要稍微湿润一些的（药物）。

当然，在一些伤口和溃疡，以及一些特质中，乳香会导致化脓，也不会帮助肉质产生。在某些［特质］中，乳香实际上也能帮助产生肉质。如果你考虑到这一点，你会发现你所观察到的情况与理论是一致的。在较湿润的特质中，乳香能帮助肉质生长，而在较干燥的条件中则不再如此；对于中度湿润的伤口和溃疡，乳香可以帮助产生肉质，而对于那些非常湿润的伤口，乳香完全不能帮助产生肉质。

那么你现在是否清楚地看到了，对于一个打算用正确方法治疗伤口或溃疡的人来说，这些原则的必要性？一般来说，当发现伤口或溃疡处有水分时，就说明该用药物干燥了。但由于有些药物的干燥属性多一些，有些药物的干燥属性少一些，所以药物的使用要根据伤口或溃疡的不同情况以及病人的特质来决定。因此，对于想要正确治疗伤口或溃疡的人来说，不仅要考虑身体的特质，还要彻底学习药物理论，了解身体潮湿和干燥混合特质的指征也很重要。

那么，你看，方法论学派的人他们的主张是多么轻率。当他们宣称单凭这种方法就足以治愈空洞伤口或溃疡时——也就是说，他们知道必须把伤口填满，使它变得有血有肉，事实上，治疗并不仅限于此，还在于发现用于填充的东西。（方法论学派）说，"但是（用于）填充的东西是通过经验发现的"。那么可以说，治疗的东西是从经验中发现的，不必毫无意义地吹嘘和颂扬你的方法，事实上，对经验主义者来说，如果拥有没有遭受到歧视的经验，那是危险的。

然而，在关于药物治疗的论文中，他们写到了给皮肤柔嫩者、儿童和妇女使用药膏。他们知道，乳香的特质，会导致肉质生长，填补没有其他症状的空洞伤口和溃疡形成的空洞。

他们不知道这些身体是否属于潮湿特质，是否因此需要适度干燥的药物，或者是否有其他原因导致了这种情况。再比如说，对于衰老的身体，你会发现另一种药物被记录（下来），这种药物是关于那些很难愈合并且肿胀的伤口和溃疡的。在他们所有的治疗论文中都提到了其与许多其他（药物）的区别对比。从这些药物中，他们有可能发现这些药物所适合治疗的特定情况，所有（医疗）技艺的区别都是试图把特殊和一般（情况）区分开来，以至于有人会作进一步的具体区分，虽然所谈事物已非常具体，但既写不清楚也说不（清楚）。凭什么，那些专门研究技艺的经验主义者和几乎所有的教条主义者都一致认为，任何一种治疗（方案）都不可能精确地记录下来。他们说，还有一些东西可以归结为对病人特质的猜测。有人说，这必须从每个

（为病人）提供治疗的（医生的）具体实践中加以补充。也有人说，这必须从基于逻辑的巧妙设计中加以补充。他们中无人能容忍不精确（的言论），以至于（他们）断言每一个空洞伤口或溃疡都需要一种增肉药物，因为你不会找到这样一种药物可以治愈每个人的每一个空洞伤口或溃疡。相反，除了大量的潮湿和污秽，药物必须改变病人的实际混合特质。因此，如果我们接受了方法论学派的冒失言行，那么在经验的基础上，让我们看看他们是怎样说的。方法论学派的人会认为有些方法应该有助于发现适合治疗病人的药物，即可以通过治疗每个病人的具体实践和操作找到适合每个病人的药物。

因为，正如我经常说的，任何与医疗技艺有关的事情和药物，就种类而言都是难以表达的。不仅如此，在每种情况下，药量也无法被陈述或被记录，或用一个词来讲清。此外，伤口和溃疡，用量化描述也是难以言传的，用潮湿和污秽来描述同样也是难以言传的。的确，我们希望以某种更为贴切的方式来表述，用轻微或严重的，薄的、厚的，非常轻微的、非常严重的，平均的或适当比例的，或其他任何形式诸如此类的不同方式命名，使我们尽可能接近量化的表达。现在请专心听我所讲，以便知道通过方法做任何事情都要比仅仅凭经验行事更有优势。假设这种治疗空洞伤口或溃疡的药物就是可以使肉质生长的药物，我们会说这样的药物是对那些身体特质更潮湿的人有用的药物。正如观察者和经验主义者可能会说，这样的药物如果应用到皮肤柔软的妇女和儿童身上是没有用处的。

那么，让我们参照这两个指标来研究为什么使肉质生长的药物没有带来益处。不管（药物）干燥程度的高低，事实上我们都掌握了这些药物在治疗污秽和脓液时的迹象。若污秽较重，则伤口或溃疡整体太过潮湿而干燥过少；如若发现伤口或溃疡是干净且无水分的，则其干燥程度超过了适宜的范围。我们将立即从这些迹象中，或多或少地知道平衡潮湿和污秽所需的药量，所以我们就能以这种方式使用下一种药物，这种药物既不太干燥也不太潮湿。

然而，经验主义者看到，在这种情况下，所应用的药物并没有产生肉质，且仍然不知道干燥药物是多还是少，也无法转换到另一种药物。在同样的方式下，埃拉西斯特拉图斯（Erasistratus，约前304—约前250）[1]和希罗菲卢斯（Herophilus，约前335—约前280）[2]的追随者，即"半教条主义者"，也正如我们之前所述，（当他们）治疗一个严重的伤口或溃疡时，他们仅试图有逻辑地治疗某些特定于机体某部分的特定疾病，比如伤口或溃疡，也正如我之前所说的，是同质性（homoiomeres）和有机体（或有机体的一部分）。但是，在某种程度上，机体按照本能产生同类物质，（半教条主义者）根据经验来治疗它。在这种情况下，如果他们试图修复完全被破坏或严重受损的物质，那么在许多情况下，他们不可避免地（在治疗过程中）缺乏合乎逻辑的治疗方法。如果真正被摧毁的是某种同质性的物质，那么对那些已经预先考虑其起源的人来说，了解它的全部真相是至关重要的。关于这些事情，我后续一定还会再说一遍。

然而，我认为我已经清楚地表明，对伤口或溃疡给予适当的预先考虑并非偶然，也不是所有的主要迹象，甚至连外行人也知道，这只是治疗的一小部分。因为同样重要的问题是，要确定活跃的特质是热、冷、潮湿还是干燥，在此之后，关于混合特质的所有其他事情都在我的书中有所阐述，就像所有其他相关的事情一样。

因此，在讨论空洞伤口这一点时，我们所谈到的只是对空腔的治疗（方法），目前尚没有将伤口作为目标进行治疗。然而，这也是用同样的方法进行治疗的，治疗方法取决于被治疗者的混合特质，以及药物的效力。关于要素的讨论涉及两个方面。在方法的问题上，除非人们一致认为产生空洞和毁灭空洞的原因是四种特质，否则就不可能开始、不可能推进、不可能完成。要说明这些特质是如何起作用以及相互起作用的，这与元素论有关。因此，我在前面的讨论中所证明的

---

[1] 亚历山大学派医生。——译者注
[2] 亚历山大学派医生。——译者注

是，没有一个医生能够在没有所谓的"身体理论"（physical theory）的情况下，系统地治疗任何同质性。但在只显示同类特质的情况下，讨论已经以某种方式表明，除了身体理论的应用之外，不可能发现治疗有机体的任何完整的治疗方法。在整个论述中，这一点将变得更加明显。

7. 伤口合并其他情况

现在是时候把注意力转移到伤口本身的治疗上了，只要伤口是独立存在并且没有其他症状伴随的。让我们假设受伤的部分不受流动物质的影响，不受腐败液体（kakochymous）的影响，也不受整个恶液质（dyskratic）的影响。让伤口保持没有空洞，也没有皮肤破损。再说一遍，大多数医生也忽视了这一点，（他们）没有意识到，每当一个空洞伤口被填充，平坦但油腻，这部分通常存在双重病症，其一是皮肤物质流失，其二是连续的融解。只要有这种连续的融解，不管是表皮还是整个皮肤，或是皮下的肉质，伤口都有这样的偏好，需要单纯地黏合。如果皮肤的边缘互相牵拉在一起，那么不同种类的皮肤之间没有什么区别，就像伤口已经被填平一样。在后一种情况下，伤口的两侧不相互接触，但整个受伤区域的皮肤都消失了，这显然需要再生新皮肤。然而，对于被锋利的东西分割的伤口，就需要单纯地黏合，而不是皮肤的生成。因此，无论在什么时候，摆在我们面前的是，当发现一个简单伤口的治疗方法时，必须以在不破坏肉质的情况下，再分离肉质，作为讨论问题的基础。需要结疤的扁平伤口完全破坏了所谓的表皮。因此，有必要使其再生并与自身表皮重新结合，因此，这里有两个目标放在一起，就像空洞的［伤口］一样，因为这两种情况都是双重的。对此，其中方法论学派也许会说："如果治疗的目的和条件都是双重的，那么水平伤口和空洞伤口有什么不同呢？"我的好兄弟，根据被摧毁部分的程度来区分！因为在空洞［伤口］的情况下，不仅表皮被破坏，整个皮肤和皮下的剩余肉质部分有时也受到相当大的［感染］。在伤口被填满的情况下，则不再缺少肉质，而是缺少外面的覆盖物。接下来，我将谈谈如何治疗这种伤口。就目前而言，在没有任何其他条件（影响）的情况下，当一个人受伤时，我们必须采取治疗手段。

因此，当伤口只是裂开时，应将已分裂部分的边缘结合在一起。不仅如此，它们合到一起后也应该保持这种状态。事物以两种方式结合在一起：一种是自发的，另一种是通过其他的东西。那些自发结合的部分一起生长，而那些（需要）通过其他方式合并的部分被捆绑在一起或黏合在一起。现在那些生长在一起的东西在本质上必须是完全柔软的。肉质本身就是这样一类东西，与那些连续而丰满的肉质部分是一样的。那些又硬又干的部分不能生长在一起，需要一些胶或粘连剂才能把它们粘在一起。下文将讨论如何治疗这些情况。

尽管如此，让我把可以结合的东西说完，因为我们在这里寻求的是合并的原因。在空洞伤口中，特质是产生肉质的原因，在简单的伤口中，特质也是愈合的原因。因此，如果你准确地把已经分离的［组织］结合在一起，它们就能够在没有任何其他外部人造装置的情况下生长在一起。让我告诉你们，（此时）融合的指征再次改变，所以从这里开始，你们将寻找那些能让你们实现目标的东西。因为当你用绷带把伤口包扎起来时，会有两个起点，或者缝合线，或者搭扣，或者这些东西中的一个，或者所有这些东西，你会把被分割的部分牵到同一个位置上。而且有必要让用来包扎［伤口］的东西既不过于柔软，也不过于松弛，这样才能牢牢地把伤口固定在一起，又不至于硬到形成压迫。但是，施用的力度不应该过轻，否则无法达到任何效果，也不应该太用力，以致压迫（伤口）造成疼痛。如果这些事情你都做到了，如果只是一个伤口，没有腐败液体，没有多余物（fux），没有恶液质，没有炎症或其他一些异常，（伤口）将完全愈合。另一方面，如果是伤口体积的原因，如果因为伤口巨大，不可能将分离的机体部分精确地定位到最深处，或者将搭扣、缝线或包扎物靠近伤口都是不可能的，或者一些脓液预先在伤口处聚集形成脓疱，或者疼痛已存在，对这样的伤口，直接缝合（粘连）是不可能的。

如果疼痛的伤口引起（脓液）过度流入，或假如脓液流入的量是正常的，但由于受伤和疼痛导致的虚弱使得无法承受正常流入的量，伤口甚至会被过量的脓液压垮，由此看来，此时流出的脓液特别多，但令人惊讶的是炎症没有出现。此外，如果伤口的边缘没有痛感但存在脓液，或者脓液处的空间充满了空气，这样的伤口是不可能与其他独立的组织黏附在一起的，因为此时的脓液溶解了可黏合的组织和伤口［边缘］的空间，如果伤口与其他组织或伤口边缘的空间黏合在一起，就可以阻止脓液与其他部位的接触，这样在伤口特质的部分就需要先前的物质帮助伤口愈合。很明显，这些因素都是次要的，如果伤口愈合得好，最多需要一到两天的时间［痊愈］。在这段时间内，需要一种药物来干燥伤口其中的一部分。如果已经存在一些脓液，药物将消耗掉这些脓液，并防止未来流入空腔的新增脓液。现在再回忆一下我（所使用）的增肉药物，这种药物是适度干燥的，以让我们知道黏合伤口是否需要比这个药物更干燥的药物。当然，如果增肉药物完全消耗了流动的血液，也会以这种方式带走肉质生长的原料。事实上，伤口黏合要么根本不需要肉质的产生，要么只需要很少的肉质生成。因此，干燥比肉质生长更为重要。

按照这种思路，药物之间就会或多或少存在差别，因为增肉药物必须洁净，不仅能使多余的水分干燥，还能去除污秽。粘连剂既不能洗净，也不能擦掉。相反，它把所有物质黏合在一起，我认为，这就是那些被称为刺激性和收敛性的药物的作用。因为这些药物本质上是能够结合在一起的，并加压促进愈合，但不是彻底清洁或净化。因此，我们首先要警惕这些收敛性的止血药物，我们所面临的是使肉质增长，它们会导致污物以某种方式附着在伤口上，难以去除。

对所有的伤口而言，酒是治疗伤口的最好药物。我想，即使我不补充讨论什么是创伤，我认为你们也会［像我一样］理解这一点，为了避免误解，我增加了一些内容作为提醒，而不是将其作为必要的定义而添加。因此，事实上，如果我能让你们想起这本书在此之前的所有讨论内容——那些与每个术语相关的有意义的和潜在的问题，我将不再需要为你们辨别这些事情。对我来讲，只要把简单的条件从复杂的联系中分开就足够了。关于这些之前已经有人说过（的内容），现在需要再次说明，与其说是为了这件事本身，不如说是因为大多数的医生被这个术语欺骗了，认为伤口的差异是空洞和脂肪，出血和迁延，肮脏和清洁，非炎症和炎症。因此，有必要区分伤口的适当差别和合并其他状况的情况。稍后会有［更多］关于这个情况的讨论。

古人典型的教导，这也是我现在想要实践的内容，它是符合自然（规律）的。古人特别强调，每种疾病的简单症状都有特定的治疗方法，最重要的是希波克拉底就是［这么说的］。如果我们要逐个讨论每一种简单疾病，尤其是在这种方式下，真正的治疗方法将会向前推进。另一方面，如果我们展示了可以治疗所有复合疾病的单一方法，就像这里有两种疾病与养生之道有关：梗阻与溢出。当我们谈到每一种疾病的具体治疗时，正如塞萨卢斯的追随者认为正确的那样，我们同样有必要提及已合并的内容。同样的，我相信，无论何时，当所有的伤口以一种形式存在，而所有的炎症又都以另一种形式存在，那么就有必要分别讨论针对伤口和炎症的治疗，现在则应将两者结合在一起。如果我们这样做，会发现所有的伤口都需要干燥，并按照前面所述的方法（将伤口）拉到一起，并且实际上并不都需要清洁。另一方面，我们会发现，肉质的空腔（需要）干燥和清洁，但不再（需要）被牵拉在一起。而且，就像我之前说的空洞伤口的例子一样。我们现在也要类似地考虑身体的特质——判断它是柔软的、松弛的，或者是坚硬的、干燥的还是收缩的。

首先，针对比较潮湿的程度，较少需要干燥药物。其次，针对比较干燥的程度，则需要更干燥的药物和更多的收敛药物。无论如何，我认为，经验主义者也会联想起儿童和妇女，以及那些拥有柔嫩肉质的人，并将他们与年轻人、农民和靠海洋谋生的人进行对比。并不是由于儿童和妇女身上的混合特质湿嫩，经验主义者才把这种药物看得如此重要，也不是因为天气干燥，才能够认出其他适合农民和水手的药物。经验主义者不会对每次治疗的机体都做出准确的估计，也不会发现失败的原因。这样，当经验主义者因他以前通过经验所知道的事情而失败时，他也不会尝试改变。我用一般的术语来描述粘连剂。接下来，还有一些其他的涉及这些药物的制备和合成的方法。因为我们立即将我们希望用的药物应用在空洞伤口上，无论是干燥的还是湿润的药物。在伤口的每个部位都可以撒上或涂抹这些药物。在伤口已达到相当深度的情况下，我们若首先将伤口边缘粘在一起，就不可能接触到那些在深处分开的机体组织了。

因此，我们不能简单地考虑药物是否适度干燥和收敛，还必须考虑药物是否能够到达深处。无论如何，铅白和铅黄会适度收敛和干燥，但是，如果你把它们像灰烬一样撒在受伤的部位，你将一事无成，因为类似这样的做法会使干燥的药物的效力无法到达深处。伤口需要一定的水分，所以可能需要一种增湿类的粘连剂。然而，这一点只适用于药物的合成，不适用于治疗方法本身。如果我们决定出于当下的目的需要此功能，随着讨论的深入，我们可能会想起它。

8. 伤疤

我将回到有伤疤的伤口话题上来，我早些时候谈到过，这是这类空洞伤口的第一个指征。因为有必要从已消亡的组织中产生某种东西，而不是简单地把已分裂的断端黏合起来。但是，在这种情况下缺少的是与空洞伤口不同的再生物质，因为普通伤口处的物质是血液，而空洞伤口处的物质是肉质。然后，空洞被源自血液再生的肉质填充。已经被填充的肉质通过皮肤的生长形成瘢痕，这些皮肤源自皮下的肉质。相反，与被破坏的肉质相同的肉质可以在空腔的溃疡中再生。

然而，尽管新生成的皮肤不可能完全与被破坏之前的皮肤一样，尽管它与原来的皮肤很相似，尽管不是真正的皮肤，但它能够承载皮肤的功能。这就是为什么我们不可能再生在生成肉质和脂肪的过程中完全失去的皮肤，因为它是从［一类］自然屏障衍生出来的。

现在人们正在讨论如何模仿皮肤的性质和功能。我现在谈谈这个方法。由于摆在我们面前的是用一层统一的保护膜覆盖的肉质，这是为了把伤口变成瘢痕，我们必须要么再生皮肤，要么在皮肤上创造出类似皮肤的肉质。但由于皮肤是不可能再生的，所以我们要做的是必须尝试创造出这样一个［表皮］。那么，怎么做呢？很明显，这是需要改变的。因为我们希望（生长的）肉质的一些部分不再是肉质，而是变成皮肤。肉质将如何改变呢？显然，这与肉质的一些不断变化的性质有关。即使我们不希望这样，这里又出现了关于各种因素的讨论，没有对这些因素的讨论，就不会有治疗创伤的药物，更不用说是增肉或愈合的药物了。因为皮肤比肉质更干、更厚，如果我们使肉质干燥并收缩，就会使肉质像皮肤一样。你已经掌握了治疗瘢痕的要点，但这还不够。愈合药物也具有干燥和收缩的功能。你会发现这些药物与其他药物的不同之处在于，这些药物会使你把注意力转移到实际发挥作用的物质上，在伤口愈合的过程中，有必要使溢出的液体干燥，使被感染的部分保持不过分潮湿。在那些瘢痕化的伤口中，不仅消耗溢出物，而且消耗肉质周围的水分，所以愈合药物必须比黏合药物更干燥，因为愈合仅有一个目标，那就是消耗超过正常的水分，而在其他情况下（例如粘连）不仅要达到这个目标，而且至少要结合正常的水分。如此说来，未成熟的橡树瘿、石榴皮、埃及荆棘的果实都是中度干燥的药物。黄铜粉末（chalcitis）、烧焦的铜（burned copper）、黄铜、金属合剂（mistu）和明矾粉末（divided alum）的鳞屑都比这些药强得多，尤其是金属合剂和黄铜屑，而铜鳞片更温和，烧过的铜比这些矿物质更温和。如果清洗这些药物，你会得到腐蚀性最低的药物。这属于治疗方法之后的药物合成问题。药物的功效先于治疗方法，我已经在其他地方写过了。药物的复合作用是在治疗方法之后产生的。无论何时，就像我说的那样，这是一般的指征——干燥，湿润，冷却，或发热，或适度，或强烈，或微弱。

我们也知道每一种简单药物的功效，因为我们已经特别考虑到这一点。然后我们考虑，在什么情况下，应该把药物混合在一起，使它们适合使用。无论如何，药物治疗有两种方式，一种与它们的效力有关，另一种与它们的合成和制备有关。但是我们必须回到关于伤口和溃疡的治疗方法上。

9. 增生

我认为，剩下的是关于增生的问题，这也被大多数医生称为肉质的过度生长。这也是与机体部分的大小或量级相关的一种疾病，因此可以按照你的意愿命名。我之前讲过的腔（空洞），也来自这一类疾病。因此，正如人们所说的空洞伤口不是单一的感染，而是空洞与伤口同时存在，同样，肉质过多的伤口也不是单一的感染，而是肉质过度生长与伤口同时存在。非自然大小的伤口显示了它的主要指征，我说过这是发现治愈方法的迹象，也就是去除多余的物质。这只能通过药物来实现，而不再通过特质机能来实现，这与肉质的生长和伤口愈合相反，因为这些都是特质本身的作用，药物消除了那些妨碍其（例如特质）发挥自然作用的物质。

减少肉质的过度生长不是特质固有的行为，是通过强干燥的药物作用限制了肉质的过度生长。这些药物与那些强力清洁并导致瘢痕形成的药物密切相关，因此许多人在减少用药方面有时会犯错误，（他们）将其视为一种清洁污垢或导致瘢痕的药物。例如，如果你把金属合剂和黄铜粉末应用到湿润的特质中，它们更多的作用是减少湿润而不是形成瘢痕。由此，如果在某个时候，我们被迫使用这些药物来生成瘢痕（其他的药物可能不会有此功能），我们会非常保守地使用这些药物，在把药物研磨到极碎程度后，我们只把微量药物涂于伤口深处。然后，用同样的方法，我们把铜粉单独涂在需要愈合的部位。然而，如果需要去除多余的［肉质］，可以增加铜粉的使用量。铜绿锈粉末（verdigris）比这些粉末的使用量少得更多，所以它在同类的愈合药剂中脱颖而出。如果你把它们烧得不那么锋利，它们愈合伤口的效果会更好。如果你清洗它们，会让它们表面更加光滑。

想必你也记得，有人曾无缘无故地用一种普通的绿色药物去治疗肮脏的伤口，并将药物与蜂蜜混合，许多天后，那人发现伤口还同样肮脏。然后他不知所措，不知所从。所发生的（现象），不仅是污秽被清除，也包括潜在的肉质被移除。当药物的性质比病人的特质更强大时，肉质会被溶解。医生总是习惯在药物中加入更多的蜂蜜，对于药物来说，实际的净化能力更强大，但像之前那样做的时候净化能力不充分。所有相反的情况都发生了，因为当药物的应用强度增加到一定程度时，潜在的肉质就会溶解，伤口中暴露出来的黏液、污物会让医生［误以为］药物没有任何效果。这种无知不仅与治疗方法有关，还与诊断有关。尤其是，伤口或溃疡在这两种药物作用的情况下都表现出同样程度的肮脏和潮湿，在那些使用强劲和易液化的药物的情况下会出现空洞变大，伤口的边缘也显得被抬高，呈红色，并有些发炎，有时病人明显感觉到药物（导致）的刺痛。

药物的干燥程度越低越好，我说过药物不引起刺痛和任何其他事情。很明显，我认为与这些事情相关的是经验主义者，即使他应用的经验反映了特定的区别，实际上并不能巧妙地改变什么。这（仍然）只保留给依靠医学方法进行治疗的人，这显然是真正的方法，也是我现在用心思考的内容。

你知道的，我推测非方法论学派的塞萨卢斯学派（Amethodical

Thessaleians）的方法只是一个空洞的名字，没有任何功能。事实上，虽然有这样一种伟大而实质的方法来治疗创伤，但这些人并没有利用与经验主义者的对比来发现药物，也没有像教条主义者那样从事物的实际本质中得到启示。在简单陈述了非专业人员都知道的内容，即空洞伤口或溃疡的愈合首先需要填充，然后需要瘢痕覆盖，有过多肉质的需要减少肉质，污秽需要清洁，清洁后需要瘢痕愈合，（新近的）血迹处需要粘连等之后，他们认为他们已经提出了一种治疗伤口的方法。在这一点上，他们还远远没有意识到潮湿特质的伤口较少需要干燥的药物，而干燥特质的伤口更需要干燥的药物。因此，我们必须再次讨论整个讨论过程中显而易见的内容，以便直接指出重点，并使其他所有破坏这一古老方法的人更清楚地知道，他们犯了多大的错误。

　　我将从需要增加肉质的伤口开始，选择这个作为例子，是因为我之前也讨论过这样的伤口。接下来，我将对每一种常见的治疗方法进行讨论。因此，对那些不仅凭理性，而且凭经验来考虑［这个问题］的人来说，似乎并不是每一种特质都需要同样的药物。那些较弱较软的伤口需要较柔和的药物，而那些较强较干的伤口需要较强效的药物。循同样的思路，在伤口愈合的过程中，还需要进行粘连，因为单一柔软特质的伤口根本不耐受任何强效的药物。在相同的讨论过程中，很明显，我们必须考虑病人的特质，因为治疗是因人而异的。进一步说，除了这些因素，在非常精确的知识方面，对于哪种治疗方法可以特定用于［何种特质］的人，是难以形容且难以理解的，因此提供基本治疗方法的人，他将成为各种人体特质的诊断专家和为每种特质实施具体治疗的评价者，并将成为治疗所有个体疾病最好的医生。（如果有人）认为对所有人都有某种同样的治疗（方法），那是极其愚蠢的。然而，这是毫无洞察力的方法论医学派的说法。因为他们习惯性地认为，他们的医学理论是站得住脚的，也就是说，他们认为他们的认知方法是科学的和安全的。

他们习惯于说，他们的知识是一门技艺。"群体"（communities）不是特征，仿佛他们对待的是一个"普通"（common）病人、一般病人，而不是一系列的个体。因此，就像他们一开始在其他事情上犯了错误一样，他们在这方面也犯了错误，因为被治疗的不是"普通"病人和一般病人，而是我们每个个体，（每个人）显然有不同的气质和特质。然而，他们认为，有一种治疗方法适合所有人。如果我也知道如何准确地发现每个人的特质，就像我认为阿斯克勒庇俄斯所做的那样，我也会像他一样。但既然这是不可能的，我决定尽可能地去探索，为了人类也为了我自己。我也这样劝告别人。经验主义者尽其所能地远离普通，而接近特殊，但我之前说过，他们这样做是不够完美的。

因为你并不一定要把儿童、妇女、老年人和那些肉质柔软、白嫩的人以及他们所做的其他类似的事情分开。你必须分别定义的是身体的湿润和干燥程度。有经验的医生有必要接受［这一点］，因为还有许多其他的因素（影响），尤其是当他们尽可能地试图了解病人的具体情况时。毕竟，在经验主义者所作的区分中，他们根据习俗也提出了他们有资源为病人寻求更多的具体的救治办法。后面我将更详细地谈谈风俗习惯。在这里，我要澄清一下，什么是病人的特质，我要说明的是，这些根据习俗所作的区分是古人已经知道的。

因此，经验主义者除了接受这种［区分］外，还接受其他的东西。除此之外，他们还说，如果医生本人经常照顾病人，将比他不照顾病人更能收到治疗效果。然而，当经验主义者掌握所有这些东西的时候，他们说他们仍然没有掌握关于具体治疗一个病人的安全且科学的知识。但最无耻的塞萨卢斯只知道一件事——即必须填充有空洞的伤口——他说他的医学理论建立在坚实的基础之上。我从前说过，这是众人都知道的，不仅当代人知道，自从塞萨卢斯时代开始，第二个就是阿斯克勒庇俄斯，当他来到人间的时候，我相信在德卡利翁

（Deucalion）①和弗洛纽斯王（Phoroneus）②之前的人也知道，至少那些人也是教条主义者。但是，除了知道空洞伤口或溃疡必须填充之外——他们也明白这一点——他们甚至认识到在这样的伤口中植入增肉药物的人是医生。

因此，如果这些事情是通过经验发现的，很明显，必须应用经验来治愈伤口。另一方面，如果治疗方法是通过理性发现的，则必须应用理性来治疗。当然，如果没有发现任何不同，现在可以使用其他适当的方法来治疗。但是我们和经验主义者就此有一些争论。我忘记说的是，真正的医疗技艺是对病人的特质做出估计。我相信许多医生把这种现象称为"习性"（idiosyncrasy），他们都认为这是无法理解的。因此，他们把真正的医疗技艺留给了阿斯克勒庇俄斯和阿波罗（Apollo）。这一争论在整体上依赖于两个独立的"原则"（principles）——从显而易见的事物到经验主义者和观察者，从元素论者到理性主义者。甚至孩子们也几乎知道，不同的药物可以使不同的人受益，而从这些要素中得出的推理也与之一致。如果你假定人们的混合气质或多或少存在15种差异，仅就潮湿的特质而言，我认为有必要的是，你还至少需要知道15种你打算使用的不同药物，有些比较干燥，还有一些干燥（程度）低一些，这样对于每个特质，你都能找到合适的药物。如果你还假设有其他15种不同的更干燥的特质存在，同样需要15种其他药物，那么你将有30种药物适合用于30种特质。只有对体内气质有准确观察的人才能正确使用这些药物。

因此，如果整个身体的气质过于干燥，会受益于干燥程度更高的药物，而如果它只是某一部分比其他特质更干燥，它是否需要减少使用那些正在使其变干燥的［药物］？或者是说特质更干燥的那部分需

---

① 西方神话中的人物，传说为普罗米修斯和普罗诺亚之子，被希腊人尊敬，是第一个建立城市与神庙的人。——译者注

② 古希腊半神话的人物，传说为希腊伯罗奔尼撒国王。——译者注

要更多干燥的药物，而潮湿的部分较少需要干燥的药物？所有这些都被非方法论学派的塞萨卢斯学派抛在了一边，他们认为一种药物可以适合身体的任何部位。在这一点上，经验主义者比塞萨卢斯学派的方法论学派（Thessaleian Methodics）更具优势，因为经验主义者比起方法论学派缺少理性和条理。经验主义者是由经验教导的，他们肯定地认为有专门治疗眼伤的药物、专门治疗耳伤的药物、专门治疗关节伤的药物，还有专门治疗肌肉伤的药物、专门治疗皮肤伤的药物。但事实是，他们无法更换其他药物，这一点从之前的说法中可以清楚地看出。

10. 体液不调与体液平衡

然而，由于我已经对这些问题作了充分的区分，让我再次回到辩论的开始，并把发生在伤口上的所有情况综合起来，从最初的体液不调（dyskrasia）开始。因为，如果是在受伤之前或恰好受伤时，受伤的肉质变得比正常情况下的温度更高或更低，就需要使用一种不仅仅能适度干燥的药物，还要能加热或冷却到一定程度，以使下层的肉质偏离正常的温度。当下层的肉质坏掉时，伤口的增肉、填充、粘连或愈合在任何时候均不可能发生。我以前说这些都是特质，不是没有目的的。然而，清洁污秽并且去除过度生长的肉质可以发生在没有正常肉质的环境下，因为这些现象可能是药物所起的作用。因此，当你想要使受伤的部位肉质生长、愈合或结疤时，也要对受伤部位的体液平衡（eukrasia）有更多的预先考虑。有必要事先想到每一件事所遵循的特质行为的作用，接下来提到的每一件事都必须加以保留。除非（受伤的）部分完全符合其自然特质，否则它们不会被保存下来。因此，正如一些伤口发生炎症一样，没有人会试图在解决炎症之前去增肉、促进愈合或结疤。同样，我认为，除了炎症，在我们讨论的问题中应该谈到之前谈到的单一的体液不调（mono-dyskrasia），我们不应期望一切发生在治愈之前。对于之前提到的药物的发现，这里又出现了一个特定的指征，因为所有这些干燥的药物或多或少彼此不同。事实上，不仅在某种程度上提到过药物是如何加热或冷却的，而且这种方法也迫使我们在某种程度上探索这个问题。不仅需要考虑药物本身是否干燥，还需要考虑药物是强烈地发热还是冷却。

因此，你应避免使用天仙子、曼德拉草和铁杉，因为它们比适度冷却更强效，尽管它们实际上已经将伤口干燥到需要被干燥的程度。还有松脂、沥青和柏油，尽管它们也会适度干燥伤口，然而，它们会（使伤口）发热超过适宜程度，正因为如此，如果不把它们与温和冷却的物质混合在一起，没有人会单独使用它们，也不会有人从所有成分中提取出单一的体液平衡的药物。如果真是这样，在一定程度上，还需要观察周围空气的性质（krasis），就像药物一样，每当它不成比例地加热或冷却（伤口）的时候，也会影响身体外部，（进而）影响治疗。因此，有必要让（给定的）药物以与其失衡相反的方式发挥作用。正因为如此，希波克拉底使用药物的原则是在炎热的季节使用药效更冷的药物，在寒冷的季节使用药效更热的药物。当然，你知道的，这也是一种愚蠢的方法论医学派的做法，同意观察病人周围的空气热或冷，然而不同意考虑当时的季节，好像季节的名称是有害的或者有益的，不是气质，或不是因为气质，古代医生才考虑这些因素的。我认为，这已经充分证明，任何打算用某种方法治疗伤口的人都必须特别注意一些主要元素，一年中的季节和整个身体的气质作为整体是非常重要的，同时也要注意身体的各个部分。

另一方面，我们也必须记住在此之前说过的与干燥和潮湿有关的指征，因为在这些疾病中，湿润的特质总是需要湿润的药物，而更干燥的特质需要更干燥的药物。所以，更热的特质需要更热的药物而更冷的特质需要更冷的药物。当然，当指征来自与特质相反的事物，而不是来自与特质相符的事物时，存在相反的情况。如果有必要保留前者（与特质一致的）而毁灭后者（与特质相反的）的话，与特质一致的就是那些与特质自身相似的事物，与特质相反的就是那些与特质相对立的事物。

我已经说得很清楚了。我认为，想要恰当治愈伤口的人应该密切关注身体的气质、每年的不同季节和身体各部分的特质，治愈的主要指标只来自身体的状况。在讨论构成身体的要素、考虑病人的气质之前，病人的整个身体和受伤部分，以及与之一起仔细考虑周围环境的气质，由此延伸到需要考虑当地的状况和整个地区的状况，但是，尚无法发现可改进措施。接下来，我将更详细地说明，在单一治疗中经常出现的相反指征，以及我们须如何处理这种[适应证]，然而现在简要地介绍一下也不是不合适的。我认为病人的气质较潮湿，而受伤部分本身较干燥，或者受伤的地方较潮湿，而整个身体的气质较干燥，这种现象并不奇怪。同样，在热与冷的关系中，气质的局部与整体之间可能存在对立。因此，当全身处于温和的气质时，我们面对的状况是最好的，我们不会因为病人的特质而改变所使用的药物，所以当身体比自身的气质更干燥、更潮湿、更冰冷或更火热的时候，某种程度上有必要增加药物的效能，因为身体已经被自然的体液不调（a natural dyskrasía）控制了。当然，我们也不会忘记什么是自然的体液不调和什么是非自然的体液不调（an unnatural dyskrasía）。我在其他[著作]中，特别是在《论异常的体液不调》中的文章里谈到了体液不调。

因此，假设病人身体的整个气质较湿润，（伤口）所需要的干燥药物较少，而受伤部分本身是特质上较干燥的部分，即我说过的那种肉质较少的状态，例如手指、关节、耳朵、鼻子、眼睛和牙齿的伤口处都可以看到这种情况。总而言之，在这些地方有很多软骨、薄膜、韧带、骨头和神经，但很少或者根本没有脂肪和肉质。在这些地方，受伤部位的指征与病人的特质是不同的。如果受伤部位较正常部位更干燥，其干燥程度与病人的气质在本质上较正常情况下更湿润的程度相同时，我承诺既不通过药物来增加也不通过药物去除任何东西。当身体的气质处于平衡状态时，当伤口发生在气质处于平衡状态的位置时，我将承诺使用药物。如果受伤部位较正常情况干燥，就像身体的气质的湿润程度一样，则有必要增加药物，使受伤部分的干燥程度超过整个身体的气质。例如，如果受伤部分比正常情况下干燥 4 个量级，病人的特质比体液平衡潮湿 3 个量级，很明显，现在受伤的部分比特质部分需要多 1 个量级的干燥药物。然而，显而易见的是，所有这些东西都是由猜测得到的，对这些问题进行计算的人最能估计这种情况。

因此，在所有这些情况下，相反的指征往往同时出现。关于热与冷的指征，我无须再多说什么，因为它们可以类似地理解为刚才所说的情况。在其他情况下也是如此。有时指征是立即被区分的，有必要在治疗开始时搁置一个并激活另一个指征——例如，无论何时，一个伤口是有空洞的，同时一定又是非常肮脏的。因为在这些情况下，有异于特质的情况有三种：伤口、空洞和污物。然而，治疗的顺序是从去除污物开始的，因为在伤口变得干净之前不可能对其进行黏合或增肉。其次才是空洞的治疗，因为如果我们先把空洞粘在一起，或先让它愈合，或笼统地说，如果我们先把伤口治好，就不可能再填充空洞了。因此，假设伤口不仅涉及这三件事情，还涉及炎症、丹毒、坏疽或某些简单或复合性体液不调的恶液质，除非有人事先治疗了伤口，否则就不可能用肉质来填补空洞的伤口，这不是很清楚了吗？因为我以前也说过，肉质的产生是从健康的、底层的肉质开始的，而从发炎的、体液不调的恶液质，或者说从有病的肉质，是不可能再生出新的肉质的。

在所有这些组合中，要让你的指标变成三合一。其中一项指标是从即将存在的原因中提取出来的。第二个指标是有必要依据的，第三个指标可以被称为迫切的或迫切需要注意的。深层肉质的体液平衡是有原因的，受伤部分与肉质联合起来，空洞就被填满了。伤口的清洁是不可缺少的基础，因为污秽干扰了黏合，也妨碍了治疗。对于伤口本身来说，空洞的特点，构成了哪些情况下可以黏合的必要基础。如果伤口变成了伤疤，就不可能再用肉质填充空洞了。如果注意到这些事情，你会发现治疗的顺序。例如，如果在同一位置同时出现炎症、空洞、伤口、污秽，首先要治愈炎症，其次是清理污秽，第三是填充空洞，第四是治愈伤口。那么，这些顺序和指标的发现就在刚才谈及的内容里。然而，紧急情况下的指标并不在这些事情上，而是在其他事情上。你必须首先要治疗病人的主要病情，尤其是当处于特别危险的境地时。有时这不仅是主要的考虑，而且是唯一的考虑。例如，当头部肌肉被刺穿时，随之而来的是痉挛。没有任何特定的治疗方法可以解决这个问题，你可以通过切断整个肌肉来治疗痉挛，但是你会使这部分肌肉失去运动能力。同样，当静脉或动脉大量出血时，有些人横切整条血管是不能治愈伤口的，尽管他已经中止了出血的危险。而且，不管何时，当我们面对严重的痉挛或精神错乱时，我们常常不得不横着切断被刺穿的神经，而这些症状在伤口愈合后是很难治疗的。同样的，不管何时，当一个主要关节处的伤口发生关节脱位时，必须治愈这个伤口，但会留下脱位无法治愈，如果我们试图治愈脱位，痉挛通常会随之而来。因此，第三个指标是针对最紧迫的事情，它不同于前面提到的另外两种情况，即把某物看作是伤口的原因，或者看作是黏合的必要条件，或者看作是紧急的情况，（这些）都是不一样的判断。但是，有时迫使另一种情况成为不治之症的就是紧急情况，这种情况本身经常由医源性因素造成，比如穿刺神经或肌肉，或血管出血，或头部受伤，都属于这种紧急情况。在脱位同时伴有伤口的情况下，我们不会这样做；我们无法治愈已经发生的一切。关于这些问题，我们将在下面进一步讨论。

就目前而言，我希望通过回到伤口的具体差别，来总结已确立的结论，以便，如果这里也有一些治愈的指征，我们就不会遗漏。关于发炎的伤口，腐败的侵蚀、坏疽、丹毒、癌症（无痛的和有痛的）和其他情况，这就是［医生］所说的伤口和溃疡的差别。如果在描述这些情况时，有人以经验主义的方法区别治疗，并且说出这些伤口的不同之处，我们不能与之争辩。我已经说过无数次了，没有必要为了名誉而争论。但是，如果我们要谈一些实际的指征，如这里所说的，我们就必须向他指出，这里所说的所有情况是复合的，而伤口的其他差别则是简单而单一的，没有任何其他情况与之相混合。比如，当伤口仅仅是锐利的切割伤，伤口的形状由利器造成，这样就会产生许多不同形状的伤口，如斜的、直的、螺旋的、沟回的，或其他形状的。所有这些都是与外形有关的差异。

　　形容事物大小的术语有很多，还有无数个专门用于（描述）大小的词汇。"大"和"小"都是用来描述伤口实际情况的术语。此外，伤口的表面和深处也有长短之分，它们之间或多或少地存在着差别，不管别人怎样称呼，这种差别与量级、大小、数量都有关系。如果是这样的话，那么当然在伤口裂伤的深度上通常会有规则的和不规则的之分。如果伤口为大腿肌肉纵向撕裂，则可能是上半部分的裂伤是深层的，下半部分的裂伤是浅层的，或者相反，上半部分的裂伤是浅层的，下半部分的裂伤是深层的。此外，当伤口被撕裂的时候，或在通常情况下，某物体刺穿身体，伤口斜插于皮肤下面，伤口的一部分很明显，而另一部分隐藏在皮肤之下，这些伤口要么来自上面的部分，要么来自下面的部分，要么来自那些斜向［撕裂］的部分。所有这些都是伤口的不同之处。从时间上看，伤口还有其他差异——长期的和出血的、近期的，急性的、慢性的——在所有这些方面，伤口或多或少都有不同。相对于伤口的实际特质，这些也是区别。最显著的特征是那些与物质的特质有关的特征，这些特征与伤口的形式和数量有关，或与伤口的长度或深度有关，或与这两方面都有关，并且与这些事物的规则性和不规则性有关。

　　那些外在因素是必要的先决条件，伤口根据存在的时间，被称为"新近的"或"陈旧的"，并视是否可见而被称为"完整的"或"部分的"。无论是整体被割断或被撕裂，或者是一部分被割断、另一部分被撕裂，都是另一种创伤的方式。如果你根据伤口所处的位置来估计差异——例如，是肌肉的止端，或肌肉的起端，或者中间的肌肉，或者皮肤已经受伤，或肝脏受伤，或胃受伤——当然，这些是不同的伤口，如果是这样的话，它们的产生就不是来自它们的特殊性质，而是来自它们存在的位置。每当有人谈到发炎的伤口，或者严重的溃疡或空洞［伤口或溃疡］，如果他认为自己阐明了相似伤口的区别（我现在不再讨论哪些是不同点），他将不可避免地在治疗方法上出现错误。对于发炎的伤口，当这样说的时候，其解释与小伤口类似，但实际上它们所表达的含义是不同的。这是因为，当我们谈论伤口的表面或深度时，我们揭示了它的一个特殊的不同点。发炎并不完全是伤口的不同之处，因为有些部位在没有伤口的情况下也有可能会发炎，从这一点来说，我认为，也可以改变这里的术语。因为如果你说一个伤口伴随着炎症发生在这样或那样的部位，你应更具体、更清楚地描述它，但是如果你要说伤口是随着这一大部分发生的，或者随着另一小部分发生的，那么情况并不是这样。

你应描述得更具体、更明确。如果你说一个大伤口或者一个小伤口出现在这一部分，如果可能的话，可以改变术语以带来对伤口更合适的描述，并使倾听者（了解得）更清楚。你不该对做这些事情畏缩不前。关于事物，不诡辩的出发点是使用已被定义的术语。

那么，（处理）这类事情的方法是什么呢？因为有必要阐明某种指示或目标，可以说，当我们把注意力集中在这些指示或目标上时，我们总是能够很快地分辨出是否有人对任何一种情况提出了不同意见，或者是否涉及另一种情况。那么，将其作为你的定义：以某种方式独立存在的事物，在任何时候都会与其他事物有所不同。因此，广博与渺小，规则性与不规则性，时间与形式，存在于其他事物的偶然属性中。伤口、炎症、坏疽和腐烂都是独立的，并且能够独立存在，因为它们是与特质相反的身体的状况，不是取决于必要条件的偶然性，它们的必然性与所谈论的情况有关，不论这些伤口大或小，规则或不规则，新近或陈旧，显而易见或隐藏不见。但是，炎症并不会像腐烂和坏疽那样偶然地发生在伤口上。所有这些都属于疾病的范畴，如果它们违背自然和伤害功能的话。

在另一种情况下，作为伤口的区别，伤口被描述为疼痛的或污秽的。然而，这里所指的是一种复合的伤口，不是说它发炎了或者腐烂了。而在前一种情况下，疼痛和污物是由这类症状引起的。同样，无论何时当有人提到腐败液体（kakochymia），因伤口或溃疡而不断溢出或受到侵蚀时，他在说明原因的同时也说明了病情。显然，在这些现象中，有些可以说是治疗方法的要素，有些是基本的、简单的和未合并的疾病，正因为如此，我们在《论疾病的分类》一书中列举了所有这些情况。我们说原始的或简单的，这是没有区别的，因为如果一个东西是原始的，它就是简单的；如果它是简单的，它就是原始的，因此它也是基本的。治愈的迹象来自这些差异，而不是所有的差异。是新近的还是陈旧的伤口说明不了什么，但对一些人来说，似乎有区别。但是如果他们说，根据治疗方案，在不同发展阶段，在治疗过程中，在治疗高峰期和在治疗恢复期，伤口有不同的适应指征，他们就是误导了自己。由于我打算在下一章中对这些问题作更多的说明，我现在不需要展开讨论，但是我想说的这些内容对于目前的目标来说是足够的。

他们认为，由于新近的伤口通常没有其他情况，也没有合并任何症状，（所以）新伤口产生了不同于旧伤口的指征。但事实并非如此。这本身就是一个纯粹而简单的伤口。伤口没有空洞，没有疼痛，没有污秽，不受任何其他情况的限制，只需要依据它自身的具体情况特殊治疗，其目的是联合、粘连、共同生长和［恢复］连续性。我已经说过无数次，你可以随你所愿称呼伤口，只要它不会对事情造成损害。无论这种伤口是新近的还是陈旧的，它总是需要相同的治疗；基于时间的差异并不能说明什么。如果伤口有一个较深的空洞，空洞隐藏在皮肤之下，考虑伤口是否波及表面的部分，在这种情况下，脓液可能是从伤口向下流的，还可以流向深层的地方，也有可能潴留在原地。

因此，对于那些脓液向下流动的伤口，治疗方法与其他伤口相同，而对于那些脓液没有向下流动的伤口，我们需要设计一些引流措施。引流方法有两种：一种是将整个伤口空洞［切开］，另一种是在底部做一个反切口。伤口的特质和大小决定了你应该在什么时候做这些事情。如果切口所在部位也有开裂的危险，而且伤口很大，最好做反切口。如果情况相反，开放式引流更好。然而，包扎必须从上面的部分开始，并在引流下面的部分结束。

前面已经说过，所有伤口部分的差异是最有利的治疗指征。但在同类特质（homoiomerous）的情况下，我刚才提到的［差异］是一种指征，正如有机体［部分］的情况一样。当然，关于被称作同质性（homoiomeres）或有机体的指征，我们还将进一步讨论。

目前，我们必须再次讨论伤口的具体区别。我们必须分清伤口是斜的还是直的、深的还是浅的、小的还是大的。对于斜向的（伤口），因为伤口的边缘更分散、更分离，需要更精确地缝合，所以我们应该在这些情况下同时使用缝合线和扣针。然而，对于那些产生在肌肉长轴上的伤口，当你从两端缝合时，既不需要缝合线，也不需要扣针。如果你确实想用其他方法进行伤口缝合，无论是用扣针还是缝合线，只需最少的缝合线就足够了。回想一下之前说过的话，越大的伤口，你会用更干燥的药物来治疗，那些小的、中度干燥的伤口将充分被治愈。那些完全穿透到深处的，并且已经明显变大的伤口，需要在两端缝合，而不要使边缘过早地粘连在一起。另一方面，那些既深又长的伤口，因为它们有两种可能的结局，所以具有双重指征；也就是说，它们既需要强力的干燥药物，又不能让边缘过早地聚在一起，它们需要从两端捆扎起来，并缝合得很深。因此，即使你看到许多差异混合在一起，每个差异都有特定的指征，如果各种治疗方法没有冲突，那么最好将它们全部使用。然而，如果伤口在某些方面也存在差异，在某种程度上说，我们必须如何区分它们，这是在以前的情况下提出来的，并将在之后的谈论中加以扩展。因为在我看来，现在结束这一章已经很有必要了。在下一章中，我将讨论如何处理经常伴随伤口出现的情况。除此之外，我还将写一篇关于治疗前因后果（proegoumenic）的文章。

第三部分

论医学经验

· *Part 3   On Medical Experiences* ·

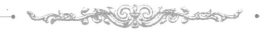

　　我的行医准则依托于先贤的精湛医术、人生智慧和优秀哲思，那就是：理性思考与实践经验相结合，疗愈之术方能从中孕育而生。当今行医圣手必得将二者灵活运用，不可偏废。

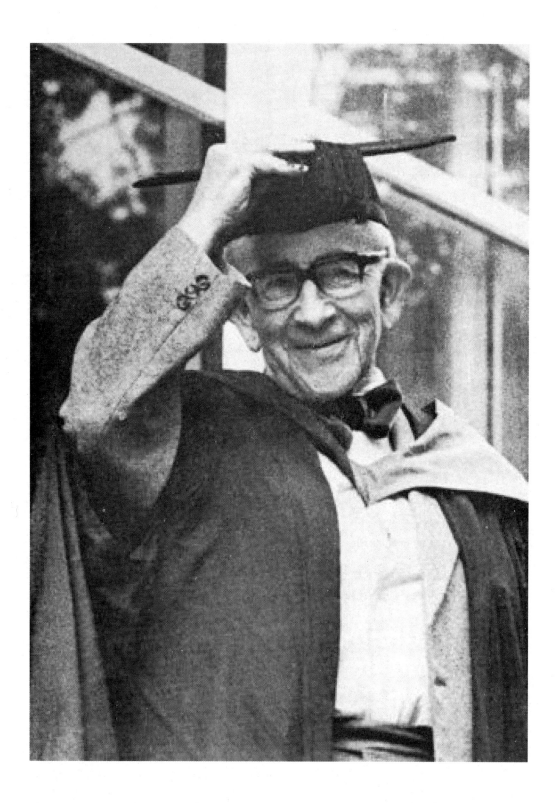

I.

盖伦说：

我的行医准则依托于先贤的精湛医术、人生智慧和优秀哲思，那就是：理性思考与实践经验相结合，疗愈之术方能从中孕育而生。当今行医圣手必得将二者灵活运用，不可偏废。但是，一位名叫阿斯克勒皮亚德（Asclepiades）的卑斯尼亚人却轻视先哲，蔑视真理，任由他的自负、傲慢、曲解和顽固冲昏头脑，尽做些可耻的蠢事。他刚愎自用，自诩为世人公认的圣贤，以为自己所言就是"前无古人"的至理名言。然而我们只须略加思索，就会发现他的那些狂妄之言证据翔实者少，自相矛盾者多，实在是不攻而自破。

要我说，如果他不是故意要考验我们这些反对者以搞清我们的想法——毕竟他比起认真钻研来说更像是在开玩笑——那他就是真疯了。因为我真想不出还有其他动机能够解释他的行为。他的几番论断与其说是略有矛盾，不如说是水火不容。要是你还不能完全明白我的意思，就请想象一个把实践经验视如毫无根据、空穴来风之人。而他的理由则是：没有任何东西能像经验主义学家所声称的那样以同样的方式出现两三次，更不用说是出现许多次了。你是否认为这些说法相互矛盾？我本人认为这两种观点是完全相悖的。如今我们发现阿斯克勒皮亚德常常试图加强并维护他的个人观点，他也下了决心要使各个观点能够相互佐证、相得益彰。出于对阿斯克勒皮亚德的尊重，如果他只是在书中随便写写，我们只消责备他的浅薄和轻率便可。但是，如果他要提出的是一个严肃的学说，那么即便要遭到一些智者派（Sophist）人士的反对，我们也必须令他直面问题，反对他的主张，以使他的狂妄不至于误人子弟。正因如此，我实在不能理解，既然阿斯克勒皮亚德甘于平庸又只想博人一笑，他们为什么要如此认真？既然阿斯克勒皮亚德只是野心勃勃地想说一些惊世骇俗的荒诞言论（他很乐于这样，这不仅使他就其他论题大放厥词，也造就了现在他对待经验主义的态度），他们又为什么放任自己误入歧途、宣扬错误言论？更何况是在他们自己都不能够提出任何新颖的原创性观点的情况下，仅仅因为追求新奇、推崇虚无，他们就攻击真理、混淆是非，实在可恶，令人生厌。那些眼见别人犯错，还要违背意愿再蹈覆辙的人更应该受到谴责。也许他们被前辈所误导，从而自欺欺人地信服那些观念；不然他们不会如此真心诚意地墨守那些谬论。但因为他们是由于无知才犯下错误，所以我认为应该将他们归为前面（那一类人）。

II.

因此，现在我们要先阐述他们何时开始步入歧途。我们会尽力使论述对年轻人来说简明易懂。如果作者不作论述就妄加责备，年轻人就会感到难以理解和接受。我们必须首先对所受攻击的性质和我们将要反驳的指控加以阐释。

我不会使用和阿斯克勒皮亚德相同的开篇词句，但我必须在此说清楚：尽管我能够表达得比他更好、更令人信服，我仍然觉得说真话才是最好、最明智的选择。我也不愿意为了得到过高的赞誉就用虚假的话术来欺骗我的听众。我的意思是，你不要错将本书下文中反对经验主义的第一段论述和认同经验主义的第二段论述当作我个人的观点。正相反，第一段与阿斯克勒皮亚德观点相近的论述取自一位教条主义者之口，而第二段论述则由一位经验主义学者的代表来完成。无论是蒙诺多忒斯（Menodotos）还是塞拉皮安（Serapion），抑或是狄奥多西（Theodosius），都随你喜欢。我的读者必须运用自己的洞察力和推理力审视这两段论述，权衡优劣，做出判断。认真钻研的读者将更容易理解书中的内容。

III.

现在请教条主义者先开口讲，他将如庭上法官一般用如下论述来嘲弄他所反对的经验主义者的信条。

经验主义者会遵循第三医学学派的早期教义吗？换言之，这些自诩为"科学"（technical）①方法推进者的人，这些认为对地理、季节、年龄、特质、习俗、显因以及诸如此类事物的反思和探寻乃无谓之事的人，他们会局限于用观察这一种方法来认识疾病，不感到丝毫不妥吗？如果是这样，他们也许可以断言他们观察到了一些以相同方式多次出现的事物。然而，即使他们如所知的那般悟性极高、聪敏非常，明白经验若不能被用来探知事物全貌，则其毫无用处，我就十分好奇，他们究竟为何轻视、否认理法，只从自以为合理实则毫无逻辑可言的经验中提取观点的。依你看，是否虽然疾病层出不穷，症状也因人、季节、地区等因素的变化而有所变化，但他们却对此一无所知呢？还是说他们实在愚钝，无法理解病状的千变万化呢？或者他们其实明白这些，但只想把它们归结于即时的感受而非理法所能分析之物呢？果真如此的话，就应当让他们明白：尽管语言的发音数不胜数，它们也不是仅凭记忆便可保存、理解的，但智者懂得记忆语音并限制之，因为通过反思和考察，他们就能够发现发音的原理和元素——也就是根据希腊算法（Greek reckoning）而来的二十四个字母。另一个相似的例子是三角形。正如从无限数量的语音中提取出二十四个字母的人并非毫无理法、仅凭经验主义获得的那样，发现三角形的三边只有三种长度关系的人也借助了理法。三种长度关系即要么三边都相等，要么两边相等，要么三边各不相等。这也意味着三个内角的角度只有三种情况：等边三角形、等腰三角形和任意三角形。在无数三角形中找不到一个反例。乐声亦因音量高低、柔和程度和力度强弱而千变万化，摒弃理法而单靠记忆同样无法充分掌握它们。但音乐家们即使不用记忆而只用理法，也都能将乐声分门别类，从而有律可循。

————————

① 此"科学"系古希腊时期的概念，不完全等同于近代科学。——译者注

那么，你是否认为单就医生相关的议题而言，记忆只能应付那些规律单一且分别出现的事物呢？你是否还认为这些事物一成不变、从不重叠呢？若是这样的话，你也就反过来认同了我们的观点，即比疾病本身更加多样、更加复杂、更加千变万化的东西究竟是何物呢？或者说，怎样才能认为一种疾病与另一种疾病分毫不差？辨别这些是通过它们症状的多少，还是通过程度的强弱呢？

IV.

我这样发问是因为，要辨别并定义一个事物，就必须清楚它的所有特征。这些特征缺一不可，否则这个事物将不再是它本身。当然，就这一点来说，我们也可以姑且认为现在某种疾病的所有特征与曾经某一次发病一模一样。但即便如此，即便在两三次发病过程中它引起的症状恰好完全相同，情况也不可能数次都一样。退而言之，就算真的数次都如此，也没有一个见证人能次次亲眼看见。如果没有这样一个贯穿始终的见证人，该病到底是否数次都产生了完全相同的症状，就不得而知了。就观察者而言，他还必须将亲眼所见之事记得连贯持久、完美无缺。这样看来，必须多人观察才能形成如我所描述的疾病记录。一个人在此刻亲眼所见之事或许与他人所见完全相同，但肉眼所见也很有可能因人而异，我们又怎能确定到底是什么情况呢？但我们现在还是决定要做出让步，我们还是认为一种疾病的所有特征可能和另一种疾病完全相同，并且会有一位能证明此情况数度发生的见证者。省得他们疑心我们为了确保严谨公正就要戕害他们。

V.

这时我们还必须反思他们是否从中受益。我个人认为这对他们来说毫无好处可言。那种只满足于观测症状的数量而忽略了它们先后次序的做法或许曾为医疗带来些好处，如今情况也有所不同了。如果一种疾病所属症状的出现顺序改变，或者其中某些症状消失，这种疾病不仅可能与前述疾病有所不同，甚至可能迥然相异。因为在这种情况下，疾病之间的相似性和疾病症状的稳定性荡然无存。我现在要向你解释最能为我们的观点正名的理由：发热后伴随抽搐是死亡的先兆，而抽搐后伴随发热则无大碍。同样的，寒战后嗜睡并不是死兆，顺序颠倒则不然。"酸性肠"（acid intestines）发生在"滑脱肠"（slipping of the intestines）后是一个好兆头，顺序颠倒则不然。我们还知道，一个刚摆脱"记忆力衰退"（loss of memory），又患上"谵妄"（phrenitis）的人，比先患有"谵妄"后来又罹患"记忆力衰退"者要好些。再者，如果有人需要包扎而他的肠道里又满是食物残渣，有效的处理方法应该是先灌肠再包扎；如果是先包扎后灌肠就大为有害。我还认为，在敷药和包扎后补充营养的做法通常是有用的，但为病人补充营养后再敷药、包扎或进行其他任何操作都是无益的。类似这种顺序变化引起结果变化的情况是非常常见的。发病过程中次序的重要性也可见一斑。对健康人来说，饭后立即洗澡或做体操都是不健康的，但如果他们先运动后进食就能获益良多。尽管健康人在很多方面都与病人差异巨大，但有一个不争的事实是，病人的状况不稳定、多变，会非常快速地从一个状态变到另一个状态，且比那些身强体健的人更易受病痛侵扰。这一点显而易见，不证自明。要一位见证者能够恰好碰见一位身体状况稳定的健康人，并且细致完备地观察其特征已十分不易，要如此观察一位情况多变的病人，岂不是难上加难？这问题实在愚蠢，我们也不必深究。但我还没说完呢。我还是打算再做出让步，认为这种情况仍确实存在，尽管它已经近乎疯言疯语、异想天开。

VI.

我们不妨再进一步想想：要是他们依靠着我们做出的妥协获益，要是他们指望着这些妥协才能使他们的论点站住脚，要是他们期待着他们的许多不合理之处都能被如数接受，而我也会赞同他们的，当然前提是他们态度友善——果真如此，他们若还能学到渴望得到的知识，那我都能在天上飞了。现在他们关于病因的论断比以往被提及时更受质疑了。也许有人会发出疑问：为何懒惰、晒伤、酗酒、暴食、着凉、滥交和消化不良就应该记录、研究、溯因，而其他类似因素则置之不理呢？病人不被询问是否在发病前洗澡，住镇上还是乡下，是在房间里还是在露台上，是睡着了还是彻夜未眠，是否抑郁或忧虑，抑或是否读过些书。还有些更宽泛的因素，比如他们是否在某个时间节点前穿过颜色为——亮白、大红、纯黑或深红的衣服。此外，病人还应被询问是否曾与人搏斗、共浴、进餐或同寝。就算他们曾经对于那些紧要因素不曾加以记录，上述因素以及其他一些相关因素也必须得到细致记录、严格调查。

如果他们真能明确病因，调查周全，他们便能轻而易举地分辨出病因与非病因之间的区别。然而，他们陈述并未调查此类本应包含在所谓"全部症状"中的因素，那他们又怎么能定性某种因素有必要作为独立症状之一详细调查而其他因素不记录呢？他们的医术遭人怀疑，并受限于这个未解决的问题，由此他们无法判断他们的疗法是有害无益的还是便利好用的。何况他们还需要一并考察每个病人的饮食、排泄和外部影响因素。结果已然注定：经验主义者既无法明确病人因何受益而恢复健康，也不清楚病人因何致害而病情恶化。既然他们只懂得在病程最后记录结果，他们自然也只能做个事后诸葛亮，声称此类情况发生过数次了。但他们仍然对病人的致病因素和康复因素一无所知，也无法分辨哪些因素能影响病人的健康状况而哪些因素没有影响。我们只好代他们担此大任，在一些不重要的病例中做些分辨工作。假设一位白内障病人心情放松，不急不躁。他给自己的眼睛滴油，并去散步、读书。随后他的病情恶化了。或者也可以假设病情好转了。那么既然经验主义者无法考察到这些行为的独立作用，他们又如何能够得知哪些事情对病人有害而哪些事情有利呢？一个对疾病一无所知的人，就算是让他去观察，又有什么用呢？仅仅是数目庞大的病症表现、多种多样的排泄原因、成分不一的呕吐物和种类繁多的食物就已经让经验主义者应接不暇了，再加上诸多的外部因素，可怎么让他们辨别利害呢？请允许我仗义执言，在我看来，那些不加调查和思索的人根本无法做出记录，更不用说拥有话语权了。没有人能够在一开始就知晓什么东西应被视作冗余之物而忽略排除，也不会有人预见那些值得细细调查和考量的有效要素。然而，既然经验主义者的"疏忽权"可凌驾于万物之上，我在此仍要做出让步。

VII.

我是不应该冒险去随意定夺如此重要之事的，但我要说的是：仔细考量反思后，我确信这世上没有能判定一件事是否数度发生的标准。现在请你对我的话加以深思，看看我究竟是否对证据该有的规范做出了正确的判断，我的观点和认知与他们的相比究竟孰对孰错。毕竟他们坚称一次或少量几次被目睹发生的事件不能接受也不能认为是真实的，只有一件事发生次数达到一定数量，且每次发生的情状都一模一样，才能被认为是事实。于是我向他们提出质疑："十次够多了吗？"他们回答说："不够。"我又问道："那十一次够多了吗？"他们还是说："不行。"我又问了"十二次"，他们的回答还是"不行"。我问到"十三次"的时候，他们说："必须要达到要求的数量。"我只好继续问下去，直到次数极多。由此看来，他其实只在回答一个问题：他是应该继续否认一件事发生了足够多的次数呢，还是随便捏造一个标准次数，然后承认一件事发生了足够多的次数呢？一旦他选择了后者，那他就只能沦为笑柄了。因为别人一定会问：为什么一件事情发生了五十次就能被视作事实，发生了四十九次就不值一提呢？要是你认同五十次和四十九次之间有本质上的不同，那你就是自相矛盾。如果最初你认定了一次发生不能确保一件事情的真实性，那你怎么又能确认五十次比四十九次多的那一次就可确保真实性呢？要是就因为五十次比四十九次多了那么一次，就能认为前者是事实而后者不是的话，那么只发生一次的事情不也就是事实了吗？矛盾已经显而易见：

起初仅仅发生一次无法确保事情的真实性，现在给某个数值加上这么一次，事情的真实性竟凭空出现了。

VIII.

教条主义者便是这样口口声声地质疑"多次发生才可信"，以反驳经验主义者。而他们还想借由传播以使这些论断深入人心。他们还有些其他的说辞，大抵如此，荒诞不经，不值一提。你一定好奇经验主义者以何种论述武装自己。你会发现他们只采用两种论述和演讲的方法：第一种简明易懂，第二种更加细致，用来反驳上述所有矛盾之处。连教条主义者也不得不认同，经验主义者的论述条理清晰、明白晓畅。

经验主义者所驳斥的教条主义者可分为三类。第一类认为"数次发生"并不能证明事情的真实性。只有理法才能发现真相。第二类认为如果症状单一、因素独立且相继发生，那么依靠记忆也有可能证明其确实曾多次发生。但对于其他类型的事物，他们同样认为记忆次数不足以证明事实，甚至可能与发现事实完全不沾边儿。第三类则认为，就算只要有人能见证一件事发生多次，其便能被视作事实，发现真理也不能抛弃理法，只求经验。因为在我看来，每个病人所显现出的疾病类型和伴随症状实在是千变万化，数不胜数。我们可以在无数次的经验中理解疾病和症状如何因程度和出现顺序而变得复杂。

IX.

第一类的突出特点是反对一切艺术（τέχναι）、反对眼见为实、反对人类的一切习俗。他也反对他的交谈者和争论者。他们（经验主义者）会说："你们反对经验，那不过是因为你们从不去探寻事物的本质罢了。你们怎么看待海船上的舵手（ναύτης）？"难道舵手非得知晓自然之理法，明辨一切因素，考量风之本质，然后才能适时地向前航行，才能预知风暴的到来，才能顺利到达目的地吗？你又怎么看待农夫呢？难道农夫非得跟随哲学家修习自然之理，明确土壤、雨水和风的成分与由来，才能做选择土壤、按时播种、灌溉施肥、保苗育苗这类他们本来根据经验就能做得很好的事情吗？那你又怎么看待葡萄园主呢？他也必须考察葡萄园的本质吗？你怎么看待食品的消费者呢？就算他们已经多次亲身食用过这些食物，他们也必须先明确食物的本质和成分才能知晓每种食物对身体的影响吗？还有一个广为人知的规律：昴宿星（Pleiades）升起时开始收割；昴宿星落下时开始耕种。你觉得连这也不能从经验习得，而必须先对昴宿星、大熊星（Bear）、天狼星（Sirius）和其他星星的本质仔细观察、亲身检验才行吗？请你再谈谈鞋匠吧。鞋匠必须先发现本质才能辨别出牛皮和羊皮哪种更坚韧吗？你不觉得这种说法荒谬愚蠢得像智者派嚼舌根吗？大家都知道酗酒和过度食用蘑菇对身体有害，而他们并没有探究红酒和蘑菇的本质。有人说能辨明事物本质的学者亦能辨明自己。但若将学者置于蘑菇堆之前，他未必能分辨出哪些可食哪些不可食。而一位常年与蘑菇为伍、对蘑菇十分熟悉的乡里人却能够做到。甚至就连村里的孩童也可以。同样的，一位面包师傅能够轻易得知何种面粉能做出白面包，而一位研究种子的学者却可能对此一无所知。简言之，大部分人可以通过经常性的观察而非对本质的研究来获取知识。正如德谟克利特所说，经验和世事足以教导人们，人也正是从丰富的经验中学得处世之道。既如此，你怎么看呢？既然其他事物都可以通过经验而非对本质的探究来习得，为什么独医学一家之学不可以呢？还是说，那些活在繁荣城市中、更加远见卓识、生来就比其他城市居民更高贵的人能够通过经验来掌握除医学以外的其他事物，而医学经验就不值一提，只配由诸如马马基索斯（Mammakythos）、梅莱蒂德斯（Meletides）这一类头脑简单之辈来学习呢？但这种说法是立不住脚的。你当然也同我们一样反对经验论，认为有许多杰出的智者都愿意学习医学。只不过你还坚称行医者不从经验出发而作推理，而只探寻表面之下的本质罢了。

X.

我要再次声明，你试图论述的东西是荒谬愚蠢的。你反对经验主义者，因为他们主张记录特定的事物，而出于某些原因，你赞许、看重由有形到无形的推理。这种对本质的推理当然是一个综合全面的学习方法，譬如要医治一位腹泻病人，那么比起知道柑橘或石榴能缓解其症状，当然是知道原理，即做些利于便秘的疗护，更加有用了。全知全能当然也包含柑橘和石榴的效用，它还包括其他许多方面的知识，当然也包括所有对腹泻病人有益的事物。但是经验主义者却只能举出大约十五种有益的药物（那些只能举出三四种的就不用提了），是无法做到全知全能的。他所不知道的甚至比他知道的还多得多。再者，若一个人真能将外科医生用来疗愈疾病的所有事物都记录在案（这显然不可能），他就必须多少利用这些事物的相通之处加以总结概括。据他们所言，理法的特征就是能够立刻阐明一切事物，而经验主义则推崇逐步阐明事物。既然他们坚称所有医学知识都在一瞬间被阐明，他们肯定也能知晓希波克拉底是否开创了对全部医学知识的探寻。若他们认为希波克拉底是探寻全部医学知识的开端，那他们就该认同希波克拉底在其书《流行病》（*Epidemics*）中提到的观点，即他致力于记录所见之物，而记忆则是无用的。或者他们认为希波克拉底已经颇有造诣，而其追随者亦所获良多，那么今人也理应只发现了部分知识，毕竟后人还会发现更多。那么他们便应该认同循序渐进的发现过程更加合理，即经验主义方法要比所谓"理法"更加合理。他们还应当认为经验无用论者是错误的，而"经验习得万物"论是完全正确的（我们倒是不这么认为）。他们肯定还认为由教条主义者的论断推出的其他观点也是错误的，且追本溯源是徒劳无益的。教条主义者坚持认为只有对未知事物的发现才有应用价值，才能帮助你发现你想发现之物。但既然理法能阐明一切事物，那么我们再添新知也毫无意义，我们探究医理也徒劳无益了。你我都认同现今的知识只是一部分，还有很多未被发现，而且我们必须在已知的知识当中寻找共性。连白痴都能看出来医学知识是不能被所谓"理法"所发现的，那些头脑健全的人也应该懂这个理。其实我也搞不懂，怎么他们辩驳来辩驳去，理法反倒要在从有形到无形的推理、探究过程中失效了呢？我们对此也不乐见，但我们还是想说明理法不能阐明万物。他们当然也还有些其他的论断，但也都如此论断一般，得出了与他们所声称的截然相反的结果。若理法与经验综合起来并不能发现知识的话，那么一位"理法大师"不借助任何经验就可以为所欲为，只凭理法就能够治疗病体，与能综合运用理法和经验的医生水平相仿，而一位只凭经验不讲理法的医生是不可能科学认知事物的，也不可能创造技术。然而事实并非如此。正相反，如果"理法大师"只知理法论述，缺乏由经验而来的知识，再简单微小的手术也不可能做得好。而许多在行医过程中注重简单经验的医生往往有极高的医术。由此可见，经验无需理法，理法于行医而言乃无用无谓之物。阐明此点已经花费太多时间了，但这也为我们接下来的证明奠定了基础。

XI.

显而易见，经验不仅能够印证已知，且无需理法便足以教会我们去认识未知。而理法显然无论是单独作用还是与经验共同作用，都不能发现有价值之物。我想我们最初所表达的观点和相关论断可以阐明这一点。我们理应问询他们：既然外科医生都认为从有形到无形的推论有助于疗愈，且能在为数众多的医生之间达成一致的诊断、治疗和疗愈，他们的医术和方法之间的差别怎么还是那么巨大呢？你难道不觉得震惊吗？他们的人数如此众多，却不能对诸如消化吸收这一类给定的情况做出一致的判断。甚至会出现这样的情况：他们中有人坚称"消化"根本不存在；另一位认为消化与吸收确实存在且类似于烹饪；第三位则认为消化吸收近于腐败［普利斯托尼科斯（Pleistonikos）就曾说过］；第四位赞同前两位的观点，然后就做梦似的想象消化吸收的过程就是食物变为浆汁的过程，正如大麦酿出美酒那样；第五位认

为食物会被磨碎；还有一位认为食物中的某种物质导致气（pneuma）
发生某种作用，因而人能进行消化吸收。你会发现，埃拉西斯特拉图
斯还综合各方意见，他既将消化与吸收归为在温暖环境下磨碎食物的
其中一种，又不止一次地在其文章中提到食物作用于气，从而引发消
化、吸收。当一个人看到这些"全知全能"论者是如此的荒谬不堪，
看到他们总想着能在病人面前摇身一变而成为智者，并能够对食物的
消化问题（如：何种食物消化快而何种消化慢？何种易于消化而何种
不能被人消化？）得出一致的结论，你觉得这个人会怎么做呢？他能
不问出"你们怎么看待就食物的消化问题结论一致这件事"？除了这
个问题，他还能问出其他问题吗？他也许会说：我想，或者说我相信，
既然你们共用一个指导原则，而且你们也都接受这一点，你们肯定会
得出一致的结论。但是理法并非普世可用，一成不变，你们也一样。
你们也会有与别人不同甚至是大相径庭的观点。既如此，只有经验能
够长存，那么显然你们是仅按照经验的方法来进行医学实践的。

XII.

亚历山大（Alexandros）曾对此表示反对（或者是他提出的某一
个原理与此相悖），因为他不学无术，无知到荒唐的地步。他争辩说
不同的理法也可能得出一致的结论。

如果一位博学可靠的人都不能比一位荒诞不经的人更受尊敬的
话，你为什么还要费力去争辩、驳斥？如果能够正确应用理法的人都
不能比一位错用理法的人更受爱戴的话，你为什么还要为发现真理及
其构成而自豪呢？但我不想再多费口舌来论证经验本身足以让人发现
真理，而且必须通过经验才能发现真理了。因为（教条主义者）已经
通过他们自相矛盾的论述为我们充分地证明这一点了。

但是否认这一点的人必然认为荷洛克斯（Hierocles）的观点是
无稽之谈，因为后者认为能实现"从无形到有形"的理法是依靠经
验、利用经验的。我们却觉得荷洛克斯的观点并非无用。事实上，他

的观点是完全正确的。毕竟连探知一切自然规律的教条主义者最初也不免要依靠经验。比如他们中的某个人会在探讨消化吸收的问题之时以"压力也是原因之一"作为论述的开头。他说："牙齿的巨大咬合力是消化中最重要的一环。由此可以推出，胃壁挤压食物，器具推拿身体，运动压缩肌肉，都是在进行消化。对比一下那些不造成压力的因素的消化作用，毫无疑问只有压力才能消化食物。"诸位听听，该提出者还会竭力编造数个事例来证明对任何事物的消化都与烹饪过程相近。如石鱼易于烹饪，所以也易于消化；牛肉的烹饪过程十分费力，所以牛肉不易消化。那我们就要说道说道了：你可真是聪明人呀！你是从何得知这些事例，又是怎么由它们而得出消化机理的？要知道，如果你只见过这些事例一次，你是绝不敢于立论的。若你大言不惭地做出这番不真实的论断，那你简直就是自取其辱。不妨设想一下你见过消化牛肉比消化石鱼更快更好的人（须知这是完全可能的）。要是你认为这就是事实，并开始思考为何牛肉比石鱼更易消化，那你就与你最初的立论完全相悖了——是你自己亲手推翻了它。既如此，那你就不能眼见一次便全盘接受，一定要等到再次看见才行。这还不算完，第二次所见必然要么与第一次所见相似（这也是有可能的），要么与第一次所见不同（即石鱼比牛肉更易消化）。无论如何，我坚信你肯定还要等待第三次目睹。若第二次所见与第一次截然相反，你该如何处理这种差异呢？你从中又能得出什么结论呢？两种情况你都只见过一次，那你又怎么敢擅自在他们之间做出取舍呢？就算两次所见相同，你还是会等待它再次发生。要是你不这样做，就武断地认为这两次所见即是事实的话，我实在担心你所信（即牛肉比石鱼更好消化）非实——我个人补充一点，我并非是对你"羡慕嫉妒恨"。因此，你必要等待第三次目睹，就算你可能发现，就发现消化问题的本质而言，三次观察也不足为信。你一定会对我提出的这些疑问不屑一顾。毕竟对于那些你无力反驳的质疑，你一向都视而不见，顾左右而言他，反过来还认为对方才是无理之人，摆出一副不堪忍受的样子。这我都见惯了。大概只观察个三次左右——或者至多四五次——你就觉得自己已经习得些医学的真谛了。但这就又和你的观点相悖，尽管相悖得不是特别明显。我有权向你提出质疑：为什么你认为被目睹五次的事物就真实可信，而被目睹四次的事物就不如此呢？不过我没有别的意思，就是随口一说。

我们坚持认为教条主义者以某些前提作为理论基础，并坚称这些前提彰显了他们以外的事物。举例来说，教条主义者推崇某种牙齿，因为其在进一步消化中起着关键性作用。他推崇消化器官的作用，却闭口不提温度的事。他还推崇冬天，因为冬天是最有助于消化的季节。此外，他还坚持认为做手工和工作是最有助于消化的两种活动，因为它们能够强健身体。再者，还有的教条主义者说好磨碎的食物就是好消化的食物，反过来，不易磨碎的就不易消化。这一观点最忠实的拥护者是埃拉西斯特拉图斯。但要叫我说，只要你仔细思索，便能发现他那些用来驳斥反对者的前提，他化无形为有形后得出的结论并非以理法为基础，而恰恰是以经验为基础。例如他提到："一些突发事件并不影响体温，却能瞬间影响身体。此时我们会发现我们的消化功能变差了。"显然，他虽用此例反驳了体温消化论者，他的论述却是由经验而得的。他用那番义正词严的理论击倒了反对者，也击倒了他自己。另一位名叫阿斯克勒皮亚德的人则以经验作为理论前提：易于磨碎却难于消化的食物也很常见，因此消化并非仅是将食物磨碎。

XIII.

怀揣着对这两位人物的尊敬，你也能见识到他们的意见是如何针锋相对。由其论述可见，他们都致力于探明各自所观察到的现象的原因，而后判断这些原因正确与否，最后基于这些原因得出现象的本质。他们还以经验作为理论基础，并利用经验以做出假设并佐证这些假设，同时排除那些不符合他们期望的理论。显然他们的观点荒谬可笑，歪曲事实，跟"真实可信"半点不沾边儿。现在我也要来说明我的观点：醋有助于消化是公认的事实。但若要问起醋如何能促进消化，有何特性使其有助于消化，便没人认为醋有助于消化了。有的人认为醋能轻易地将所有与之混合的物质溶为小块，因此它可帮助消化。但又有人认为醋是因为其温度较高才有助于消化，而不是因为其能溶解它物。这两种观点之所以相左，是因为前者痴人说梦般地想象胃能磨碎食物，而后者则幻想着胃是在烹饪食物。这时便有人上前去谴责那位做梦的痴人，说："你实在不学无术，简直不知所云。醋明明是冰凉的，你怎么说醋的温度较高呢？"而如我刚才所表述的那般，我们通常这样反驳教条主义者："若你们这群聪明人都认为醋可以助消化，但却不能就其机理达成一致，而有人无须知道机理便可以明了何种食物易于消化，那么他当然会猜测你有可能杜撰醋有助消化的理论了。"

你怎敢声称你是通过探究自然机理才获得这些发现？你为何还意识不到，其实经验早就教会了我们这些？你难道还能无视这些掷地有声的反驳，依旧认为是全知全能的理法在教导我们吗？

至于我，我实在对现今智者派的刚愎自用感到瞠目结舌。他们听不进希波克拉底的忠告："吃喝之事，经验当先。"他们及其拥护者也决不接受这个人尽皆知的说法。若人对任何事物的认识都必须基于理法而非经验，那么并未应用理法的普罗大众又为何还是能够认识世界呢？而且先前的医生们，如希波克拉底以及其后的人士如第欧根尼（Diogenes）、狄俄克勒斯、普拉萨哥拉斯（Praxagoras）、费洛提莫斯（Philotimos）、埃拉西斯特拉图斯等人对此均表示认同，这又该如何解释呢？他们都是通过理法、经验相结合的方式才习得了医学知识与实操方法。尤其是第欧根尼和迪奥德斯，他们详细地论述了经验是确定消化终产物的唯一方式。希波克拉底也曾明确表示，消化终产物的确定是从经验中得来的。若再追溯至普拉萨哥拉斯、费洛提莫斯和埃拉西斯特拉图斯三人的时代，你会发现尽管他们对于理法的态度已经比先前的医生更为开放（虽然他们还未厘清诸如"马齿苋可以治疗牙痛"这类说法），他们仍然承认这些知识是从经验中得来的。只有在涉及比这些更加复杂多样的知识时，他们的观点才有所不同。你可能会认为，希罗菲卢斯作为上述医生中唯一在世者，而且还是位有名的观察者，他也许会有不同的意见。他是一位公认的在知识储备和智力脑力上都超越了大多数前辈的医生。不仅如此，他还在多方面推动了医学的发展。比如提出了现今公认最有价值的理法——静脉脉搏理论。因其益处良多，许多曾经忽视这一理法的人如今也投入对它的研究中。但希罗菲卢斯也承认经验有不小的重要性。实际上，我们完全可以说他对经验重要性的评价可不仅仅是"不小"，而是"无可比拟"。现在请允许我暂且不提这些权威人物，去谈谈阿斯克勒皮亚德，这位疯疯癫癫、以健忘闻名的人物。不就是他说医生佩特龙（Petron）给病人吃烤肉、喝葡萄酒的吗？虽然在他之前的医生早就发现过这一点了，但他（即阿斯克勒皮亚德）才是那个解释了为何此类饮食可以医治病人的人。你大可忽略他所承认的那些罪状而不去谴责他，既然他们已公之于众了，你干脆也就认为这的确是他们发现的吧。阿斯克勒皮亚德明明认为经验主义既不全面也不可靠，但他自己却通过说医生佩特龙的疗法而承认不用理法也可以给出有效的治疗方案了。他既承认了这个事实，也就必须承认他在明确其理法之前就已经从佩特龙那里借鉴治疗方法了。埃拉西斯特拉图斯也曾赞扬他的老师克利西波斯（Chrysippos），说他的治疗方法很优秀，但不曾夸奖过其对机理的解释。既然所有这些事情都说明了理法对于认识事物而言不是必要的，还有谁能义正词严地对此进行反驳呢？显然我们必须专注于发现简明易懂、引人深思的事物。我们还认为此种事物在世间万物中是千变万化的。

XIV.

然而，你们却为解释机理而满心焦灼、闭门造车，那么我们从你们所声称的理论中找寻证据自然是理所应当的。其实你们根本就无法做出论断，这我都明白的。你们解释不了动物为什么会中毒而为什么有的药物就可以缓解症状；你们不清楚为何治疗可以致死，也可以救命；你们还不明白为什么某种药物可以减少黄胆汁和黏液；你们也不知道为什么某种药物可以治疗贫血、黄胆汁和黑胆汁不足；对于为何某种药物可以医治多种病症，为什么它的疗效类似于白色小豆蔻，你们都一无所知。你们不能解释为什么蓖麻接触肺部会造成损伤，而接触身体的其他部位却无害；为什么西班牙苍蝇只损害膀胱。对于其他毒物（φάρμακα）相关的事情，你们也讲不出其理法。但你们还是能在情况需要时多多少少对这些病症进行诊治，疗愈病体。既如此，你们就不可避免地要承认你们的医术完全得自经验。因为只有两种方法能够阐明事物——经验或者从有形到无形的理论。从上述论证来看，就算是全盘接受你们的观点，从有形到无形的理论对阐明事物也毫无作用。即便是排除了其他人的意见，你们也已经自证了经验才是阐明事物的方法。我想现在教条主义者用来反驳经验主义者和经验主义的论断之谬误已经是显而易见的了。

XV.

听了我接下来的话，你们也许就应该明白自己不应当像有偏见的疯子（jaundiced maniac）那样恶意攻击我们。我坚信有些疗法不用理法而全靠经验这一点是公认的。我现在倒想问问你，既然这些知识是取自经验而非得自理法，它是怎么变成了你所坚信的"科学"知识的？你是只见过它们发生一次就这样认为了呢，还是说你见过它们多次发生就相信了呢？我觉得你就算是疯了，你也不会说："我们坚定地认为它们就是'科学'知识，因为我们已经见过它们一次啦。"有形之物有四类：第一类总是简明易懂；第二类总体上也是简明的；第三类则是明晰与晦涩一半一半；第四类则难以捉摸。一次目睹并不足以辨明该事物属于哪类。既然我们没法确定相同条件下它是否会再次出现，我们又怎么能知道它是否总是如此呢？由此看来，仅凭一次目睹，我们是不可能预见它在相同情景下依旧会发生的。我们也没法知道它的反例是否极为罕见。反之，我们也不能确定它的反例是正确的。因此，只见过某事物发生一次，我们是不可能知晓哪种情况更常见而哪种情况更罕见的。我们也不可能知道究竟是从它本身还是从它的反例（ἀμφιδόξως）中才能获得所需的知识。

总而言之，如果有人说被目睹过一次的事物就应当被接受、被信任、被拥护，他就没理由质疑或否定那些被目睹过多次的事物。毕竟连他自己都认为，与被目睹多次的事物相比，仅被目睹一次的事物是不可信的。他将理法建立在只被目睹过一次的事物上，这做法是否可信？反正他自己是坚信不疑。如果结论可疑或者模糊不清，他会要求再目睹一次。我向你保证，他还会要求能够目睹第三、四、五、六次。从经验上来看，从一件事物发生三次所得出的理法结果通常会被另外三次情形所推翻。也许真有事物能与其曾经发生的情况一模一样，但它和它的反例可能都会发生；或者它也可能经常发生；或者它虽然发生了，但它其实很罕见。显然它完全有可能属于那种正反两种情况都存在的类别，只不过这次其中的一种情况恰好发生罢了。听了我接下来的解释，你很快就能明白它也完全有可能是常见事物或罕见事物，只是这一次有人目睹它如此发生而已。请你思考一下：尚在试验阶段的药物可能对两百名 ① 病人产生某种效用，而对另外二十名病人作用相反。如果取最初的六名病人，观察药物在他们身上的作用，就算你是占卜师，你也没办法确定他们中哪三位是来自于那三百人，哪三位是来自于那二十人。你肯定也没办法以此为基础得出理法性结论。你既然想应用理法，就必须要等待第七、第八名病人的反应，简单来说，就是许多许多病人的反应。

XVI.

据理法的要求，世间并不存在谷堆，不管它是很多还是极多，也

---

① 此处可能系英译文有误，后文中提到这群人的说法均为三百人。——译者注

不存在山峰、队列、强风、城市或者潮水、大海、羊群、牛群、民族、人群等其他任何以名称为人所熟知、因测量而有数量和种类之分的事物。理法对这世间事物的质疑是与现实中人生阶段的发展、时间的流逝和季节的更迭相悖的。以一个男孩为例，很难确定他从少年成长为青年的过程中究竟会发生哪些变化。同样的，他从青年到成年、由壮年至老年的变化都是难以估计的。冬到春、春到夏、夏到秋的四季更迭也是如此。尽管人类活动的相关知识是显见且简明的，它们也依然因为上述原因而难以捉摸。有些教条主义者和理法论者（logicians）在初次认识到这个问题（我指的是前面列举的谷堆等数量众多的事物）后，称这段论述为"复合三段论"（sorites）。也有些人称它为层层递进的论述。他们是根据它招致质疑的论述方式而如此命名。真正明白这段论述的意义的人是可以做出更好的论述的。我个人认为，你实在对这段论述的巨大威力一无所知（要是你真的知道，你就不会把它用得如此离谱），而你竟还试图用它阐明"多次出现的事物不一定蕴含着'科学'知识"。我便以此来向你提出质疑。首先我会先就谷堆等事物这一说法提出疑问，然后我还会向你提出一些关于其他类事物的疑问。

XVII.

现在我要开始问了："告诉我，你认为一颗谷粒就是一个谷堆吗？"如果你说"不是"，那我就要问："两颗谷粒是谷堆吗？"接下来我还会问你一系列问题，如果你否认了两颗谷粒就是一个谷堆的话，我会再问你三颗谷粒是否可以。然后我还会问四颗、五颗、六颗、七颗、八颗谷粒是否就是谷堆了，你必然会全部给出否定的答案。同样的，九、十、十一颗谷粒也还是不能够形成谷堆。因为当提到"一堆"这个本身由意念和想象而生的概念时，它就要有一定的数量和可观的规模，而非堆积单颗谷粒而成。因此，我认为你要是早早地就说出，即使 100 颗谷粒可以达到一捧的量，它也不能被称为是谷堆，那你就不会犯错了。我赞赏你这样说的谨慎和远见，但我还是要再向你提出疑问："你觉得 101 颗谷粒就能够称得上是谷堆了吗？"我觉得你还是会否认。那么请你告诉我："你是怎么看待 102 颗谷粒堆在一起的？"我知道你仍觉得它们不是谷堆。接下来我还要问你："你觉得 103 颗谷粒是谷堆了吗？"你说："不是。""104 颗呢？""还不是。""105 颗呢？""当然也不是。"我还会继续累加谷粒的数量，然后逐一向你提问，直到你觉得它已经成为谷堆。现在我要对这个原理进行解释。如果你说特定数量，如 100 颗谷粒累积在一起还不能被称为谷堆，但只要再加一颗就可以被称为是谷堆了。现在这个数量的谷粒之所以是谷堆，只是因为有一颗又加进去了而已；如果把这一颗拿走，剩下的也就不是谷堆了。这简直是我听过的最糟糕、最荒谬的判定谷堆的理论——仅靠一颗谷粒！为防你陷此荒谬境地，你必得一直否定下去，永不在某个特定数量被问到时承认它成为谷堆，即使谷粒的数量已被增至无穷。据此诡辩，就算谷粒有无穷多个，它们累积起来的山峰也还是不存在。告诉我，你觉得一座谷堆的存在与否只系于一颗谷粒身上吗？接下来我要问你两个问题，因为我想从正反两面驳倒你。首先，如果一座山峰拔地而起，你觉得仅仅消掉它一埃尔（ell）① 的高度，它就不再是一座山峰了吗？你说："当然不会。"但我要说："我不认为你会将地面上高度仅有一埃尔的隆起称作山峰。因为根据人们关于山的观念和期望，山峰应当庞大，高耸，尺寸可观。很小的东西是不能被称为山的。若非如此，那就满地是山了。"现在再来想一想：如果我们对这番论述加以认同，那就没有东西能被称为是山了。因为我们还要继续提问："你认为地面上高达两埃尔的隆起是山吗？"你会说："那绝不可能是山。""高达三埃尔的呢？"你肯定还说："不是。"接着我们问："四埃尔的隆起是山吗？"你又说："不。""地面上五埃尔的隆起是山吗？"我们知道所有人都会异口同声："这肯定不是山。"我还会问更高一些的隆起，比如六埃尔、七埃尔或九埃

---

① 埃尔为旧时量布的长度单位，相当于 45 英寸或 115 厘米。——译者注

尔。我是不会放过你的，我也不会停止询问，我只会这样一埃尔一埃尔不停地加下去。既然你一开始就承认了在一处不能被称为是"山"的隆起即使再加一埃尔也依旧不是山，而将一座山削去一埃尔，它依旧是山，既然你无论如何也不承认那个不断增加埃尔数的隆起已经成为一座山，那么我就将它的高度增加到十亿埃尔。即使这样你也不会承认它已经是一座山（其他再高的隆起也一样），以防你变得荒谬不堪，口出狂言："一个我不曾认为是山峰的隆起，只消再加上那么一埃尔就是山了。"不然，你就真的承认了仅仅一埃尔的高度就足以使某个隆起成为一座高山，而削去这一埃尔，高山将不复存在。我们在提问的过程中感到十分迷惑，为什么即便地面上的一处隆起已经如此庞大，我们也不能称它为山呢？而当你在考虑其他隆起并拒绝称它为山时，你又该是如何的糊涂、如何的窘迫呢？

我们已经从第一番论述中得出世上没有"谷堆"这种东西，现在我们还能从这番优秀的论述中得出第二个结论，那就是"山"这种事物也根本不存在。接着我们便能得出第四个、第五个、第六个结论来说明队列、城市、羊群、军队、人群和民族也都不存在。因为这些中的任何一种都不能只由一两个个体（一个人、一只羊、一个军人或其他个体）堆积而成。只有当许多个体共同存在时，才可能被称为是"一队人""一个民族"。同样的，只有当羊聚集在一起时，它们才会被认为是"一群羊"；只有当相当多的房屋密聚在一起，它们才能构成"一个城市"。我希望你能告诉我，多少个人才能组成一支军队，多少座房屋才能构成一座城市，多少只羊才能成为一个羊群，多少个人才能组成一个民族。如果我从这些事物中取一个单独的个体，一个一个地增加其数目，你是不会承认世上有民族、有军队、有城市的。不然你必得承认只增加一个个体，"群"就存在；而只消减少一个个体，"群"就又不存在了。如果连民族、队列、羊群这样数目庞大到不可估量的群体都不能因单独个体的叠加而形成，你们却还要纠缠我们，要我们指定能够说明事物必须被看到多少次才能成为"科学的"

呢，因为一次发生的事物不能算作是"科学的"，这简直是毫不讲理，且大错特错。好像我们不会质疑你们似的。我们倒要问问你："如果一颗谷粒不等同于一个谷堆，那么多少颗才是呢？如果一个人不能排成一列，那么多少人才可以呢？多少人才能组成一支军队？多少人才能组成一个民族？要多少只羊才能形成一个羊群？"

你们不是还以此诽谤我们，说我们没有能力精确地确定这些事物的数目，说我们只会根据意念或者想象来给出模糊的定义和大概的组成吗？上述的每种事物都可以无限地增加其规模和数量，因此我们是不可能得知它们的大小的。要是你觉得可以，你尽管说出来，我不会生气的。"人们日常接触的事物，即便总在相同的情景下发生，这个事物也是不存在的"这种想法对你毫无益处。若你从理法而非现实出发去拒绝并否认其真实性，你就自相矛盾，自取其辱。如果能从切身感受中找到反例的理法不是好理法，那么你的理法必然糟糕透顶。它有这样多的反例，难道还不能算是最糟糕的理法了吗？

XVIII.

我本人坚决拥护人类所习得的知识，接受那些明显存在的事物而并不费力去探寻每个个体的原理。因此我认为仅被目睹一次的事物不能被认为是"科学的"，就像一颗谷粒不足以形成谷堆；但如果一件事物被目睹过多次，每一次的发生方式都相同，那么我认为它就是"科学的"。因为我观察到，仅听过或者看过一次字母表的孩童并不能学会写字——他们必须看过或听过多次才可以书写。我不会去问他们究竟听了多少遍、看了多少遍，因为这毫无意义。而你却被你的浅薄学识所激励，去做毫无用处、全无必要的研究，把这些无用之物揽到自己身上。若你研究为何我们能够通过观察多次发生的事物而变得专业且科学，你会发现你所做出的论述反而将思考和证明的重担集于一身。请告诉我们，一位演奏家是如何习得音乐旋律的？你觉得他是第一次听旋律就学会了吗？还是听了许多次才学会？或者你觉得他是如何学会音感、节拍和音色的？为什么同样是听了两种乐声，你无法辨别它们是高亢还是低沉，而那位音乐演奏家却可以通过训练而做到这一点呢？大概只有在实践中练习过多次的人才能够精准地识别声音。你肯定还见过那些年轻时当学徒的大师，那些懂得雕刻铜币的人，那些懂得刨削木材的人，还有那些会修剪皮革的人，他们也都是通过实践多次的方法学习的。每一位学徒都曾目睹过这些事物的无数次发生，正是这些目睹使得他能够在"科学的"道路上前进。他刻苦练习，提高手艺，直到无数次练习后才能成为大师或能工巧匠。果真如此，那么正是长期的经验使他成为具有专业水平的大师。只有经验才能教出大师、专家和"能工巧匠"，技艺正是在长期经验的潜移默化中不断打磨、不断进步的。众所周知，只有在多次练习后技艺才能积累到一定程度。但是，没有人能确切地给出必须经过多少次基础练习才能成为大师。金匠和画家也是如此，他们都是经过了长期的经验积累和彻底全面的训练后才达到大师的级别。

但教条主义者要说："的确，你已经阐明了许多谬误。但你却没有解释被目睹多次的事物究竟为何能变成'科学的'。每一次该事物发生时，它都只是单独发生了一次而已，因此它是不可能具有'科学性'的。"据此我将回答他："我无意强调你的荒谬无知，但是你对我的指责已经在上述论述中被驳倒了。你的言论已然自相矛盾，不攻自破。"我之所以这样说，是因为在人们的日常生活、活动和工作中，以及从你们的理法结论中都可以看出，被目睹多次的事物逐渐"科学化"。但若论其如何"科学化"、何时"科学化"的缘由，我认为不必为此费心。据我所见，没有一个人因为不知晓缘由而使日常生活、活动和工作受到影响。如果你想对此提出质疑，不论你最后是否能解开疑惑，都不会对我有一丝一毫的损害，但你铁定会自损。就算你能找到答案，也不过是徒劳，你只是在自我攻击，与真理南辕北辙罢了。如果你没能找到答案，那你就无权责备我们，或者以否认事实来谴责我们。事实究竟如何，已经是显而易见的了。若无法解释存在的机理，你就连目之所见都不能相信，更何况是无形之物呢？任何有感知能力的人只要明了此番论述，就不会再为理法之说所动摇。为何你却仅仅因为我不能够解释为何被目睹多次的事物可以"科学化"，就强令我不去信任由感知证明之物呢？我不是那些以驳斥谬误为己任的诡辩家，也不会综合他们的言论来驳斥你。我可不会傻到不假思索地相信你的话语。

XIX.

我还发现，其他许多立足于理法之说和你个人理由的论述也都显得十分无知。尽管如此，我们也不会避而不谈，毕竟它们是真的不靠谱。若非如此，那就请你告诉我："当你不能够反驳那些关于动作、混合药物以及其他事情的论述时，你为什么会转而相信感官呢？"若两种药物混合在一起，它们要么融为一体，要么并置共存。有种理论认为物质不可能被溶解，由此衍生的理论也认为那些声称混合物能够相溶的人是［不］可信的。前者的拥护者坚称，所有认为混合物能够相溶的人都否认了上帝和他自身意志的存在，因为魂灵之物与自然之物是彼此独立的。但这种言论的荒诞不经简直是无与伦比，我们不必理会。"混合物可以相溶"虽是唯一立得住的理论，但它也的确不易令人接受。我本人也不能想到这个结论，更不用说是了解并熟知它了。两种或三、四、五种物质同时共存于一处的确是难以想象的，但也只剩下这种可能了。事实依然不证自明。

我们先撇开这个不谈，去思考一下有关宇宙是否为造物的说法。情况只可能有两种，而真相只能存于二者之一。人是不可能想象出第三种可能的。然而，我们无法确定何者为真，因为如果有人认为宇宙并非造物，他就必然会否认上帝创世的说法。他还会得出"就算上帝创造了人类，他也不可能永世长存"的结论。以此类推，第三个结论便是世界的存在根本就无须上帝护佑。若宇宙非造物，那么它将永不腐朽，也不会发生意外，更不会混沌不堪。无所谓生亦无所谓死，我们无须惧怕它会腐朽。如此，宇宙便不再需要（如上帝一般的）维持者、守护者和主宰者。但认为宇宙是造物的人将会不可避免地发现：如果很久以前宇宙并不存在，那么上帝作为它的首创者，肯定不能造得十全十美，或者他根本就造不出来。不管是哪一种，这都是对上帝的亵渎，都应当被禁止。如果上帝不能够创造出完美的宇宙，而且还不加反思和重构的话，他就应当因懈怠而遭受指责。如果上帝是有心无力，那就显得虚弱无能。教条主义者和辩证法学家们也常因要反驳诸如此类与运动相矛盾的艰涩论述，而使得他们自己陷入烦扰与苦难之中。我想你已意识到这一点了。但我们中的许多人（我不会说"我们全体"，因为人与人的想法总有些差异），不管清醒与否，都不会听取这些谬论，也不会听取对它们的反驳。即便如此，他们依旧能够明确自己的意志。大部分人并不知晓这些谬论，也不知道他们遭到了反驳，只因他们无论如何都与由感知证明的事物紧密联系在一起。

XX.

关于谷堆的理法之说所造成的困境要比运动之说造成的困境更为荒诞。你是否觉得利用我之前给出的复合三段论，就可以反过来驳斥我们，使我们遭受质疑呢？那段复合三段论是，若一件事物并未被目睹足够多次，而是仅被目睹几次或者目睹次数不足，那么只要再多目睹一次，它就可以算作是被目睹多次了。你总是这样痴心妄想。难道在第一个例子中所给出的论述没有论证任何其他事物吗？难道它没有论证只加一盎司①水就可以使原来的某些水成为海洋吗？只加一德拉克马（drachm）②的重量就可以使原本不重的东西变为重物吗？如果你每次增加一盎司水、一德拉克马的重量，那么你会发现：要么你永不承认这些水已经可以被称为是海洋，或者这样的重量已经可以被称

---

① 盎司为重量单位和容量单位。作为容量单位时，1 盎司约合 28.4 毫升。——译者注
② 德拉克马在古代西方既是重量单位又是货币名，作为重量单位时1德拉克马约合4.37克。——译者注

为重物，要么你就得坦言一片汪洋只系于一盎司水之上，一个重物只关乎一德拉克马之差。但是教条主义者仍说：确实，但无论如何我不能理解为何发生了一百次的事物不能算作是多次发生，而只需再多发生一次，就算作多次发生了。那么我就会说：我也不能理解为什么只掉了一小束头发的人就会秃头。我之所以引用这个秃头的例子，是因为你应当倾听并接受诸如此类的事物。我想这应当是世上最荒谬的事了。但你的论述却始终围绕着这一点，并且也只指向这一结论。接下来我要阐明我如此说的原因：这个人先是掉了一小撮头发，然后掉了第二撮，接着是第三、第四撮头发，以此类推。现在我想要问你："从哪一撮头发开始，这个人才算变成秃头？"你只可能给出两种答案：第一种是你坚决否认他正在变秃，即使他头发都掉光了；另一种是你承认某一撮头发令他开始变秃。当然你不太可能选择后者。若是你真这么做，那么请告诉我："他是何时开始变秃的？"你的断言从逻辑上讲是支持"一根头发的脱落可以使他变秃"这种说法的。在这根头发掉落之前你不认为他秃，而它掉落之后你就开始管他叫"秃子"了。既如此，我认为，或者说我坚信，你的观点是"一根头发的脱落可以使他变秃"。我认为"人秃与否只由一根头发决定"这种说法荒谬至极。你们就是用这些论断和证据来就"多次目睹之事"反驳我们的。之后的其他论断也都类似于此。请告诉我，什么样的人可以被称作是"男孩"？在哪一刻他成为一个青年？现在我要就这个问题正式开始与你辩论。为了不给你造成过多的困扰，我会从他十三岁开始问起。现在我要问："你觉得如果一个男孩是十三岁零一天大，你觉得他还是男孩吗？"显然你会认为他是。接着我会问："那如果是十三岁零两天呢？"你还会认为他是。我还会逐天增加他的年龄，接着问你十三岁零三、四、五天的情况。我想你已经意识到为何你会陷入此种谬误。要么你就承认一天之差可以使一个男孩成为一位青年，要么你会因为缺乏勇气而永不承认他成为一位青年，即使他已经年逾三十。如果再问及他何时从青年步入壮年，你还会陷入同样的困境。仅是按天增加，你已经领教到极致的困境，如果我再继续按小时增加，我肯定你会对你论断的荒谬程度有更深的领悟。正如因为一根头发就变秃了的人那样——本来他还不秃，就掉那么一根他就是秃子了——一位青年只消一个小时就变成老头了。一个好端端的青年，在一个小时后就变成了老头，世上还有比这更荒谬愚蠢的事情吗？那么季节更迭、地形改势、距离远近、数量多少也都不复存在了。直到人人出幻觉、遍地是空想之时，此种理法的推演才能停止。因此，即便一个人从未见过亚历山大统治下的城市，他也可能相信有一个名叫亚历山大城的埃及城市的存在。他当然不会只听过一两个人的传言就轻信之——他定是听过许多人都这么说。现在请你告诉我，他是听过多少人的话才相信了亚历山大城的存在？你会认为是三个、四个或者是五个人吗？接下来我还会逐个累加人数，直到你被迫承认仅凭一人之言就可以使一件事物变得可信，我才会停下。每当你作出回答或是提出反驳，你都是在助长我们之气焰，灭你自己之威风。若你们无法反驳或者无法回答，那么你们又有何脸面来强行要求我们回答一个满是谬误的问题呢？更何况我并不是个诡辩家，我也不以驳斥谬论为己任，不以抵抗攻击为志向。

是你们逼迫我们到如此境地。是你们令我们不得不放弃有益的工作来应对你们的卑鄙攻击和恶意诋毁。从其他类别的手工业，以及任何一种人类赖以谋生的职业来看，只从经验习得之物并非不受理法和逻辑所控制——这也与你们的观点相一致。

XXI.

至于教条主义者提出的其他命题，也都被证明是不可信的，他们的结论往往与他们的目的相悖。本来他们是打算贬低、打压经验主义，证明经验主义毫不科学，也毫不可信的。结果不可信之人竟是他们自己。他们的错误已然暴露无遗，他们最强有力的论断与人们的感知相距甚远。甚至连教条主义者们自己都承认，他们的许多概念得自于经验。但现在我们将用此法向你们证明：除了可以从简单事例中习得简单概念外，我们还可以仅靠经验就发现最精密、最复杂的概念。这些正是你们本想发现却不能发现的。

　　罹患重病的人以四天为一个病程，到第二十天就会死去。请告诉我：你认为这是什么原因导致的？对此你又将做出什么论断？请你再告诉我：如果第二周的第一天是病人患病的第八天，那么第三周的第一天为什么是患病的第十四天，而非第十五天呢？为什么只要病人活过第十七天，就可以预测他能活过第二十天呢？为什么病人会在患病第三周中的第二十天死去而不能再多活一天呢？为什么被感染一侧的鼻孔流血是有益的，而另一侧鼻孔流血就是有害的呢？为什么红色的事物数目更少呢？如果你无法对此类事例做出论断、提出证据或是给出解释，那么你就是不可信任的人，你的谬论的可疑之处也就被揭示出来。即使是那位最有才干的阿斯克勒皮亚德给病人喝酒吃肉并大肆吹嘘之时，我们也不去四处歌颂他，说他的话都是至理名言——这可都是应他本人的要求。而现在他已经承认他的食疗法是取自经验的了。

XXII.

　　哦，就你们这些教条主义者，你们曾用第三个三段论攻击过我们，现在你们也还是不能迷途知返，抛弃成见。你们坚称经验主义者不可能凭借记忆来认识万物，因为万物是无穷无尽、不知其数的。若你执意如此，我便要引用第欧根尼的话了。他是雅典集市上一位谜一般的常驻客，他所做论述的数量也是固定不变的。他说："那些苦大仇深的航海家真是让我惊讶。他们成天嚷着：'谁去罗兹岛？谁去尼多斯？谁去科斯岛？谁去莱斯博斯岛？'让我终日不得安宁。"

　　这也是我想说的：我也着实感到惊奇。既然疾病无穷无尽，症状数不胜数，它们的次序变化也是不科学的，那么，阿斯克勒皮亚德，你作为最出色的人物，为何还得大费周章地写出三部关于急性病的著作？你并未写明病发前的征兆（如预兆性症状）、病程中的症状（如诊断性症状）和预后情况（如治愈性症状），为何你却能在书中写出那些不胜枚举的疾病和其治疗方法的机理来？而第欧根尼的论述比你要简洁得多，他写了一本关于病因和治疗的专著。普拉萨哥拉斯写了两本关于病程中症状的著作。希波克拉底也写了两本关于疾病的著作。在你的书中你心安理得地处理纠缠和影响谵妄病人的全部病症，仿佛这些病症都只集于一人之身，而我却因处在不同年龄、地区、季节的病人的症状之多样而无法集其于一书之中。对此你是怎么看的呢？我真想知道你的想法。莫非你认为苏格拉底不是一个人，而是多个人吗？当他住在城市里时他是一个人，当他参军时他就变成另一个人了？或者乘凉时的他和晒太阳时的他不是同一个人吗？难道你会说"苏格拉底年轻时是他，年老时就变成毕达哥拉斯了"吗？或者，你可能说他长时间不洗澡时是苏格拉底，一旦他洗澡了就不是苏格拉底了吗？如果他睡着了，你就会声称他和清醒时不是同一个人吗？口渴时的他和喝水时的他是两个人吗？这根本是空口无凭，胡言乱语。难道苏格拉底仅仅因为洗澡、参军、年老、冬夏变换或者其他一些事就不是他本人了吗？只要其本质不变，那么即使是情境完全改变，也不会对"苏格拉底是苏格拉底"这件事有丝毫影响。就算他才华褪尽，沦为平庸（虽然苏格拉底理应是才华横溢的人物），他也还是苏格拉底。现在，你又如何能证明谵妄病人就不是这样的呢？如果按你的说法，那么冬天时患谵妄的人在夏天时就不会患病，饱腹时患谵妄的人在空腹时就不会患病。一个人采摘着鲜花嫩草时暴怒咆哮，胡言乱语，并且发热，若在此情况下均会出现谵妄，那么在任何其他的情境下否认他是谵妄病人，也不会有什么差错了。

　　果真如此，那么一位谵妄病人只因为这样那样的原因，就不再是谵妄病人，他必须显现出所有这些症状，才能被称为是谵妄病人。那么他的治疗也就只是针对个例的。要我说，给他兜头浇下一盆水才是他最适合的治法。若他需要适时放血，那并非是因为他精神错乱，而是因为他年轻健壮。正如他患其他疾病且同时具备这两种特点时也要放血那样。放血的必要性是针对个例中的个别症状而言的，就像体内有多种体液的多血症病人需要放血那样。因此，当多血症和谵妄的全部症状同时出现，我们仅对这一位病人进行放血疗法。之所以如此，是因为他罹患多血症，而对谵妄的疗法也能适用，即将一盆水兜头浇下。这与我们印象中的谵妄疗法是一致的。

如果他们要针对一个健康人的表现来进行诊断，无论那些表现是什么，我们都能准确无误地料到他们的诊断结果。因为若按他们所说，此刻受表彰之人与曾做好事之人是不同的两个人，那么他所受之荣誉乃是不恰当的，此刻受惩罚处刑之人也与曾犯罪之人不是同一人，那么他也就不应再被定罪。如此，立法者所定的陟罚臧否之准则也都将失去效用。

XXIII.

但我确实从他们口中听到过"同一生物可以分属于两个不同种"之类的话。第一种是感官感知到的这个事物的表现型，第二种就是不加任何修饰的事物本身。而后者要么不为他们中的大多数所接受，要么就是根本不存在，因此也就无法从人体上观察到。你的结论只可能有两种：如果"它就是它本身"这种事物（即第二种）并不存在的话，你就永远也别承认它的存在；如果此种事物的确存在，那么你就与我们的观点完全一致。如果你选择后者，那你又为什么要责备我们，说我们是荒谬的呢？若你选择前者，你就是自相矛盾，自证荒谬。即便世上果真没有一件事物能够被称为是其本身，我的论述也不会被驳倒。如果你所写所述之物根本就不能被观察到的话，你书中那些关于疾病治疗的内容岂非是徒劳无用？

教条主义者信誓旦旦地声称他们能将理法应用于世间万物，然而其结果竟是自相矛盾，实在是滑天下之大稽，令人对其才智之高惊叹不已。我实在是很好奇，他们会不会颠倒是非黑白，将我们认识中的

"多种事物"歪曲得面目全非呢？他们会不会将公认的"多种事物"称为是同一种事物呢？他们自己会分辨这些事物吗？他们会不会捏造证据，说这些事物迥然相异，并非一体，因而一个事物可以变为多个呢？教条主义者自然会这样回答："即使它们并非一体，我们也能让它们成为一体。"果真如此，他在我们眼中就是十足的愚蠢至极，不学无术。如果他说"此乃由第二种方法得来"，我们就要说："我们真想知道你是否有权视多种事物为一物，就连我们都做不到这一点。"他们会就此回答说："那是自然的，毕竟你们未曾在从有形到无形的过程中借鉴一二，更不懂得凭借这个过程得出结论。"然后我们答道："你们当真深谙此道，最懂如何使用之以发表论断，最后竟连一条公认的理法也无。那么你们就必得承认：从你们中任意挑出一位来，只要他能够严谨合理地运用从有形到无形的理法，他就能将谵妄当作一个独立现象，写出有关其治疗方法的文章来。"但并非你们中的任何一位都有能力著书立说。既如此，你们也就同意了一件事物应当是它本身，怎么还能反过来攻击我们呢？你们甚至对从有形到无形所得出的结论都不能一致认同——就因为那结论不可能是单一事物——还有什么资格来反对我们呢？由此可见，你们不可能将谵妄视为一个独立现象，也不可能对之做出诊断。若你说你所凭借的另有他法，那么我们不再反对这一理法。我认为理法有两类：类比推理法（αναλογισμός）和列举法（επιλογισμός）。我们只反对前者。凭我对你的估计，你不过是靠厚颜无耻的骗术来蒙蔽他人，以获得你本不该有的赞誉罢了。当你因学识浅薄而寸步难行时，你就开始声称理法能够认识多种事物。应该有人会问你："理法是什么呢？"你大概会回答说："就是类比推理法。"

XXIV.

我想我最好还是解释一下得出两种结论的方法之间的差异。总的来说列举法是指向有形之物的结论，而类比推理法是指向无形之物的结论。但我要解释的远不止这些，它们在个案中的具体应用也会被阐述。

首先，我们要先在"人通过评述性解释和总结性解释来发现和认知事物"这一点上达成共识。我要说："你与我不是同道中人。"你说："自然条件的发现是必要的前提条件，如果一个人不明白这一点，他就无法认识非自然之物。"那么你就会疑惑人类是否是通过综合要素及其研究来探知自身起源的，毕竟你声称这些要素早就通过理法而被发现过了。在考察其功用之后，你认为它可助力于对感染部位及受累器官的发现和认知。原因是你认为一个人只要知晓某一器官的生理功能，即使这个器官的功能已然紊乱，他也能轻易得知其病理状况。若他不仅知晓其病理，还能探查出病因，困难便迎刃而解了，祛除病因、疗愈疾病就是轻而易举之事了。我个人觉得，若你继续坚持这种说法，你会因为继续探究其要素而将自己置身于遭受怀疑和驳斥之中。因为没有达成一致看法，你必然对自然功能持不同意见。同样，你们也将会就疾病和身体功能产生分歧。你们口中信奉的教义因人而异，各不相同，只不过是因为缺乏一条普适原理罢了。而我们所说的列举法这一针对有形之物作结论的方法乃是为全人类所公认的，也正因如此，分歧才不会发生。该方法以人之所见为证，经历数度考验凝练，如今已十分恰切了。它能消弭分歧，解除疑惑，且永远不会自相矛盾。但类比推理法得出的又是些什么结论呢？既然人无法用感官认知无形之物，那么确切不疑的论述也无法令人信服，而空穴来风之语也将无法被揭穿和澄清。因此，即便是在膀胱脓肿可见之前他们就已经意见不合，最终他们也会达成一致。因为手术后若是看到脓肿存在，那么曾坚称它不存在的人将颜面扫地，用自己的过错为他人的正确铺路；若是手术后发现没有脓肿，情况将截然相反。膀胱结石的验证同理。但灼伤后败血症是因为高温食物入胃，还是因为动静脉血下流呢？是由高热和肿胀的致病因素导致的，还是因原子（不可再分割的物质组成单位）堆积在静脉间隙导致的呢？谵妄的致病因素究竟是脑组织损伤、脑膜损伤、脑覆盖物损伤中的哪一种损伤导致的呢？所有这些都不是通过可见症状就能够证实的。因此，人也许在某种情况下能够保证决策正确，辨明意见真伪，但还是会有例外。若你想明白这一点，只消想一想我们是如何判断这些人的不同意见的，凭借感官也好，应用理法也罢。不过前者恐难实现，毕竟这些事物是无法被感知的，而后者肯定强得多。"可信的"是对事物本质的泛泛描述，其程度乃是相对的，其标准也因人而异。但对于那些耽于理论、闭门造车之辈，"可信"就是致命性打击。因此若有人想分辨关于目不可视之物的不同意见，等待他的只有两种结果：要么他明镜高悬，公平公正，绝不偏私；要么他自己就是其支持者之一，且固执己见，偏爱他的拥护者所持有的观点。每一位被拥护为仲裁者的人所偏向的观点都与他人相异，分歧由此而产生。他们中的有些人以埃拉西斯特拉图斯的观念为准则，因此他们歌颂其观点而反对一切异见，并自起名号"埃拉西斯特拉图斯学派"，好似将军麾下的士兵那般紧紧团结在一起。而其他一些人则坚称普拉萨哥拉斯才是正确无误的，他们因信任普拉萨哥拉斯而信服他的观点。有一句荷马曾用来描述奥德修斯的话很适合当他们的座右铭："我们非常渴望成为普拉萨哥拉斯的伙伴，他是如此高贵而伟大。"还有一些人是阿斯克勒皮亚德的门徒，而另一些人尊希罗菲卢斯为其全权领导者；还有人拥护希波克拉底。如果你不是真的愚蠢透顶、浅薄无知，我想你应该已经能够领悟到只有针对有形之物的，能够做到普及、普适，并使其使用者达成一致的理法，其与其所得出的结论才被称为列举法。而那些应用较少、所得结论不统一、只适用于无形之物的理法则被叫作类比推理法。

XXV.

同样的，确定言行之必然结果的方法也有两种：一是可得出因果结论的理法——列举法，二是不能得出因果结论的理法——类比推理法。

如阿斯克勒皮亚德就认为对谵妄病人实施放血是没有必要、不值得提倡的。他给出的理由是："该病是由蛛网膜间隙中错位的原子所致，因此放出静脉血只会令病人虚弱乏力，而对脑部疾病全无效用。"我听见他在谈话中提到原子在蛛网膜间隙的位置分布。但他所说的是无形之物，因此这不过是一面之词，只有他自己相信罢了。我认为他的观点就是类比推理法。接着另有人说："我不知道实情如何，但我也不会否认这位男士的观点，毕竟他所说的事物是我所不能亲见的。但我可以为你描述的是在这个病例中数度被目睹之事，若你有兴趣知道的话。因为我亲眼见过许多谵妄病人通过放血疗法被治愈。对那些年轻健壮的病人疗效甚佳，对其他人则可能疗效差些。如果你打心底不认同我与其他医生的话，请尽管发问。"经验主义者会回答："任何人听到你的观点，都能即刻辨认出它所描述的是众所能见之事，并非仅关乎个例。至于无形之物，简直和它不沾边儿。"若他以后再去其他医生处问询，他就会发现这是公认的事实。我确信他会因此认为指向有形之物的列举法才是正确的，并且不再偏爱指向无形之物的类比推理法。

同样，也许会有医生说："失忆症病人不应与人交谈，因其疾病在于蛛网膜炎症，而有炎症的器官应当静养。"该说法应是由类比推理法一法得来，因其所述之物为人所不能目睹，且仅为使用者所信服。同时，该法的使用者往往众说纷纭，意见不一。还有人声称："据我观察，对于为失忆症所困而丧失自主意识的病人来说，我们须保持其清醒状态，否则病情将恶化。无一例外。"这也是由列举法得出的结论。总的来说，列举法的结论是以实际操作及其后果好坏为指导，而类比推理法的结论则依据事物的本质决定治疗方案。举例来说：如果有人问及禁止在受伤（溃疡？）后抻拉脱臼部位的原因，应用类比推理法的医生会根据关节、肌肉的原理和构成来回答，接着考察该病的本质，最后由此得出该病的必要疗法。而应用列举法的医生会认为损伤后的脱臼绝不能抻拉，否则将导致痉挛和死亡。也许有人会问他为何情况会如此，他认为对病理的探究是没有必要的。同样的，如果有人问："为何水肿（热症所致的积水）如此凶险呢？"教条主义者们就要先研究发热和水肿的机理，再探寻其在热症中的发病情况，然后得出它是重症的原因。经验主义者则只找出部分病因，专注于该病所引发的一系列症状。他们认为："水肿凶险，乃是因为病人高热不退、疼痛难忍，以至于备受折磨，精疲力竭。"对于膀胱的疾病他们也如是说："任何时候膀胱充盈、伴有疼痛，都是重症。如果再伴有发热，那就是最糟糕、最折磨人的了。"论其原因，他也只关注部分机理："病人不只因为膀胱疼痛备受折磨，还容易因此而便秘。"针对此病例，教条主义者一定会研究器官的功能和机理，并根据这些探究来阐述其对原因的论断。"记忆与观察"的拥护者认为："如果病人赤足，其足部就会受凉。如果他的手足无意识抽搐，这就是凶兆。"问及原因，他们回答："这是因为病人的神经受到了刺激。"教条主义者则不满足于单纯的观察，而会喋喋不休地进行裹脚布般的理论演说。他们不研究明白疾病的构成和机理是不会罢休的。现在请考虑下失眠病人的情况：为何失眠竟会严重到昼夜难眠的程度呢？这时教条主义者又开始思考睡眠和清醒的原理，探寻体内之气（pneuma）的影响因素了。但"记忆与观察"的拥护者以"日夜难眠乃大凶之兆"来阐明机理，他们认为："失眠可能是由病痛乏力或谵妄所致。"由此而见，教条主义者所采用的理法与结论与普适的列举法显然大有不同之处。后者以有形之物为指导，并视之为衡量结论正确与否的标准；而前者类比推理法则对有形之物视而不见，转而立足于无形之物。可惜有关要素和功能的无形之物不可见，因此也就只能为一小部分人所信服，而不能为世人所公认。若一位信奉教条主义的医生想要解释睡眠、发热、烧伤后败血症、胸膜炎、谵妄，或者为本质所支配的任何疾病，甚至是截然不同的病症，但又听取了许多不同意见，他就不可避免地要在诸多观点中得出点个性化的结论来。他既不求普世的认同，也不遵列举法的理法。因而其结论遭受了广泛的质疑。

XXVI.

果真如此，埃拉西斯特拉图斯就要蒙羞了。人们将发现他对我们的种种批评说到底不过是自嘲，他试图对我们进行攻击，结果却误入歧途。因为他声称将注有热水的导管置于患处，使导管与患处接触并覆盖褶皱部分（尿道的内部结构），此法可用于治疗尿潴留。如果此疗法是得自脉管分类（即动脉、静脉和肌腱等）、脉管中独立流动物的相关知识及其推论，那么以宙斯之名，他怎么自夸都不为过。但如果此疗法是得自另一种方式和论断，那么我不认为你在此所用的方式和论断是类比推理法（即从有形到无形的推理方法）。如果根据你们的想法来，你们的论述和结论就是唯一正确的，其他人则是完全错误的。但是，如果从经验主义者以及普罗大众的眼光看，只有应用列举法这一从有形到有形的推理方法，才能够发现普适的、公认的理论。大众会认同这种理论，你们也不例外。请告诉我，谁不知道高温能够刺激、引发排泄活动呢？或者你觉得还有谁不知道热水澡能够引起排尿？还有谁不知道有尿意时可以通过按压尿道内部来排尿？如果他含糊其词，以众所周知之事为标准，那他所得出的从有形到无形的结论得是个什么样子呢？但我们不会反驳这一点，而恰恰也要称之为是"从有形到无形的结论"。毕竟我们可不像有些人那样，仅仅因为名号就大吵大闹。

教条主义者又要发话了："理法的一个优点是发明了导尿管（一种辅助排尿的仪器）。"但我们要说的是，我们曾经听他说到与此截然不同的观点。想想谁竟能愚蠢至此，要去大费周章地弄清到底是人还是驴发明了导尿管？显然你是不会再采用这样作结论的方法了。但如果你仍旧自视甚高，请向我们解释从有形到无形的结论是如何发明导尿管的，而你们又是如何胜利的。不过我也知道，你是不会做出解释的。因为你根本证明不了导尿管的发明是基于理论知识，不论这知识是关于原子和毛孔，还是关于混合物，抑或是关于物质的结合和分解的。教条主义者的其他理法也是一样。也许你会说："我极强的感知力使得我能够在学习膀胱的内部结构时，发明了导尿管这个与尿道结构相似的仪器。"我们答道："如果一位经验主义者并不知晓某个身体部位的构造，也未曾学习过解剖学，他就无法了解体内器官的形状和位置了吗？"从我个人来讲，我不反对、也不会否认这一点，但我一定要反对和否认的是"解剖学可以发现自然状态下的器官功能并分辨其种类"这一说法。至于你，若你对导尿管的发明有何高见，请不吝赐教，我们必将洗耳恭听。若你坚信的发明过程乃为我们、你和其他教条主义者所公认、周知的，我们会由衷地感到高兴。但若你所言不能使其他人信服，情况将截然相反。若如此，你就得颂扬列举法这一从有形到有形的方法，因其为你们这些教条主义者、我们这些"观察记忆论者"和普罗大众所公认。你们这些教条主义者嘴里喊着要"从无形到有形"来推出结论，得出的却还是"从有形到有形的"结论。若我列出你们的所有言行，我的观点就要压倒一切了。而这并非我本愿。但即使我所提到的只是冰山一角，大家也足以了解你们的行径了。简言之，若你不认为导尿管是基于要素、功能、病理的理论知识才被发明出来，那么你应用的其实是列举法这一从有形到有形的推理方法。

暂且撇开这个不谈，思考一下他们的谵妄理论——因为原子位于蛛网膜间隙中，因此对于谵妄病人不可采用放血疗法。请想一想，是否因为这是他"从有形到无形"所推理出的结论，是否因为这结论所述乃是目不可视之物（而且教条主义者们自己也意见不一），我们就无法反驳他们呢？因此，阿斯克勒皮亚德，这不过是你的一面之词罢了。若你说："我曾见过一位住在帕利翁的谵妄病人，他在接受放血后病情恶化。"我将回答："我不知道你的观点是否正确，但我能确信你的论据和论述采用的乃是列举法这一从有形到有形的推理方法。你以实验中的可见之物立论，你所提到的事情是任何一位去过该地、接触过该病人的人都能轻而易举地理解、记忆和宣告之物。"你们最好不要这么做，你们也不应这么做。你们真正应该做的是向我们解释清楚这些地区及其气温的自然状况、当地居民的身体条件、小至原子和孔隙的生理构造以及他们与我们的生理差异。如此你们才能与我辩论，你的演说才能与阿斯克勒皮亚德的相似。但若你只是向我传达街上随便一位行人的话，那么你嘴里也就吐不出什么良言。你没有自夸的资本，更不可能为人所称道。你能公之于众的只不过是当地较为低级、愚蠢之人的见识罢了。既如此，你对那些因素的发现和研究就是徒劳无益的。你引以为荣的原子和孔隙之说也是虚无的。在你动身前往某地时，身上是一点理法也没有。这也难怪，你费尽心思地写了那么多理法，多到你都不敢带着写过的纸出行，不然那些理法可能把船都压沉，把你淹死了！你只好把它们留在家里。正因如此，就算你觉得经验主义毫无用处，看不上它，与它水火不容，你也得转而向它寻求庇护。

论自负、论虚荣，你已经比肩阿斯克勒皮亚德了。连一个帕利翁的老妇人，凭着她那点学识和记忆力，都能够看出你现在所说的东西来。

听了这一番论述和反思，你也许会认为只有阿斯克勒皮亚德荒谬不堪，而其他教条主义者还是极为理性的。然而事实并非如此。喋喋不休、不知所云的阿斯克勒皮亚德比起其他人来说，还算是好得多的了。当然其他人大抵也都满口胡言。若你尚有疑虑，不妨看看埃拉西斯特拉图斯。他脸皮太厚，在其书中尽写些鸡毛蒜皮的小事。就算真有重要些的观点，也是早就被人阐述过并公之于众的。他还会竭力用这些观点装点他关于烧伤后败血症发病机理的解释。他只会做些荒诞不经、毫无价值的论断，采用那些争议颇多的论据，一味地拒绝接受任何反对意见。就算这些反对意见已经是不争的事实，就算反例的数目已经远超他的论据。比如脉管有三种，血液在血管分支的入口处分离，静脉血向下涌入动脉，四散分流。但他对手头之事妄加揣测、不懂反思，将自己塑造为一个病理学家。他只承认自己的咽喉脓肿疗法，听不进其他意见。只消听听他说的话："安德龙①药丸对咽喉脓肿无效，因此我会用黑莓（桑葚）汁进行治疗。"他能采用果汁而非药丸来治疗，就说明他不过是认为该疗法与治疗便秘的方式很相似罢了。那么，他将置他自己的"自然机理说"于何地呢？他又将置他在血液流动、运输、扩散和分流方面的长篇大论于何地呢？他只能哑口无言、拒不回答了。但他还是照旧做些多余无用之事，自以为做出了全人类都应瞻仰的决断。埃拉西斯特拉图斯，若你只是肯定了从有形到有形的结论，也就不至于自证荒谬，我们也就完全没有必要来反驳你。要知道，揭示你的荒谬原本可是我们的要务，（但若你能肯定从有形到有形的结论，）它也就毫无意义了。可也就是这个埃拉西斯特拉图斯，这位自然机理领域中的全知全能的权威研究者，却在治疗方面毫无建树。他和经验主义者一样不称职，毕竟他们所用的推理方法十分相似，都是完全依靠经验来推导结论。此外，我们十分感谢安德龙能够发明这些药物。没有它们，埃拉西斯特拉图斯就无法悬崖勒马，就不可避免地要自取其辱，满盘皆输。因此，就算安德龙其实是个经验主义者，我们也要感谢他。但即便我把他当作教条主义者，他也不会认同埃拉西斯特拉图斯的观点。大概就算安德龙真在梦里听过（他清醒时实在不太可能听得到这种言论）埃拉西斯特拉图斯那些"血液灌入静脉""从静脉流入动脉，然后又流入静脉并分流"的言论，他也不可能点头同意。果真如此，他是不可能根据埃拉西斯特拉图斯的理论才发明出那些药丸的，该理论也不会是由埃拉西斯特拉图斯转述他人话语得来的。所有这些都是凭借列举法这一举世公认的、从有形到有形的推理方法。

XXVII.

既如此，埃拉西斯特拉图斯，你都不能为我们呈现出一点像样的

---

① "安德龙"是一位古希腊医生的名字。——译者注

发现来，怎么还能在这里自吹自擂呢？你的论断和描述只可能证明你研究的浅薄和粗糙。因为你只会用你那错漏百出、模棱两可的理论去蛊惑、诓骗："理法发现谵妄病人的症状完全相同。"如果他如是说，我们便答："这是个什么理法呢？是应用三种脉管理论的那位埃拉西斯特拉图斯的理法，还是应用'原子和孔隙'学说的那位阿斯克勒皮亚德的理法呢？"再者，谵妄病症因人而异乃是公认的事实，因为我们身体中的体液及其混合物可能是四种、三种或者无数种。请告诉我们此种发现是基于什么理论，我们洗耳恭听。大概你在做的事无外乎中伤我们、拒绝权威和攻击无辜之人了，只因你认为无用之物活该被憎恶和反对。你之所以如此，不过是因为看到我们无法利用从无形到有形的推理方法，无法发现谵妄病症固定不变罢了。但若你认为"谵妄病症固定不变"这一结论是根深蒂固的经验产物，是应用了列举法这一公认的、从有形到有形的推理方法才得出的发现，是教条主义者们无法发现的理论，你就不会再继续偏爱理法，甚至要大肆责备你本应赞许的理法。因此你必须接受并认同那些能够发现该发现之物的理法，而驳斥那些错误的理法。

XXVIII.

若你认为症状数不胜数，我们回答："我们倒是觉得你在自己的文章中把它们当作是有限的事物来写。而且比起我们来说，症状有限论对你们更有约束力，因为你们觉得无限的症状和有限的自然功能是相悖的。但若你不吝赐教，那就请做些解释。你们不必解释为何症状无穷无尽，反正你们肯定解释不了。你们也不用解释为什么它们数量众多却依然有限，反正这个问题你们也解释不了。你们只要能解释的症状达到一百种，就算你们赢。"若你说病症的出现次序是无限的，我们要说："你所说的次序变幻无穷的症状是哪些？如果你指的是病程中的那些，那你就有大麻烦了。试想一个带有先天性疾病的人，其病症会逐渐发展以至高峰，然后再逐渐减弱以至消失。这个发病、恶化、成熟、疗愈的过程对于疾病来说是一致的，那么也就不可能有所谓的次序先后之说。"若你所指的是发病前症状、预后情况或者是再之后的一些症状，经验主义者就可确保无虞了。尽管按照你们的思维方式 [1] 来说，这些病症的顺序也还应是特定的。因为你说："高热会引发蛛网膜炎，接着原子阻塞了蛛网膜间隙，呈现出'细微散状'分布，并立即开始高速剧烈运动，进而引起谵妄。"

在其上分布的软骨就受到这些"微细网状"（$το λεπτομερές$）原子的引力。如果在阻力面上累积和摩擦的原子太多，阻力面将被撑开。然后原子就能被吸纳入极宽敞的空间中，因此会引发肿胀。因此，必然是高热先影响器官并引发一系列症状，然后出现谵妄，接着软骨部位受到向上的引力，引发肿胀。依你看来，这是不争的事实，绝无其他可能。不论实际情况如何，不论谵妄前的症状是何种、有多少，它们都必然会导致谵妄。不论那些症状是单独出现还是合并出现，不论其顺序是否改变，都是如此。假设有一位温文尔雅的男士口出粗言，或有其他类似失眠、入睡困难、肌肉酸痛、耳鸣、目光呆滞、眼球抽动等症状，请想一想：有人能在谵妄尚未发生之时，就知晓此类症状中的哪一种不指向谵妄吗？我个人认为这是不可能的。如果这些症状中的一种或多种同时出现，或者就算它们的出现有先后次序，它们也都是指向谵妄的。但首先出现的那些症状的次序是不可能改变的，后来出现的症状次序也一样不能改变。

XXIX.

现在我们暂且撇开这个不谈，来关注一下所谓的"显著原因"。我们认为刚刚发病后的表现是整个疾病的一部分，其与病症的联系紧密。我们正是据该表现来观察学习治疗方法，并将之铭记于心。但是教条主义者拒不认同："生理状况乃是由先前的生活规则所致，只不

---

[1] 这里的思维方式指的是阿斯克勒皮亚德的思维方式。——英译者注

过现在它恰好被该病所影响罢了，就像晒伤那样。"

但正因我们已经记住了他采用的生活规则和针对该生活规则的疗法，而并非是因为想起了腹脘肿胀、不能自然排泄废物的多血症病人，我们为他提供的治疗方法才与恶疮病人、常吃烫食者的不同。因此，我们会将生活"滋润"、体液浓稠的病人与生活拮据、身体瘦弱的病人所接受的不同疗法铭记在心。同样的，如果一位病人同时患有胃炎和胸膜炎，这种联合发病也不会对我们造成任何困扰，我们会根据记忆为他提供分别针对这两种疾病的疗法。如果这两种疗法可能相悖，我们会转而关注这两种疾病的严重程度和危险性，去处理所谓的"显著原因"。

与康复相关的症状必然在病症之后出现，其次序也是固定不变的。假设这也是事实，疗法也不会受到丝毫影响。举例来说，结核病会引起面颊潮红、脱发、指甲弯曲和指尖灼热。如果这些症状同时出现，它们又有什么次序可言呢？就算它们的出现次序有先后之分，这对那些早将此类病症的疗愈方法谙熟于心的人又能有什么影响呢？

如果你还想知道接下来会发生什么，就请听我继续说下去。我认为这些症状中的任何一个都是极其危险的大凶之兆，不论它们是单独出现，还是与其他症状合并，是同时出现，还是有先后之分。如果有好症状出现，情况就截然相反了。如果你据此说"如果谵妄伴随失忆，这是凶兆；如果失忆伴随谵妄，就是吉兆"，我们会这样回答："当然，如果一个人懂得利用他的思维对这些事情加以记忆，他就可以通过列举法这一从有形到有形的推理方法得知你所说的事物。"我认为，如果一种疾病正向着另外一种更严重的疾病转变，或者病人气力衰竭，情况必然会恶化。如果一种疾病正向着另外一种较轻、较安全的疾病转变，其情况就会好转。我确信失眠症就是如此。因为失眠比抽搐严重，所以如果失眠症开始向着抽搐转变，就说明情况在好转，反之情况恶化。还有一个类似的例子是"酸性肠"，我想应该没人不知道"酸性肠"没有"滑脱肠"那么严重。既如此，我们无需从有形推断到无形就可以判断出病人的身体状况，得知"滑脱肠"变"酸性肠"要比"酸性肠"变"滑脱肠"好得多。一种疾病转变为更凶险的另一种疾病是十分棘手的，而转变为更轻微的疾病则比较好处理些。这些都是我们常常见到的事。列举法这一从有形到有形的推理方法已经足够帮助我们发现这一规律，经验也足以指导我们发现规律。在此我们也就没有必要再进行关于大自然的才能的长篇大论了。

XXX.

若你说疗愈方法的次序是无穷无尽的，我们会这样回答："我们无论如何不会认同这一点。就经验而言，当病症综合出现时，针对它们整体的疗法是确定唯一的；其后出现的每一个症状都有对症的疗法。"通过经验，我们还了解到必须先清理污物再进行包扎。此外，经验教会了我们进食后的任何剧烈运动和饭后沐浴都是不好的。我个人认为你会继续假想其中有理法的存在，而后将之放入经验中举证。若你问别人为何饭后沐浴不好，你会得到各式各样的理论。你还会发现你们中有人只会做事后诸葛亮，是在具备相关经验后才得出原因的。既然我们已经通过经验了解到疗法的改变了，我想向你请教七个相关的例子，但我并不想听你信口胡诌些你未曾亲见的东西。我想你会说："疗法最多只能有两三次改变，要是变得再多就毫无益处了。"如果任何人能够单从理法不从经验给我解释明白此类变化，我洗耳恭听。但这一次情况也还是一样：这些事物只因口头声明而存在，却不能够由实证阐明。

如果你想得知真相，不妨思考下你用来攻击我们的论述——我们的错误源于不能够像你们一样运用理法，去仔细考量每一个事物。若你改变任意事物的顺序，却不知这一医理，那么随机出现之事将常有，常有之事将恒久。对此我们想说的是，我们应当接受那些记忆中发生过的变化，而将那些记忆中未有之事视为人力所不能及的。但我估计你会确保了解这一点，并坚称自己知晓之。信心满满，实证全无。即便不是如此，你们中也就只可能有那么一个医术精湛的人，而所有其他耽于理论的人绝无此等能力。但若你说"你永远也学不会如何分辨可圈可点、前景大好之事与应被责骂、前景灰暗之事"，我将回答："即使我们尚未记住所有有益或有害之事，你的论断都假得显而易见。"

你可能会说："那么为什么不用你们的聪明才智去搜寻、去记忆病人是否恰好在睡觉、交谈，他们穿的是什么衣服呢？"我们回答："你们又在进行自我攻击，而非攻击我们了。我们采用记忆的方法，因此我们会记住那些在大多数情况下明显能够为病人带来益处或害处的事物。至于其他的，我们并不耗费心神，我们只记多次发生之事。"至于你，既然你坚持以眼见为理由，声称人体会发生些变化，那也不用再言其他，你根本就是在禁止呕血病人接触红色，禁止黄疸病人接触黄色。如果你在问询病人以考察他们的身体状况时，忘记问他们衣服的颜色，这就是你的疏忽，是你对必要之物的蔑视。这就和问是否有人与病人同行、同吃、同住一样。对于那些认为人体会被接触物影响的人，这些信息是不应当忽略的。若如此，我作为一个经验主义者受到了许多责备，但我丝毫不在意这些，因此也没有被影响。我只关注人能感知到的事物，只会凭借观察和记忆来认识、确定事物，而不会超出此范围，去应用其他任何一种理论。因此，不论我感知到的、记忆中的能对病人造成良好或恶劣影响的事物是什么，我都认为它是有利的。但对于用其他方法得知的、无法感知也不能记忆的那些影响因素，我持否定态度。这并非是因为承认它们有利会对我造成损害，而是因为我的观察和记忆未曾印证这些。

诚然，我对你们所说的其他许多事情也都加以深思。我还思考了许多类似的、在我爷爷辈流行的事物。那时人们被再三命令远离病人，如不能与痊愈后的病人握手、同吃同住，病人被勒令穿特定的服装，去特定的场所，睡在位于高地或低地的房间里。人们认为这些事物会影响人体。但我再三思索后，不以为然。

发生在他人身上的事也有可能发生在我身上，我指的是我也可能会在行医过程中失败或犯错。我不可能永远正确，因为我的知识不是从对全人类的完整调查而来，而是在实践中随机积累而成。我的知识也可能缺乏真实性。若你们也对此感到困惑，也难以得到真理的话，你们就又在进行自我攻击了。但若你说，你们从不困惑，那就请告诉我们，你们又怎么会在探知事物时失败呢？毕竟就算你们的学识那么浅薄，言语那么浮夸，你们还是觉得自己永不会犯错，永不会失败，简直要超越人类极限了。

XXXI.

就我个人而言，我希望能用尽可能少的话语使你们理解，经验主义是完全能够丰富疗愈方法的。如果探寻本质、不按经验的人医术并不高明，而只凭经验、不用类比推理法这一从有形到无形的推理方法的人却能够成为医学界的权威人士，如果综合运用这两种方法的人并未对医学做出什么贡献，那么很明显，类比推理法这一从有形到无形的推理方法并不足以发现行之有效的疗愈方法——无论这一方法是单独被应用，还是有其他事物加持。现在我就能够彻底地管束你们，堵住你们的嘴了。你们已经是负隅顽抗、无处可逃了。我已经准备好要宣称：类比推理法这一从有形到无形的推理方法能够探知万物。接下来我就要证明，我们现在不需要它来达到任何有用的目的。

因此我要说："你们的论断如下：'我从有形之物出发，根据其现象进行推理。接着我就能彻彻底底、确凿无疑地掌握它，由此推演出无形之物。最后我所得出的治疗方法是以这些得自于有形之物的无形之物为基础的。'"我将回答："我无意凌驾于这些合理推断之上，也愿意承认它的可信度，并接受你们的观点，即只要这些现象存在，该疗愈方法就是正确的。你认为从医学全领域选取医疗事例的做法是确凿可信的，并由此得到结论。我也有很多这样的结论。举例来说，你不会否认放血疗法对一位年纪尚轻、脉搏强劲的胸膜炎病人是有效的。"

若你说经验主义者中没有一个人知道是否如此，而教条主义者却能够判断事实，那么我们就要说："在医术上你并不比我们强。若非如此，请证明之。在我们看来，放血疗法对有些脉搏强劲的年轻病人收效甚微。正因如此，我们才要探明放血疗法因何有效。"但是你们这些能够告知我们疗效机理的人说出的话却比我们的还要荒谬愚蠢。对于病人来说，你们并不比我们更加有用。但是，我们必须心怀感激地承认，你们已经通过理法发现了放血疗法对此类病人有效的原因。我们要说："就我们而言，我们虽然不懂理法是什么，但我们会应用我们的发现和我们所学到的东西。"不妨想想你们如何能在疗愈疾病方面胜过我们。我要说："你们根本不比我们强，这是不证自明的。"

因此，即便你们疯狂宣称所有疗法都是由类比推理法这一从有形到无形的推理方法而来的，在实际操作时你们也不能强过我们。

（总之）我们在一开始就阐明了，经验本身足以丰富疗法。它是这通篇论述的结语，能够及时制止你们荒谬无知的言行。而即便这篇论述已经向你们妥协，承认一切疗法源于理法，即便如此，理法也还是被证明是无用之物。

译 后 记

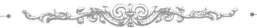

· *Postscript to Translation* ·

　　盖伦是欧洲古代名医，在西方古代医学史上的地位仅次于"医学之父"希波克拉底。盖伦在医学史上的影响范围之大、持续时间之久，在欧洲医学史上可以说是绝无仅有的。

　　在我国，自 20 世纪 30 年代起，医学史教学和研究逐渐开展起来，一些西方古代医学家被陆续介绍到中国，如古希腊著名医学家希波克拉底的名字就在中国广为人知，但是，古罗马著名医学家盖伦的声名却没有像希波克拉底那样广泛传播。

　　北京大学医学史学科具有悠久的历史。1946 年年底由李涛（1901—1959）先生创建。1948 年程之范（1922—2018）先生开始接触医学史学科。1950 年程之范先生从北京大学医学院毕业后，一直坚守医学史阵地，很快独立执掌北京大学医学史学科，并为此奋斗一生。从某种意义上说，程之范先生既是北京大学医学史学科的创建者，又是北京大学医学史学科的发展者。在近 70 年的医学史教学和科研生涯中，程之范先生认识到向中国介绍世界医学史的重要性和必要性，于是亲自从事翻译和研究工作。在研究过程中，程之范先生注意到，古希腊医学和古罗马医学对于理解西方古代医学非常重要。盖伦既是希波克拉底的继承者，又是文艺复兴时期医学的承前启后者，盖伦的医学思想和医学贡献，使之成为西方医学史上逾千年不可动摇的权威，即便是盖伦的一些错误观点和认识，也被无条件加以接受。这种现象非常值得学术界探讨。但是，研究盖伦这个人物的前提，就是要了解盖伦的医学理论和医学实践。这个过程是非常艰难的，因为获得可读性资料就非常难，加之对古英语的翻译，困难可想而知。虽然完成了一些译介工作，但由于医学史学科属于小众，医学史读者和受众非常有限，所以这些作品被束之高阁，没能出版，此亦为程之范先生生前的憾事。

我从 20 世纪 90 年代初开始跟随程之范先生从事医学史的学习与研究。2001 年，在程之范先生指导下，我获得北京大学医学史专业博士学位。在攻读博士学位过程中，我进一步感受到，盖伦这位古罗马医学家对于西方古代医学乃至西方现代医学发展有重要影响。我逐渐认识到，盖伦在医学史中的权威形象不是凭空构建出来的，盖伦确实有着深刻的医学影响力、社会影响力和思想影响力。现在，随着信息资源越来越丰富，医学史文献的获取不断有新的突破，使得我们有可能通过深入挖掘文献，还原出更全面而鲜活的人物形象。

北京大学出版社有意将盖伦的医学经典著作收入"科学元典丛书"中，使盖伦著作能与读者见面。我作为程之范先生的学生，非常愿意完成这项工作，一方面了却医学史前辈的遗憾，另一方面也可使更多的读者了解已离我们远去的古罗马时代的医学，认识古代医学家盖伦的医学活动，理解盖伦探索医学、疾病与健康的思想方法与认知路径，为现代医学的发展提供历史借鉴。

本书内容，除了收录程之范先生多年前翻译的《论解剖操作》的部分内容外，还增加了《论伤口和伤口治疗》《论医学经验》两个部分。在新增部分的翻译中，经常会遇到困难和问题。我带领我的学生胡云天、陈帅锋、程陶朱、陈秋岑展开热烈的讨论，在讨论中逐渐提升了对盖伦的了解和对古罗马医学的认识。在此，向给我提供帮助和启发的学生们表示感谢。

　　由于时间紧，翻译难度大，译文难免有误，恳请读者提出宝贵意见。

甄　橙

2022 年 10 月 1 日于北京

科学元典丛书